Akademie der Landwirtschaftswissenschaften
der Deutschen Demokratischen Republik
Institut für Landwirtschaftliche Information und Dokumentation

agroselekt

reihe 4 • veterinärmedizin

Gegründet als „Landwirtschaftliches Zentralblatt"

Deskriptorenregister 1989

Akademie-Verlag
Berlin

ilid

ISSN 0233-2809 agroselekt, veterinärmedizin, Berlin 34 (1989) Deskriptorenregister

agroselekt — reihe 4 · veterinärmedizin

Im Plan der bibliographischen Vorhaben der Deutschen Bücherei Leipzig 1989 unter der Nr. 118 registriert.

Bezugsmöglichkeiten

Bestellungen sind zu richten

— **in der DDR** an den Postzeitungsvertrieb unter Angabe der Kundennummer des Bestellenden oder an den AKADEMIE-VERLAG BERLIN, Leipziger Str. 3/4, PF-Nr. 1233, DDR-1086 Berlin;
— **in der BRD und Berlin (West)** an eine Buchhandlung oder die Auslieferungsstelle KUNST UND WISSEN, Erich Bieber GmbH. Ein Unternehmen der Faxon-Gruppe, Postfach 102844, D-7000 Stuttgart 10;
— **in den übrigen Ländern** an den internationalen Buch- und Zeitschriftenhandel bzw. an die Auslieferungsstelle KUNST UND WISSEN, Erich Bieber GmbH. Ein Unternehmen der Faxon Gruppe, Stampfenbachstr. 73, Postfach, CH-8035 Zürich, an den zuständigen Postzeitungsvertrieb des Landes bzw. an den AKADEMIE-VERLAG BERLIN, Leipziger Str. 3—4, DDR-1086 Berlin.

agroselekt, reihe 4 · veterinärmedizin

Herausgeber: Akademie der Landwirtschaftswissenschaften der Deutschen Demokratischen Republik, Institut für Landwirtschaftliche Information und Dokumentation.

Verlag: Akademie-Verlag Berlin, Leipziger Str. 3/4, DDR-1086 Berlin; Fernruf: 2236221 oder 2236229; Telex-Nr.: 114420; Bank: Staatsbank der DDR, Berlin, Kto.-Nr.: 6836-26-20712.

Anschrift der Redaktion: Akademie der Landwirtschaftswissenschaften der Deutschen Demokratischen Republik, Institut für Landwirtschaftliche Information und Dokumentation, Krausenstr. 38/39, Postschließfach 1295, DDR-1086 Berlin; Fernruf: 2000951.

Lizenz: 202 · 100.

Offsetdruck und buchbinderische Verarbeitung: Druckhaus „Thomas Müntzer" GmbH, DDR-5820 Bad Langensalza.

Erscheinungsweise: Jährlich erscheint 1 Band mit 12 Heften sowie einem Jahres-Autoren- und -Deskriptorensachregister.

Bezugspreis je Band einschließlich Register 420,— DM zuzüglich Versandspesen; Preis je Heft 35,— DM.

Bestellnummer dieses Heftes: 1030/IV-34/DR 89.

AN (EDV) 48033

Akademie der Landwirtschaftswissenschaften
der Deutschen Demokratischen Republik
Institut für Landwirtschaftliche Information und Dokumentation

agroselekt

reihe 4 • veterinärmedizin

Gegründet als „Landwirtschaftliches Zentralblatt"

DESKRIPTORENREGISTER
1989
(Hefte 1—12)

Akademie-Verlag
Berlin

ilid

ISSN 0233-2809 agroselekt, veterinärmedizin, Berlin **34** (1989) Deskriptorenregister

Hinweis zum Deskriptorenregister!

Das vorliegende Deskriptorenregister besteht aus einem alphabetisch angeordneten Verzeichnis, das die in Kursivschrift aufgeführten Deskriptoren der „agroselekt"-Informationen (Hefte 1 ... 12) enthält. Fachwörter, die nicht im z. Z. gültigen Thesaurus enthalten sind, werden durch ein + gekennzeichnet.
Die hinter den Deskriptoren bzw. Fachwörtern angegebenen Zahlen beziehen sich auf die Heft-Nummer (01 ... 12) und die Referenznummer (laufende Nummer im jeweiligen Heft), z. B. 06-0188.
Vorerst war es nicht möglich, die Deskriptoren bzw. Fachwörter durch Hinweise untereinander zu verbinden.
Es empfiehlt sich, solche Deskriptoren bzw. Fachwörter, die auf eine große Zahl von Informationen hinweisen, mit einem zweiten Deskriptor bzw. Fachwort zu verknüpfen, um die Zahl der Informationen einzuschränken und damit die Relevanz zu erhöhen.
Jede Seite des Deskriptorenregisters wird mit dem Verweis (Zitierleiste) auf Reihe, Jahrgang und Heft-Nummer abgeschlossen.

aal 02-0619
03-0134 03-0141
03-0142 04-0110
04-0147 05-0090
05-0098 08-0109
09-0127 09-0128
09-0143 09-0163
10-0108 11-0145
11-0146
aas 03-0616
abbau 03-0034
03-0130 03-0306
05-0097 05-0126
abbildung 02-0070
03-0002 05-0336
05-0524 06-0689
07-0153 07-0618
abbrennen 03-0169
+abdomen 07-0583
abfallfutter 07-0300
08-0261 08-0262
abferkelergebnis
04-0289 07-0108
+abferkelhilfe
02-0283
abferkeln 02-0294
abferkelstall
12-0269
abkalbeergebnis
06-0293 10-0238
abkalben 03-0510
05-0293 06-0232
09-0338 10-0238
10-0502
ablammen 06-0632
09-0591
+ablammrate
07-0287
+abomasales refluxs
yndrom 04-0571
abort 01-0275
01-0281 01-0375
01-0447 01-0464
01-0502 02-0293
02-0375 03-0251
03-0253 04-0358
04-0366 04-0400
05-0374 05-0450
05-0469 05-0658
06-0076 06-0227
06-0233 06-0240
06-0241 06-0323
06-0324 06-0358
06-0364 07-0257
07-0258 07-0346
08-0266 08-0292
08-0300 09-0282
09-0292 09-0386
09-0395 10-0126
10-0331 10-0440
11-0218 11-0359
+abramis brama
06-0116 06-0119
absetzen 01-0344
05-0645 06-0507
06-0617 08-0097
09-0049 11-0098
11-0291 11-0580
12-0552
absorption 02-0573
abstammung
02-0134 03-0235
05-0281 10-0168
11-0516
absterben 01-0145
01-0519 03-0414
06-0231 10-0229
11-0593
abszess 01-0400
01-0402 02-0543
03-0476 03-0581
05-0237 06-0397
06-0676 06-0683
06-0718 08-0128
11-0379
abwasser 01-0350
02-0137 03-0132
04-0314 06-0333
10-0301 12-0085
12-0097 12-0287
abwasserschaden
04-0151
+acanthocephalus
04-0151
+acanthogobius flavi
manus 09-0146
+acanthopagrus schl
egli 09-0133
acarina 02-0497
03-0547 05-0468
05-0513 06-0136
07-0144 07-0152
07-0439 08-0471
08-0476 09-0514
10-0413 12-0064
12-0477
+acetaminophen
09-0633
acethylcholin
03-0073 06-0021
07-0135 08-0057
+aceton 03-0275
acth 01-0641
02-0030 02-0175
03-0036 03-0105
04-0194 05-0021
05-0022 05-0023
05-0041 06-0013
06-0025 07-0025
07-0060 07-0067
07-0554 09-0027
09-0061 09-0062
09-0079 10-0061
11-0017 11-0022
11-0204
+actin 03-0083
actinobacillus
05-0411 08-0265
11-0194 11-0551
+actinobacillus equu
li 02-0399
actinomyces
06-0251 08-0615
09-0292
+actinomycetales
01-0482
actinomycin
12-0610
adenin 04-0345
+adenom 02-0172
07-0157 12-0120
+adenomatose
12-0358
adenosatellitenvirus
04-0413 06-0460
adenosin 03-0031
04-0051
adenovirus 01-0433
01-0604 02-0450
02-0451 02-0452
03-0361 03-0371
04-0467 04-0615
05-0441 05-0448
06-0400 06-0462
07-0510 08-0363
08-0364 08-0365
09-0442 10-0395
12-0122 12-0389
07-0505
+adhaerenz 04-0213
04-0259 12-0198
12-0297
+adhaesion 06-0181
09-0357 11-0182
12-0011
+adhaesionsantigen
07-0325
+adipositas 03-0472
04-0685 05-0545
adjuvans 02-0251
02-0372 06-0481
10-0390
adp 10-0049
adrenalin 01-0024
02-0002 02-0179
04-0051 04-0075
06-0031 06-0032
08-0118 09-0030
10-0067 11-0049
+adsorbatvakzine
03-0532
+adspektion
01-0675
ae-virus 04-0443
11-0395
aequilibrierung
06-0093
aerob 01-0176
+aerobactin 01-0178
aeromonas 01-0096
01-0102 04-0107
04-0118 04-0119
04-0120 04-0121
04-0127 04-0166
04-0407 05-0111
06-0107 06-0108
07-0112 07-0113
07-0114 07-0115
07-0116 08-0104
09-0126 09-0222
12-0084 12-0094
12-0141 12-0655
+aeromonas hydrop
hila 07-0114
+aeromonas salmoni
cida 12-0140
+aeromonas sobria
07-0114
+aeromonose
12-0094
aerosol 01-0335
01-0631 01-0662
01-0696 02-0364
03-0169 03-0207
03-0354 03-0560
04-0605 04-0643
05-0326 06-0185
07-0314 07-0365
07-0527 07-0544
aerosol 07-0564
08-0272 10-0298
10-0370 11-0222
12-0371 12-0372
12-0373 12-0427
12-0539
aetiologie 01-0049
01-0050 01-0157
01-0275 01-0278
01-0345 01-0392
01-0443 01-0586
01-0598 02-0382
02-0407 02-0413
02-0419 02-0545
02-0648 03-0503
03-0508 03-0579
03-0587 03-0588
03-0589 03-0601
04-0276 04-0340
04-0400 04-0424
04-0609 05-0140
05-0264 06-0234
06-0245 06-0314
06-0329 06-0385
06-0397 06-0426
06-0564 06-0567
06-0572 06-0583
06-0611 06-0681
06-0690 06-0718
07-0257 07-0317
07-0392 07-0472
07-0476 07-0493
07-0512 07-0578
07-0581 07-0591
07-0594 07-0611
08-0266 08-0268
08-0321 08-0384
08-0501 08-0507
08-0509 08-0519
08-0524 08-0526
08-0531 08-0532
08-0534 08-0539
08-0547 08-0559
08-0595 08-0601
08-0603 08-0610
08-0615 09-0398
09-0426 09-0460
09-0467 09-0496
09-0539 09-0540
09-0541 09-0578
09-0646 09-0653
09-0687 10-0299
10-0305 10-0426
10-0440 10-0495
10-0507 10-0508
10-0524 10-0525
10-0561 10-0567
10-0630 11-0220
11-0271 11-0322
11-0325 11-0331
11-0516 11-0526
11-0536 11-0541
11-0542 11-0620
11-0625 12-0125
12-0337 12-0497
12-0644 12-0667
affe 01-0453
01-0491 02-0534
03-0090 07-0421
07-0428 09-0619
09-0109
affinitaet 01-0366
02-0259 04-0227
09-0043
affinitaetschromatog
raphie 02-0485
09-0212
aflatoxin 01-0169
01-0595 02-0534
03-0492 04-0161
04-0490 04-0585
04-0593 04-0595
04-0599 05-0563
06-0578 09-0551
09-0682 10-0417
+afrik pferdepest
06-0442
afrik schweinepestv
irus 04-0263
06-0465 08-0362
09-0415 10-0394
12-0408 12-0409
afrik schweinepest
virus 01-0456
01-0457 01-0458
01-0459
afrika 03-0392
+afrikanische pferde
sterbe 07-0400
agave 12-0530
agglutination
01-0371 01-0388
01-0393 02-0665
03-0323 06-0390
06-0392 07-0124
08-0156 09-0380
10-0153 11-0142
aggregat 11-0246
+aggregation
12-0357
aggressivitaet
03-0535 09-0603
agrargeschichte
04-0186 04-018
agraroekonomie
09-0166 11-0289
12-0362
+aids 03-0347
06-0183 06-039
06-0421 09-041
10-0365
+akabane-virus
06-0482 06-0485
10-0406
akarizid 01-0627
02-0154 03-0169
03-0549 04-0173
07-0147 09-0625
11-0150
+akrosin 01-0026
+aktin 03-0047
aktivitaet 01-0185
01-0359 01-0529
02-0243 04-0225
04-0231 04-0261
04-0650 05-0024
05-0203 05-0361
05-0618 06-0080
06-0630 07-0204
08-0064 08-0120
08-0313 09-0547
10-0065 10-0458
11-0006 11-0209
11-0407 12-0049
akupunktur 01-0634
02-0296 02-0300
02-0660 02-0661

akupunktur 04-0561 04-0687 05-0300 08-0588

akustisch 01-0060
+akutphasenreaktion 02-0049
alanin 06-0182
+albendazol 12-0470
+albino 07-0181
albumin 01-0033 02-0045 03-0213 03-0232 05-0048 05-0087 06-0035 10-0409 11-0041 11-0192 12-0034 12-0063 12-0145
aldrin 09-0303
aleutenkrankheit 05-0460 08-0387 10-0409
algae 02-0473 06-0132
algorithmentheorie 01-0346
+alizarin 08-0010
+alkaliaemie 03-0470
+alkalinitaet 09-0154 09-0155
alkalisch 04-0072 05-0519 11-0034
alkaloid 06-0582 06-0622 11-0554 11-0560
+alkalose 01-0558 03-0470
alleinfuttermittel 03-0046
+allergen 01-0587 07-0320
allergie 01-0206 01-0391 01-0559 01-0587 02-0229 02-0626 04-0241 04-0570 04-0573 05-0025 05-0400 05-0561 05-0574 06-0209 06-0319 06-0568 06-0603 07-0158 07-0372 07-0472 08-0324 08-0390 08-0482 08-0505 08-0508 10-0097 10-0172 10-0414 10-0522 10-0523 10-0524 10-0617 11-0220 11-0374 11-0412 11-0579 12-0551
+allergietest 06-0324
alles rein-alles raus -prinzip 04-0302 10-0515
+alligatorzange 07-0437
+alloantigen 03-0199 06-0205
+alloxan 02-0526
+alopezie 07-0468 09-0458 10-0556
-alpaka 03-0377
alphavirus 05-0464

alter 01-0012 01-0082 01-0134 01-0199 01-0317 01-0589 01-0659 02-0011 02-0397 02-0551 03-0072 03-0148 03-0206 03-0233 03-0341 03-0389 04-0007 04-0091 04-0095 04-0121 04-0178 04-0300 04-0609 05-0079 05-0085 05-0125 05-0142 05-0181 05-0281 05-0667 06-0090 06-0137 07-0063 07-0087 07-0100 07-0295 08-0095 08-0165 08-0225 09-0057 09-0438 09-0624 10-0013 10-0027 10-0077 10-0247 10-0513 10-0590 11-0026 11-0027 11-0033 11-0062 11-0103 11-0113 11-0259 11-0524 12-0019 12-0172 12-0193 12-0502 12-0553
altern 05-0522 06-0190 06-0193 08-0005 08-0008 12-0062 12-0196
alternaria 08-0390 09-0459
+altrenogest 05-0064
aluminium 04-0156 04-0159 05-0125 07-0485 08-0119 09-0162 10-0533
+alveole 01-0354 11-0011 11-0073 11-0074
+amanita phalloides 01-0596
amaranthus 06-0580
+ameca splendens 04-0143
ameisensaeure 01-0139 02-0156 02-0161 04-0239 04-0240 06-0140 09-0176 09-0177 10-0289 11-0153 11-0161 11-0162
+amidase 03-0308
amin 06-0170 10-0149 11-0113
+aminoglykosid 05-0646
aminosaeure 01-0027 01-0028 03-0200 04-0382 04-0412 05-0017 05-0168 05-0196 05-0357 07-0015 07-0139 07-0201 08-0280 09-0027 09-0358 09-0469 10-0575
+amitraz 08-0125

ammenbiene 07-0143
ammoniak 01-0558 03-0051 03-0156 05-0130 05-0313 05-0317 05-0318 09-0401 10-0103 10-0106 11-0147 12-0074 12-0280
ammonium 02-0142 03-0156
+amnionmembran 11-0440
amoeba 05-0272 11-0423
amp 11-0049
amphibia 01-0262 03-0365 08-0559 11-0423
+ampicillin 05-0366 06-0645 11-0604
amputation 01-0154 03-0182 06-0673 06-0674 06-0675 07-0604
+amyloidose 03-0465 04-0394
anabolikum 02-0608 04-0639 05-0290 08-0567 09-0259 09-0624 12-0602 12-0608
anaemie 02-0531 02-0532 02-0558 03-0485 03-0506 04-0510 04-0611 04-0613 05-0523 05-0540 06-0383 06-0570 07-0175 07-0467 08-0329 08-0386 09-0426 12-0202
anaerob 01-0176 03-0306
+anaesthesie 07-0032 07-0566 07-0570 07-0604 08-0561 12-0629
+anaesthesiologie 04-0647
anaesthetikum 01-0053 01-0666 01-0670 02-0222 04-0647 04-0686 04-0698 05-0624 06-0640 06-0666 06-0667 06-0669 08-0591 08-0592 09-0643 10-0626 11-0091 11-0510 12-0630
+analbeutel 09-0652
+analgesie 02-0661
analgetikum 02-0589 04-0687 06-0561 06-0620 06-0621 09-0584 09-0633 10-0641 11-0570 12-0630 12-0631
analyse 01-0418 01-0420 01-0437 01-0462 01-0465 01-0480 01-0500 01-0518 01-0522

analyse 01-0602 02-0153 02-0268 02-0274 02-0338 02-0406 02-0421 02-0423 02-0426 02-0456 02-0468 02-0503 02-0517 03-0117 03-0352 03-0382 03-0458 03-0459 04-0273 04-0274 04-0365 05-0241 05-0451 05-0617 06-0084 06-0085 06-0236 06-0420 06-0452 06-0453 06-0517 06-0546 07-0150 07-0294 07-0387 07-0401 07-0615 08-0205 08-0297 08-0317 08-0335 08-0345 08-0370 08-0373 08-0381 08-0387 08-0417 08-0434 08-0513 09-0033 09-0035 09-0059 09-0358 09-0427 09-0430 09-0454 10-0270 10-0552 10-0614 11-0135 12-0108 12-0109 12-0110 12-0112 12-0153 12-0194 12-0344 12-0499 05-0371

+anaphylaktischer schock 12-0353
+anaphylaxie 04-0241 07-0158 09-0196
anaplasma 03-0319 08-0156 08-0260 08-0572 12-0432
+anarhichas lupus 01-0115
+anastomose 08-0007 09-0650
anatomie 01-0001 01-0002 01-0005 01-0582 02-0001 02-0003 02-0015 02-0017 02-0163 02-0641 03-0002 03-0003 03-0004 03-0005 03-0007 03-0008 03-0009 03-0011 03-0016 03-0212 03-0455 03-0461 04-0002 04-0005 04-0007 04-0017 04-0026 04-0188 05-0001 05-0002 05-0003 05-0103 05-0144 05-0692 06-0136 07-0002 07-0004 07-0005 07-0169 08-0003 08-0006 08-0129 09-0001 09-0003 09-0007 09-0008 09-0010 09-0186 09-0210 10-0001 10-0002 10-0006 10-0007

anatomie 10-0008 10-0009 10-0642 11-0001 12-0001 12-0002 12-0005 12-0006 12-0008 12-0013 12-0489
+anatoxin 08-0298
anbindehaltung 12-0266
ancylostoma 03-0552 05-0508
ancylostomatidae 08-0586
androgen 02-0298 03-0109 03-0110 06-0253 08-0245 10-0076 11-0500 11-0575
+androstendion 09-0323
+androstenon 02-0006
androsteron 06-0079
+aneurysma 11-0166 12-0511
+angiogenese 08-0028
+angiotensin 02-0179 11-0110 11-0583
+angst 03-0238
+anguilla anguilla 03-0134 03-0141 03-0142 04-0110 04-0147 05-0098 08-0109 09-0127 09-0128 09-0143 10-0108 11-0145 11-0146
+anguilla australis 09-0163
+anguilla vulgaris 05-0090
+anguillicola 11-0145 11-0146
+anguillicola crassa 04-0147
anion 05-0525
+anisakis 02-0147
+anisocorie 10-0516
anlage 05-0317 06-0300 08-0257 09-0129
anoestrus 06-0067 06-0276 11-0298 11-0304
anomalie 01-0128 01-0136 01-0153 01-0155 02-0168 02-0169 02-0170 02-0171 02-0537 02-0594 03-0177 04-0160 04-0193 04-0563 05-0096 05-0127 05-0150 05-0151 05-0650 06-0152 06-0243 06-0258 06-0482 07-0154 07-0160 07-0161 07-0162 07-0163 07-0575 07-0576 07-0587 08-0128 08-0130 08-0131 08-0229

anomalie 08-0600
09-0197 09-0198
10-0098 10-0130
10-0131 10-0133
10-0144 10-0145
10-0146 10-0406
10-0611 11-0166
11-0167 11-0523
11-0534 11-0616
12-0020 12-0124
12-0391 12-0517
12-0563
+anophthalmie
03-0177
anoplocephala
03-0543 06-0523
11-0445
+anorexie 01-0581
04-0548 10-0571
anorg saeure
01-0022

anpaarung 01-0293
01-0296 02-0106
03-0302 03-0581
06-0207 06-0632
08-0230 09-0297
09-0304 09-0480
12-0598 09-0603
anpassung 01-0038
02-0054 02-0340
02-0618 03-0420
04-0038 04-0054
04-0067 04-0075
05-0059 05-0273
07-0040 08-0047
08-0059 09-0052
10-0003 10-0038
10-0044 10-0121
10-0448 12-0128
+ anpassungsfaehigkei
t 02-0021
anreicherung
01-0616 11-0137
anruesten 02-0580
+antagglutinin
03-0116
antagonismus
03-0096 03-0603
06-0667 08-0627
11-0593
anthelminthikum
01-0003 01-0519
01-0520 01-0526
01-0527 01-0531
01-0532 01-0537
01-0642 01-0647
02-0495 02-0604
02-0605 02-0606
02-0610 02-0619
02-0621 03-0292
03-0417 03-0422
03-0433 03-0436
03-0437 03-0439
03-0447 03-0448
03-0541 03-0542
03-0543 03-0546
03-0548 03-0549
03-0551 03-0552
04-0516 04-0517
04-0518 04-0522
04-0523 04-0525
04-0527 04-0530
04-0532 04-0534
04-0652 05-0485

anthelminthikum
05-0486 05-0487
05-0488 05-0489
05-0499 05-0505
05-0637 05-0641
05-0650 05-0651
06-0524 06-0527
06-0528 06-0532
07-0430 07-0434
07-0435 07-0523
07-0557 08-0449
08-0450 08-0452
08-0454 08-0580
09-0471 09-0494
09-0495 09-0497
09-0498 09-0505
09-0524 09-0556
09-0601 09-0611
10-0454 10-0455
10-0476 10-0477
10-0478 10-0607
11-0450 11-0451
11-0452 11-0453
11-0466 11-0474
11-0480 11-0481
11-0486 11-0561
11-0574 11-0578
11-0599 12-0452
12-0455 12-0460
+antibiogramm
09-0213 09-0557
09-0600
+antibiotikadruck
07-0538
antibiotikum
01-0014 01-0063
01-0348 01-0350
01-0351 01-0353
01-0355 01-0360
01-0362 01-0364
01-0379 01-0381
01-0382 01-0387
01-0394 01-0399
01-0400 01-0405
01-0537 01-0585
01-0613 01-0614
01-0619 01-0620
01-0629 01-0630
01-0643 01-0652
01-0655 01-0656
01-0657 01-0658
02-0152 02-0196
02-0368 02-0385
02-0566 02-0590
02-0593 02-0601
02-0623 02-0624
02-0629 02-0651
03-0124 03-0289
03-0294 03-0315
03-0327 03-0483
03-0514 03-0520
03-0522 03-0523
03-0524 03-0527
03-0553 03-0610
04-0116 04-0213
04-0349 04-0352
04-0612 04-0625
04-0632 04-0633
04-0635 04-0650
04-0663 04-0666
04-0667 04-0672
04-0674 04-0707
05-0110 05-0138
05-0170 05-0337
05-0341 05-0344

antibiotikum
05-0351 05-0355
05-0366 05-0367
05-0396 05-0542
05-0583 05-0613
05-0614 05-0618
05-0629 05-0631
05-0634 05-0638
05-0640 05-0643
05-0644 05-0646
05-0647 05-0652
05-0655 05-0658
06-0095 06-0145
06-0244 06-0298
06-0327 06-0334
06-0340 06-0372
06-0511 06-0559
06-0563 06-0587
06-0634 06-0635
06-0637 06-0645
06-0646 06-0647
06-0650 06-0651
06-0652 06-0653
06-0655 06-0656
06-0657 06-0659
07-0107 07-0116
07-0167 07-0185
07-0259 07-0289
07-0314 07-0350
07-0356 07-0415
07-0443 07-0514
07-0516 07-0532
07-0539 07-0540
07-0545 07-0561
07-0571 08-0178
08-0272 08-0283
08-0292 08-0470
08-0560 08-0570
08-0572 08-0573
08-0578 08-0579
09-0213 09-0361
09-0362 09-0367
09-0368 09-0371
09-0374 09-0377
09-0393 09-0410
09-0472 09-0476
09-0534 09-0536
09-0557 09-0573
09-0582 09-0583
09-0600 09-0609
09-0613 09-0628
10-0246 10-0320
10-0323 10-0325
10-0329 10-0340
10-0427 10-0521
10-0527 10-0568
10-0572 10-0573
10-0576 10-0596
10-0597 10-0598
10-0602 10-0612
10-0613 10-0619
10-0639 10-0671
11-0138 11-0139
11-0140 11-0197
11-0198 11-0326
11-0327 11-0332
11-0339 11-0348
11-0358 11-0370
11-0528 11-0543
11-0545 11-0550
11-0551 11-0563
11-0564 11-0565
11-0566 11-0567
11-0568 11-0572
11-0577 11-0586

antibiotikum
11-0587 11-0592
11-0604 11-0628
12-0070 12-0138
12-0151 12-0295
12-0298 12-0306
12-0318 12-0356
12-0543 12-0550
12-0569 12-0570
12-0599 12-0600
12-0602 12-0614
12-0617 12-0618
12-0619 12-0620
antidot 02-0560
02-0589 04-0647
06-0579 06-0667
08-0566 09-0553
09-0631 02-0630

antigen 01-0101
01-0170 01-0175
01-0178 01-0204
01-0206 01-0216
01-0351 01-0384
01-0391 01-0393
01-0396 01-0414
01-0430 01-0432
01-0456 01-0501
01-0509 01-0522
02-0185 02-0186
02-0188 02-0191
02-0201 02-0226
02-0355 02-0365
02-0381 02-0421
02-0430 02-0445
02-0467 03-0192
03-0194 03-0196
03-0199 03-0211
03-0298 03-0330
03-0337 03-0349
03-0355 03-0403
03-0419 03-0421
03-0423 03-0430
03-0446 03-0504
03-0505 04-0001
04-0085 04-0111
04-0117 04-0123
04-0124 04-0130
04-0221 04-0225
04-0232 04-0233
04-0336 04-0357
04-0372 04-0395
04-0404 04-0412
04-0436 04-0484
04-0496 04-0528
05-0060 05-0152
05-0180 05-0185
05-0186 05-0187
05-0192 05-0197
05-0200 05-0210
05-0215 05-0221
05-0223 05-0343
05-0345 05-0386
05-0392 05-0464
05-0506 05-0586
06-0195 06-0198
06-0200 06-0201
06-0202 06-0203
06-0204 06-0205
06-0208 06-0211
06-0295 06-0359
06-0392 06-0393
06-0413 06-0415
06-0445 06-0448
06-0535 06-0536

antigen 06-0663
07-0124 07-0184
07-0186 07-0190
07-0197 07-0202
07-0219 07-0233
07-0330 07-0346
07-0359 07-0394
07-0424 07-0438
08-0144 08-0147
08-0148 08-0175
08-0182 08-0189
08-0273 08-0315
08-0324 08-0337
08-0338 08-0344
08-0349 08-0353
08-0364 08-0405
08-0408 08-0418
08-0436 08-0437
08-0587 09-0013
09-0094 09-0126
09-0234 09-0239
09-0247 09-0255
09-0258 09-0296
09-0358 09-0360
09-0436 09-0439
09-0473 09-0557
09-0637 09-0638
10-0156 10-0160
10-0163 10-0165
10-0171 10-0178
10-0180 10-0182
10-0183 10-0185
10-0318 10-0356
10-0360 10-0381
10-0397 10-0423
10-0437 10-0438
10-0439 11-0142
11-0178 11-0194
11-0201 11-0209
11-0214 11-0223
11-0233 11-0234
11-0235 11-0236
11-0329 11-0349
11-0383 11-0385
11-0416 11-0431
11-0435 11-0460
11-0470 11-0471
11-0474 11-0482
12-0067 12-0131
12-0135 12-0157
12-0164 12-0185
12-0186 12-0297
12-0335 12-0360
12-0369 12-0378
12-0379 12-0382
12-0383 12-0388
12-0469 12-0582
12-0626
+antigen-antikoerpe
r-komplex
11-0227
antihormon 12-0230
antikoerper 01-0010
01-0101 01-0102
01-0122 01-0156
01-0183 01-0186
01-0188 01-0192
01-0195 01-0200
01-0202 01-0204
01-0211 01-0213
01-0214 01-0218
01-0220 01-0226
01-0236 01-0237
01-0239 01-0320
01-0355 01-0370

antikoerper 01-0371
01-0375 01-0391
01-0396 01-0398
01-0422 01-0423
01-0426 01-0427
01-0432 01-0437
01-0447 01-0459
01-0463 01-0472
01-0474 01-0478
01-0502 01-0505
01-0509 01-0516
01-0603 01-0604
01-0665 02-0011
02-0017 02-0112
02-0113 02-0199
02-0200 02-0201
02-0209 02-0213
02-0214 02-0216
02-0220 02-0222
02-0223 02-0224
02-0225 02-0226
02-0228 02-0232
02-0233 02-0234
02-0236 02-0245
02-0246 02-0247
02-0248 02-0249
02-0250 02-0266
02-0361 02-0380
02-0388 02-0397
02-0408 02-0409
02-0410 02-0418
02-0421 02-0422
02-0424 02-0425
02-0428 02-0430
02-0439 02-0440
02-0441 02-0452
02-0453 02-0454
02-0455 02-0458
02-0459 02-0461
02-0462 02-0465
02-0466 02-0469
02-0475 02-0476
02-0478 02-0487
02-0488 02-0506
02-0508 02-0564
02-0617 02-0622
03-0025 03-0026
03-0083 03-0091
03-0135 03-0183
03-0186 03-0189
03-0191 03-0192
03-0193 03-0194
03-0195 03-0197
03-0205 03-0208
03-0210 03-0211
03-0213 03-0215
03-0216 03-0217
03-0218 03-0219
03-0220 03-0221
03-0222 03-0226
03-0311 03-0316
03-0321 03-0326
03-0327 03-0330
03-0332 03-0334
03-0337 03-0338
03-0341 03-0343
03-0346 03-0352
03-0354 03-0355
03-0356 03-0359
03-0366 03-0370
03-0373 03-0376
03-0385 03-0388
03-0392 03-0403
03-0412 03-0415
03-0421 03-0440

antikoerper 03-0446
04-0001 04-0010
04-0085 04-0111
04-0115 04-0121
04-0124 04-0127
04-0130 04-0135
04-0142 04-0148
04-0149 04-0161
04-0185 04-0216
04-0220 04-0222
04-0227 04-0228
04-0229 04-0230
04-0232 04-0234
04-0238 04-0243
04-0244 04-0245
04-0250 04-0251
04-0261 04-0321
04-0327 04-0342
04-0344 04-0357
04-0368 04-0379
04-0409 04-0412
04-0415 04-0420
04-0421 04-0430
04-0433 04-0434
04-0435 04-0439
04-0440 04-0443
04-0446 04-0450
04-0451 04-0463
04-0465 04-0466
04-0469 04-0470
04-0471 04-0478
04-0481 04-0482
04-0483 04-0484
04-0485 04-0495
04-0496 04-0497
04-0502 04-0505
04-0506 04-0528
04-0537 04-0606
04-0646 05-0060
05-0076 05-0110
05-0113 05-0152
05-0171 05-0172
05-0179 05-0182
05-0184 05-0185
05-0186 05-0195
05-0205 05-0209
05-0210 05-0211
05-0212 05-0213
05-0214 05-0215
05-0216 05-0217
05-0218 05-0223
05-0224 05-0225
05-0230 05-0378
05-0385 05-0386
05-0392 05-0393
05-0409 05-0415
05-0417 05-0418
05-0419 05-0421
05-0422 05-0427
05-0429 05-0434
05-0435 05-0436
05-0440 05-0445
05-0453 05-0457
05-0459 05-0460
05-0461 05-0463
05-0464 05-0467
05-0474 05-0475
05-0481 05-0574
05-0608 05-0640
05-0662 06-0181
06-0184 06-0186
06-0188 06-0189
06-0191 06-0192
06-0194 06-0196
06-0198 06-0202

antikoerper 06-0204
06-0205 06-0206
06-0208 06-0211
06-0325 06-0349
06-0353 06-0367
06-0377 06-0380
06-0392 06-0393
06-0394 06-0398
06-0400 06-0404
06-0407 06-0418
06-0427 06-0428
06-0429 06-0432
06-0448 06-0462
06-0463 06-0465
06-0480 06-0504
06-0510 06-0536
06-0604 06-0721
07-0090 07-0094
07-0182 07-0186
07-0191 07-0197
07-0202 07-0205
07-0208 07-0215
07-0218 07-0219
07-0220 07-0221
07-0223 07-0332
07-0338 07-0349
07-0353 07-0355
07-0363 07-0364
07-0365 07-0369
07-0371 07-0373
07-0376 07-0379
07-0382 07-0386
07-0394 07-0395
07-0397 07-0424
07-0428 07-0452
07-0499 07-0504
07-0507 07-0508
08-0148 08-0156
08-0159 08-0162
08-0164 08-0167
08-0172 08-0173
08-0174 08-0180
08-0183 08-0186
08-0187 08-0188
08-0189 08-0190
08-0191 08-0192
08-0200 08-0271
08-0288 08-0300
08-0303 08-0310
08-0311 08-0318
08-0332 08-0334
08-0338 08-0344
08-0349 08-0352
08-0355 08-0357
08-0362 08-0363
08-0364 08-0380
08-0382 08-0407
08-0408 08-0418
08-0436 08-0502
08-0587 08-0622
09-0035 09-0094
09-0126 09-0139
09-0145 09-0215
09-0221 09-0232
09-0234 09-0235
09-0239 09-0240
09-0242 09-0243
09-0244 09-0245
09-0248 09-0252
09-0253 09-0256
09-0257 09-0258
09-0264 09-0359
09-0360 09-0378
09-0379 09-0384
09-0394 09-0400

antikoerper 09-0402
09-0404 09-0412
09-0414 09-0421
09-0422 09-0430
09-0431 09-0432
09-0438 09-0439
09-0440 09-0442
09-0445 09-0449
09-0452 09-0453
09-0477 09-0492
09-0505 09-0506
09-0592 10-0042
10-0056 10-0084
10-0097 10-0135
10-0148 10-0157
10-0160 10-0165
10-0167 10-0172
10-0176 10-0181
10-0182 10-0186
10-0187 10-0193
10-0232 10-0326
10-0327 10-0348
10-0349 10-0352
10-0366 10-0367
10-0368 10-0369
10-0373 10-0379
10-0383 10-0391
10-0392 10-0397
10-0401 10-0423
10-0431 10-0437
10-0438 10-0439
10-0446 10-0459
10-0484 11-0096
11-0117 11-0121
11-0178 11-0185
11-0190 11-0191
11-0193 11-0194
11-0200 11-0201
11-0202 11-0203
11-0204 11-0205
11-0218 11-0233
11-0234 11-0235
11-0237 11-0264
11-0337 11-0353
11-0360 11-0361
11-0372 11-0373
11-0385 11-0388
11-0390 11-0392
11-0394 11-0395
11-0398 11-0399
11-0411 11-0421
11-0427 11-0431
11-0433 11-0435
11-0437 11-0455
11-0460 11-0461
11-0478 11-0539
12-0086 12-0091
12-0093 12-0131
12-0132 12-0137
12-0149 12-0153
12-0157 12-0158
12-0160 12-0161
12-0162 12-0163
12-0164 12-0168
12-0179 12-0181
12-0185 12-0188
12-0193 12-0307
12-0310 12-0311
12-0321 12-0322
12-0335 12-0359
12-0360 12-0361
12-0364 12-0370
12-0371 12-0374
12-0375 12-0381
12-0383 12-0388

antikoerper 12-0401
12-0416 12-0418
12-0422 12-0435
12-0447 12-0449
12-0481 12-0556
12-0584 12-0607
12-0626
+antilope 06-0007
+antilysozymfaktor
12-0344
+antimikrobielles sy
stem 01-0168
antioxidans 03-0121
09-0551
+antiparasitikum
12-0482
antiphlogistikum
04-0657 09-0605
+antistressor
01-0130
+antiviral 05-0209
08-0377
+antivirale substanz
08-0105
anwendung
01-0320 01-0629
04-0686 05-0239
05-0322 06-0215
06-0216 06-0312
06-0651 06-0654
07-0108 08-0580
08-0585 10-0589
11-0140 11-0450
11-0452 11-0559
11-0588 12-0550
anzeigepflichtige se
uche 04-0263
08-0260
aorta 01-0151
04-0076 05-0010
05-0639 07-0160
07-0459 08-0032
09-0007 10-0014
10-0016 10-0049
10-0145 11-0048
11-0167
aphanomyces
12-0423
+aphanomyces astac
i 02-0135
+apis cerana
04-0170 09-0174
+apis florae
12-0109
+aporocotyle simple
x 10-0101
applikation 01-0022
01-0032 01-0090
01-0530 01-0535
01-0566 01-0567
01-0568 01-0634
01-0648 01-0652
01-0653 01-0662
02-0061 02-0577
02-0588 02-0593
02-0595 02-0598
02-0599 02-0605
02-0624 02-0654
02-0659 03-0249
03-0422 03-0436
03-0437 03-0524
03-0544 03-0545
03-0546 04-0251
04-0288 04-0294
04-0332 04-0370

applikation 04-0518
04-0534 04-0627
04-0641 04-0652
04-0653 04-0665
04-0672 05-0077
05-0153 05-0350
05-0367 05-0422
05-0499 05-0505
05-0516 05-0536
05-0537 05-0620
05-0628 05-0631
05-0639 05-0641
05-0642 05-0644
05-0649 05-0659
06-0016 06-0330
06-0334 06-0524
06-0628 06-0666
07-0286 07-0314
07-0432 07-0477
07-0485 07-0497
07-0524 07-0529
07-0542 07-0544
07-0545 07-0548
07-0549 07-0563
08-0080 08-0154
08-0214 08-0220
08-0272 08-0299
08-0396 08-0452
08-0470 08-0494
08-0500 08-0562
08-0563 08-0580
09-0095 09-0188
09-0266 09-0275
09-0327 09-0362
09-0448 09-0476
09-0519 09-0561
09-0566 09-0567
09-0611 09-0612
09-0621 09-0623
10-0053 10-0058
10-0067 10-0239
10-0454 10-0476
10-0483 10-0517
10-0557 10-0597
10-0601 11-0038
11-0039 11-0221
11-0304 11-0439
11-0450 11-0460
11-0508 11-0509
11-0538 11-0549
11-0557 11-0561
11-0567 11-0576
11-0581 11-0582
11-0595 12-0029
12-0048 12-0372
12-0373 12-0422
12-0486 12-0509
12-0548 12-0572
+apramycin 12-0298
12-0303
+aquakultur 02-0138
+arachidonsaeure
03-0099
+arachinsaeure
10-0411
arachnoidea
10-0482
arbeit 07-0050
10-0048 10-0064
arbeits-/lebensbedi
ngungen 06-0282
arbeitsaufwand
02-0157
arbeitsbedingungen
09-0044
arbeitsbiene
02-0160 03-0159
03-0166 03-0167
04-0178 04-0179
04-0180 06-0144
09-0174 10-0115
arbeitskraft 06-0282
arbeitsorganisation
02-0279
arbeitsschutz
05-0141 09-0177
12-0071
arbovirus 06-0479
argasidae 08-0473
arginase 10-0449
arginin 01-0574
07-0375 11-0114
12-0042
+aristichthys nobilis
07-0118 07-0139
+aroclor 03-0155
aromastoff 02-0006
+aromatase 11-0115
art 01-0653
02-0491 05-0514
05-0515 06-0134
08-0401 08-0410
10-0450 10-0609
11-0295
+artemia salina
12-0424
arterie 01-0001
01-0002 01-0019
01-0579 02-0002
02-0031 02-0042
02-0264 03-0003
03-0007 03-0031
03-0040 03-0041
03-0042 03-0473
03-0488 04-0069
04-0073 04-0255
04-0576 05-0033
05-0036 05-0054
06-0005 06-0013
06-0034 07-0029
07-0045 07-0046
07-0064 08-0004
08-0461 08-0468
09-0028 09-0036
09-0051 09-0509
10-0010 10-0064
10-0174 10-0194
10-0230 10-0581
11-0040 11-0056
11-0062 11-0166
11-0510 12-0008
12-0523
+arteriopunktur
08-0487
+arteritis 01-0478
arthritis 01-0389
01-0405 02-0372
02-0387 02-0469
03-0590 04-0573
05-0180 05-0389
05-0685 06-0382
08-0384 09-0393
09-0590 12-0420
12-0557
+arthritis-enzephaliti
svirus 02-0193
arthrobacter
05-0111
+arthrobotrys oligos
pora 12-0461
+arthrodese
05-0687
arthropoda 01-0487
01-0627 02-0516
03-0454 04-0539
05-0511 08-0470
11-0496 12-0429
artiodactyla 04-0629
04-0630
+arzneimittelmissbra
uch 11-0549
+arzneimittelpruefun
g 02-0490
+arzneimittelrecht
12-0206
arzneipflanze
01-0600 05-0563
12-0585
ascaridae 01-0647
08-0448 11-0469
11-0471
ascaridia 07-0429
09-0482 09-0492
10-0468
ascaris 01-0521
01-0522 02-0499
02-0500 03-0432
06-0528 08-0449
10-0464 10-0465
10-0466 10-0467
11-0470
+ascaris suum
03-0432
+ascites 02-0546
02-0546
aspergillales
09-0460 09-0674
+aspergillose
01-0144 01-0145
aspergillus 02-0476
02-0477 02-0478
03-0386 03-0388
04-0301 04-0490
05-0615 07-0416
08-0395 09-0462
11-0581 12-0427
aspergillus flavus
10-0417
+aspergillus fumigat
us 02-0477
+aspermie 11-0272
+asphyxie 07-0029
+aspirationspneumo
nie 11-0520
+aspirin 11-0245
+aspoxicillin
04-0667
+astacus astacus
01-0095
+astacus leptodactyl
us 02-0135
+asthma 05-0562
+asticacalis sp.
10-0094
+astrozyt 03-0012
+aszites 01-0584
03-0480
+ataxie 02-0563
09-0532 09-0537
12-0630
atemluft 03-0081
+atemnotsyndrom
04-0602
+atemstillstand
01-0634
atmung 01-0014
01-0028 01-0034
01-0057 01-0631
01-0662 02-0031
02-0043 02-0073
02-0150 03-0057
03-0077 03-0081
03-0088 03-0089
03-0468 03-0567
04-0065 04-0066
04-0068 04-0096
04-0144 04-0158
04-0241 04-0306
05-0043 05-0049
05-0052 05-0053
05-0084 05-0562
06-0045 06-0228
06-0374 06-0539
06-0621 07-0023
07-0041 07-0050
07-0051 07-0054
07-0057 07-0065
07-0134 07-0471
08-0049 08-0063
08-0064 08-0531
09-0044 09-0052
09-0152 09-0161
09-0418 09-0648
10-0030 10-0048
10-0523 10-0643
11-0034 11-0053
11-0056 11-0057
11-0059 11-0062
11-0068 11-0070
11-0073 11-0074
11-0075 11-0077
11-0345 11-0535
11-0607 11-0608
11-0609 12-0500
12-0621 12-0633
atmungssystem
01-0031 01-0213
02-0060 02-0569
03-0320 03-0473
04-0219 04-0607
05-0040 05-0049
05-0551 05-0562
06-0119 06-0438
06-0596 06-0667
07-0048 09-0408
09-0554 10-0594
11-0011 11-0054
11-0341 12-0029
12-0368 12-0444
12-0537 12-0543
05-0623
atomenergie
12-0668
+atopie 10-0524
atp 03-0017
03-0064 04-0049
06-0080 10-0049
10-0336 11-0048
11-0064
atrazin 04-0162
atresie 01-0288
02-0086 08-0484
atrophie 10-0518
+attenuierung
01-0191
aufbau 03-0408
07-0003
aufbereiten/verarbei
ten 01-0236
aufbereiten/verarbei
ten 05-0655
06-0724
aufnahme 08-0517
auftauen 03-0121
04-0104 06-0433
07-0097 07-0100
08-0241
aufwandmenge
01-0535 02-0154
02-0159 02-0591
03-0430 03-0456
03-0553 04-0507
04-0675 05-0483
05-0485 05-0541
06-0621 07-0274
09-0470 09-0552
09-0632 09-0633
11-0132 11-0258
11-0306 11-0586
aufzucht 01-0093
01-0103 01-0599
04-0447 04-0645
05-0584 06-0112
07-0131 07-0487
08-0102 08-0529
08-0542 09-0124
10-0111
aufzuchtanlage
02-0570 05-0313
aufzuchtergebnis
02-0570 07-0361
09-0326 10-0558
11-0537
aufzuchtkrankheit
02-0568 04-0352
06-0232 06-0606
11-0577
auge 01-0009
01-0010 01-0020
01-0114 01-0233
01-0402 01-0589
01-0655 02-0171
02-0182 02-0401
02-0501 02-0550
02-0637 03-0001
03-0012 03-0018
03-0023 03-0090
03-0177 03-0377
03-0495 04-0373
04-0476 04-0570
04-0577 04-0690
05-0117 05-0121
05-0123 05-0373
05-0412 06-0038
06-0164 07-0347
07-0427 07-0428
07-0440 08-0002
08-0274 08-0337
08-0395 09-0373
09-0453 09-0647
10-0139 10-0142
10-0144 10-0146
10-0320 10-0420
10-0499 10-0516
10-0517 10-0518
10-0525 10-0526
10-0537 10-0627
10-0629 10-0635
10-0636 10-0639
10-0640 10-0665
11-0326 11-0521
12-0004 12-0012
12-0020 12-0127
12-0311 12-0323

auge 12-0337
12-0472 12-0506
12-0519 12-0635
augenkammerwasse
r 03-0090
+augenkatarakt
05-0123
augenkrankheit
02-0547 02-0549
02-0577 02-0636
03-0486 04-0690
05-0628 05-0638
06-0376 11-0516
11-0553 11-0613
12-0512 12-0513
+augenlid 03-0023
aujeszkysche krank
heit 01-0469
01-0470 01-0471
01-0472 01-0474
01-0475 02-0462
02-0463 02-0464
03-0376 06-0467
06-0472 06-0473
06-0474 06-0627
07-0263 08-0375
09-0415 09-0444
09-0446 09-0639
10-0403 12-0412
12-0413
ausbildung 06-0699
07-0246 08-0152
09-0119 09-0187
09-0192 10-0218
11-0252
ausfaellung 07-0359
+auskultation
07-0578 07-0608
auslaufgestaltung
06-0300
ausscheidung
01-0426 01-0570
01-0649 01-0660
02-0379 02-0425
02-0624 02-0629
03-0379 04-0371
04-0385 04-0671
04-0677 05-0375
05-0379 05-0439
05-0660 05-0661
06-0019 06-0532
06-0656 07-0324
07-0343 07-0506
08-0436 09-0247
09-0624 10-0310
10-0464 10-0480
11-0083 11-0476
11-0595
aussenwirtschaft
08-0625 10-0213
ausstellung 04-0168
austauschstoff
06-0634
+austropotamobius
pallipes 04-0144
auswertung
01-0364 01-0378
01-0559 01-0668
02-0024 02-0117
02-0175 02-0242
02-0328 05-0245
08-0051 08-0052
08-0141 08-0446
08-0474 08-0608
09-0046 09-0335
auswertung
09-0376 09-0490
09-0686 10-0031
10-0045 10-0201
10-0222 10-0475
10-0492 10-0496
12-0001 12-0221
12-0474 12-0532
12-0623
+autoantikoerper
03-0222 03-0364
11-0392
+autoimmunkrankhei
t 01-0233
01-0282 01-0575
05-0204 05-0559
automat 09-0342
+autopsie 01-0586
05-0154 05-0362
06-0560 06-0598
07-0167
+autovakzine
12-0577
aves 02-0259
02-0535 03-0171
03-0380 03-0592
04-0258 04-0328
04-0579 05-0244
05-0423 05-0615
06-0151 06-0320
06-0389 06-0396
06-0551 07-0518
08-0037 08-0314
08-0488 08-0592
09-0021 09-0429
09-0455 09-0528
10-0120 10-0196
10-0337 10-0342
11-0464 11-0489
11-0611 12-0050
12-0288 12-0308
12-0319 12-0324
12-0406 12-0428
+aviaeres adeno-ass
oziiertes virus
12-0415
aviaeres leukosevir
us 01-0158
02-0417 06-0420
06-0475
aviaeres oncornavi
rus 04-0202
aviaeres oncornavir
us 01-0158
12-0380
aviaeres oncornavirus
us 12-0349
12-0350
aviaeres sarkomviru
s 09-0204
09-0424 10-0364
avitaminose
05-0526 10-0250
+axolotl 03-0221
+azetonurie 11-0507
+azetylcholin
03-0567
aziditaet 02-0583
04-0188
azidose 03-0061
03-0468 03-0470
05-0539 06-0493
06-0602 06-0611
07-0496 08-0049
08-0118 08-0483
azidose 09-0033
10-0048 10-0502
11-0519
+azyklie 10-0247
+b-zelle 01-0224
01-0232 01-0421
01-0541 01-0545
02-0256 02-0371
02-0445 03-0025
04-0027 04-0238
04-0249 04-0416
05-0172 05-0183
05-0192 05-0202
06-0177 06-0186
06-0199 06-0203
08-0164 08-0176
08-0197 08-0349
08-0422 08-0550
09-0236 10-0170
10-0182 10-0183
10-0184 10-0327
10-0357 10-0358
11-0222 11-0231
11-0419 12-0157
babesia 01-0504
03-0416 04-0508
04-0509 04-0510
06-0510 06-0516
08-0348 08-0420
08-0421 08-0422
08-0423 08-0424
08-0425 09-0475
09-0589 10-0434
10-0435 10-0436
11-0439 12-0447
12-0448
+babesia divergens
06-0510
+babesia microti
06-0516
bacillaceae 04-0383
06-0700
bacillus 01-0692
03-0158 04-0217
05-0336 09-0670
12-0313
bacillus anthracis
04-0380 04-0381
08-0148
+bacillus anthracis
08-0142
+bacillus piliformis
04-0383
bacillus thuringiensi
s 12-0475
+bacterial kidney di
sease 01-0098
01-0099
+bacteriocin
12-0144 12-0569
bacteriodaceae
12-0305
bacteriophyta
01-0100 01-0105
01-0171 01-0188
01-0193 01-0322
01-0329 01-0347
01-0397 01-0403
01-0585 01-0628
01-0688 02-0142
02-0400 02-0601
03-0051 03-0245
03-0288 03-0483
03-0499 03-0508
03-0530 03-0545
bacteriophyta
03-0571 04-0210
04-0320 04-0322
04-0324 04-0622
04-0623 04-0666
04-0710 05-0097
05-0099 05-0103
05-0104 05-0108
05-0109 05-0111
05-0124 05-0133
05-0138 05-0164
05-0169 05-0248
05-0271 05-0314
05-0320 05-0333
05-0334 05-0335
05-0337 05-0338
05-0341 05-0342
05-0618 06-0085
06-0180 06-0181
06-0182 06-0317
06-0319 06-0330
06-0396 06-0397
06-0618 06-0634
06-0649 06-0650
06-0652 06-0653
07-0117 07-0156
07-0186 07-0202
07-0222 07-0495
07-0497 07-0524
07-0538 08-0105
08-0142 08-0145
08-0150 08-0313
08-0314 08-0396
08-0551 08-0556
08-0560 08-0562
08-0576 08-0627
09-0127 09-0133
09-0134 09-0135
09-0211 09-0223
09-0349 09-0351
09-0352 09-0353
09-0410 09-0574
09-0596 09-0600
09-0629 09-0667
09-0674 10-0094
10-0149 10-0150
10-0196 10-0198
10-0242 10-0243
10-0290 10-0407
10-0481 10-0543
10-0566 10-0572
10-0576 10-0608
10-0609 10-0617
11-0140 11-0141
11-0173 11-0174
11-0196 11-0197
11-0206 11-0320
11-0326 11-0327
11-0462 11-0543
11-0546 11-0568
11-0624 12-0107
12-0129 12-0130
12-0140 12-0159
12-0586 12-0615
12-0641 12-0651
12-0652 12-0661
+bacteroides fragilis
12-0305
+bacteroides nodos
us 07-0186
+bactoscan-geraet
12-0663
+baer 03-0439
09-0507
+bakt kaltwasserkra
nkheit 08-0103
bakt krankheit
01-0097 01-0098
01-0099 01-0367
01-0368 01-0401
01-0404 01-0411
02-0140 02-0623
03-0134 03-0140
03-0141 03-0142
03-0143 03-0289
04-0109 04-0118
04-0119 04-0121
04-0124 04-0129
04-0130 04-0131
04-0132 04-0141
04-0316 04-0329
04-0338 05-0107
05-0108 05-0333
05-0339 05-0384
05-0631 06-0112
06-0317 06-0318
06-0320 06-0327
06-0374 06-0380
06-0382 06-0613
07-0113 07-0187
07-0235 07-0257
07-0263 07-0316
07-0320 07-0340
07-0341 07-0342
07-0555 08-0103
08-0107 08-0267
08-0268 08-0301
08-0307 08-0316
09-0163 09-0353
09-0355 09-0376
09-0411 09-0541
10-0206 10-0303
10-0304 10-0305
10-0327 11-0142
11-0273 11-0354
11-0379 11-0541
12-0091 12-0137
12-0139 12-0314
12-0323 12-0325
+bakteriaemie
09-0353
+bakteriolyse
11-0346
bakteriophage
04-0123 06-0323
08-0381 09-0370
10-0163 10-0591
11-0336 11-0362
12-0351 12-0570
05-0356
bakterizid 09-0623
10-0574 10-0609
+bakterizidie
02-0254 03-0189
05-0219 08-0423
10-0324 11-0566
12-0130
balantidium
09-0467
+bannwabenverfahr
en 10-0116
+barbituratnarkose
01-0670
barsch 01-0114
04-0156 06-0133
10-0108
bartonellaceae
02-0392

+bauchflosse 01-0136
+bauchwassersucht 12-0090
bauhuelle 05-0321
baumwolle 05-0567
+baycox (r) 10-0599
+baylisascaris procyonis 01-0522
+baytril 05-0629 08-0562
+becken 07-0584 10-0656
+beckenhoehle 06-0718
bedarf 11-0242
bedarfsnorm 11-0506 11-0513 12-0502
+beeinflussung 01-0124
befall 01-0558 02-0145 02-0146 02-0148 02-0491 02-0503 04-0519 05-0139 05-0514 05-0519 06-0512 06-0532 08-0109 08-0427 09-0575 10-0102 10-0465 10-0480 11-0145 11-0146 11-0445 11-0448 11-0476 11-0483
befall-schadensrelation 04-0144 07-0121 07-0122 07-0125
+befallsintensitaet 04-0143
befruchtung (tier) 01-0084 01-0300 01-0303 01-0308 02-0107 02-0109 02-0119 02-0130 02-0302 02-0325 03-0127 03-0244 03-0245 04-0228 05-0288 06-0075 06-0088 06-0098 06-0101 06-0103 06-0256 07-0104 07-0105 07-0273 07-0274 08-0072 08-0082 08-0227 08-0228 09-0046 09-0116 09-0244 09-0313 09-0315 09-0319 09-0320 09-0323 09-0328 09-0606 10-0084 10-0235 10-0243 10-0265 11-0117 11-0133 11-0259 12-0237 12-0241
befund 02-0263 02-0276 02-0472 02-0474 02-0584 02-0594 04-0199 04-0203 04-0452 05-0430 05-0504 05-0689 06-0043 06-0122 06-0163 06-0318 06-0613 07-0069 07-0159
befund 07-0160 07-0166 07-0174 07-0262 07-0347 07-0466 07-0516 08-0495 09-0194 09-0284 09-0375 09-0514 10-0145 11-0166 11-0257 11-0443 11-0485 11-0506 12-0355 12-0449
begasen 04-0173
behandlung 01-0106 01-0191 01-0404 01-0590 01-0679 02-0138 02-0152 02-0297 02-0348 02-0359 02-0575 03-0076 03-0172 03-0285 03-0539 03-0566 03-0571 03-0572 03-0573 04-0082 04-0184 04-0315 04-0507 04-0605 04-0692 04-0702 05-0112 05-0138 05-0140 05-0504 05-0587 05-0686 06-0158 06-0238 06-0495 06-0555 06-0556 06-0557 06-0620 07-0079 07-0142 07-0144 07-0145 07-0151 07-0481 07-0602 08-0081 08-0133 08-0392 08-0399 08-0428 08-0449 08-0452 08-0493 08-0509 08-0518 08-0525 08-0559 08-0595 08-0603 08-0610 08-0615 09-0494 09-0518 09-0524 09-0544 09-0585 09-0624 10-0042 10-0093 10-0103 10-0643 11-0141 11-0260 11-0263 11-0264 11-0268 11-0326 11-0454 11-0480 11-0497 11-0517 11-0535 11-0579 11-0603 11-0621 12-0397 12-0426 12-0477 12-0487 12-0512 12-0548 12-0549 12-0601 12-0632
+beinschwaechesyndrom 02-0652
bekaempfung 01-0083 01-0120 01-0123 01-0139 01-0142 01-0144 01-0146 01-0342 01-0349 01-0395 01-0412 01-0442 01-0452 01-0468 01-0479 01-0524 01-0535 01-0553 01-0555 01-0556 01-0562 01-0598
bekaempfung 01-0618 01-0632 01-0633 02-0121 02-0139 02-0149 02-0153 02-0155 02-0156 02-0157 02-0158 02-0161 02-0362 02-0377 02-0382 02-0419 02-0444 02-0480 02-0482 02-0512 02-0599 02-0606 03-0133 03-0147 03-0157 03-0158 03-0160 03-0161 03-0162 03-0164 03-0165 03-0253 03-0320 03-0342 03-0391 03-0419 03-0439 03-0453 03-0515 03-0516 03-0517 03-0518 03-0519 03-0547 04-0172 04-0174 04-0176 04-0177 04-0181 04-0183 04-0307 04-0322 04-0349 04-0418 04-0424 04-0447 04-0449 04-0451 04-0499 04-0515 04-0530 04-0539 04-0542 04-0543 04-0545 04-0609 04-0627 04-0643 04-0664 05-0099 05-0135 05-0136 05-0139 05-0233 05-0234 05-0303 05-0316 05-0347 05-0373 05-0414 05-0416 05-0433 05-0443 05-0447 05-0473 05-0511 05-0512 05-0513 05-0516 05-0635 06-0138 06-0139 06-0141 06-0143 06-0147 06-0286 06-0361 06-0411 06-0414 06-0416 06-0417 06-0421 06-0424 06-0456 06-0466 06-0467 06-0472 06-0499 06-0524 06-0565 07-0147 07-0149 07-0203 07-0235 07-0258 07-0315 07-0354 07-0360 07-0393 07-0430 07-0623 08-0103 08-0203 08-0257 08-0260 08-0326 08-0327 08-0341 08-0348 08-0374 08-0403 08-0420 08-0458 08-0470 08-0471 08-0473 08-0477 08-0478 08-0479 08-0480 08-0547 08-0548 09-0172 09-0173 09-0175 09-0176 09-0177 09-0179
bekaempfung 09-0391 09-0420 09-0433 09-0457 09-0472 09-0485 09-0489 09-0512 09-0571 09-0573 09-0639 10-0113 10-0116 10-0118 10-0206 10-0208 10-0248 10-0393 10-0428 10-0451 10-0483 10-0485 11-0138 11-0139 11-0140 11-0149 11-0153 11-0154 11-0155 11-0160 11-0161 11-0162 11-0331 11-0359 11-0400 11-0446 11-0489 11-0494 11-0495 12-0080 12-0083 12-0084 12-0101 12-0105 12-0111 12-0205 12-0262 12-0352 12-0362 12-0393 12-0395 12-0408 12-0412 12-0451 12-0452 12-0453 12-0471 12-0472 12-0475 12-0479 12-0576
belastung 01-0060 02-0008 02-0024 02-0046 02-0262 03-0061 03-0075 03-0255 04-0054 04-0055 04-0572 05-0026 05-0181 05-0319 05-0552 06-0011 06-0222 06-0539 06-0547 07-0048 07-0049 07-0051 07-0057 07-0148 07-0458 08-0047 08-0048 08-0056 09-0054 09-0584 09-0620 10-0047 10-0063 10-0195 10-0507 11-0021 11-0045 11-0046 11-0499 12-0026 12-0045 12-0046 12-0364
beleuchtung 01-0332 01-0333 02-0106 05-0315 07-0081 09-0046 09-0305 11-0112
belueften 02-0398
benomyl 04-0677
beratung 01-0316 01-0324 07-0236
bericht 04-0169 05-0413 06-0106 06-0661 07-0618 08-0202 08-0621 10-0505
+berufsbild 02-0277
besamung 01-0301 02-0090 02-0111 02-0297 02-0318 02-0343 03-0119 03-0271 04-0098 04-0101 04-0103
besamung 04-0300 04-0452 05-0074 05-0303 06-0096 06-0238 06-0281 07-0094 07-0095 07-0103 07-0104 07-0105 07-0106 07-0274 08-0095 08-0096 08-0229 08-0234 08-0236 09-0104 09-0115 09-0300 09-0321 09-0332 09-0421 09-0449 10-0267 10-0271 11-0303 11-0405 12-0054 12-0247 12-0363
+besamungseber 02-0121
besamungsinstrumentarium 10-0091
besatzdichte 05-0095 06-0137
beschaedigung 01-0667 03-0560 05-0595 07-0569 09-0656 10-0507 10-0661 12-0632
beschreibung 01-0108 01-0287 01-0564 01-0668 02-0108 02-0110 02-0256 02-0348 02-0393 02-0447 02-0516 02-0616 02-0640 03-0145 04-0147 04-0219 04-0662 05-0051 05-0057 05-0146 05-0498 05-0522 05-0523 05-0685 06-0001 06-0032 06-0118 06-0136 06-0151 06-0184 06-0195 06-0198 06-0220 06-0636 06-0637 06-0638 06-0640 06-0697 06-0704 07-0006 07-0007 07-0052 07-0170 07-0198 07-0397 07-0606 08-0040 08-0048 08-0050 08-0228 08-0619 09-0329 09-0330 10-0100 11-0143 11-0145 12-0100 12-0636
+besnoitia besnoiti 05-0640
bestaeubung 09-0180
bestand 09-0575
bestandsdichte 03-0152
+bestimmungsschluessel 01-0116
bestrahlen 01-0082 01-0210 01-0221 01-0328 02-0056 02-0267 03-0175 04-0558 04-0561 06-0694 07-0038 08-0168 08-0437 08-0490 09-0492

bestrahlen 09-0659
10-0139 11-0016
11-0211 11-0238
12-0189 12-0190
12-0345
+beta-blocker
08-0116
+beta-carotin
07-0267
+beta-lactam-antibio
tikum 06-0645
betaeuben 03-0067
04-0048 04-0682
08-0606 11-0136
11-0627
betain 11-0272
beton 10-0291
betrieb 10-0564
betriebsergebnis
11-0286
betriebsorganisation
11-0316
+beute 06-0140
07-0142 10-0109
bevoelkerung
01-0346 11-0321
bewaesserung
12-0287
beweglichkeit
01-0086 06-0584

01-0081 01-0527
02-0122 04-0492
08-0093 09-0117
bewegung 02-0070
02-0107 02-0576
03-0033 03-0041
03-0071 03-0121
03-0244 04-0099
04-0568 04-0659
05-0252 05-0681
05-0682 05-0683
06-0099 07-0031
07-0037 07-0096
07-0134 08-0045
08-0046 08-0430
08-0611 09-0274
10-0045 10-0229
10-0628 10-0657
11-0122 11-0123
11-0180 12-0027
12-0035 12-0068
bewertung 01-0326
03-0080 03-0620
04-0560 05-0181
06-0298 07-0095
07-0298 08-0092
08-0579 09-0265
09-0330 12-0441
+bhk-21-zelle
01-0415
biene 01-0140
01-0142 01-0143
02-0154 02-0159
03-0158 03-0170
04-0170 05-0134
06-0135 06-0145
07-0146 07-0148
07-0150 08-0121
08-0122 09-0168
09-0180 10-0112
10-0117 11-0148
11-0151 11-0156
11-0157 11-0158
11-0161 12-0109
bienenhaltung
04-0168 04-0169
06-0134 10-0109
10-0116
bienenkrankheit
01-0138 01-0141
02-0152 04-0168
05-0133 07-0152
08-0124 09-0175
09-0178 10-0109
10-0119 12-0110
12-0113
bienenschaedling
01-0138 03-0171
07-0152 10-0119
12-0113
bienenvolk 04-0168
04-0169 04-0175
05-0138 07-0151
bienenwirtschaft
04-0168 04-0169
+bifidobakterium
07-0497
+bikarbonat 05-0527
bildungseinrichtung
08-0205
bilirubin 04-0597
08-0485
bindegewebe
01-0151 02-0486
04-0056 05-0266
09-0017 11-0002
11-0351
+bindehaut 04-0373
bindemittel 09-0672
bindung 01-0066
01-0186 01-0201
01-0232 01-0366
01-0526 02-0020
02-0198 03-0097
03-0204 03-0213
03-0218 03-0219
03-0608 04-0042
04-0666 08-0541
09-0370 10-0014
10-0075 11-0120
11-0182 11-0212
11-0440 12-0161
12-0175 12-0435
binneneber
02-0644 11-0115
binnenfischerei
01-0099 01-0103
02-0138 04-0144
05-0089 05-0097
06-0132 07-0113
07-0114 07-0115
08-0102 09-0129
09-0134 09-0166
12-0080 12-0089

+bio-protektor
03-0450
biochemie 01-0021
01-0086 01-0217
01-0229 01-0441
01-0496 01-0577
01-0609 02-0028
02-0029 02-0114
02-0166 02-0178
02-0212 02-0365
02-0409 02-0411
02-0455 02-0649
02-0650 03-0015
03-0036 03-0065
biochemie 03-0200
03-0201 03-0227
03-0228 03-0281
03-0304 03-0354
03-0501 04-0015
04-0025 04-0047
04-0049 04-0095
04-0217 04-0219
04-0249 04-0413
04-0435 04-0444
04-0571 04-0703
05-0031 05-0032
05-0146 05-0159
05-0187 05-0353
05-0365 05-0425
05-0445 05-0464
06-0006 06-0025
06-0081 06-0335
06-0402 06-0440
06-0475 06-0479
06-0661 07-0021
07-0035 07-0183
07-0193 07-0401
07-0536 08-0039
08-0061 08-0076
08-0213 08-0280
08-0323 08-0443
08-0455 09-0002
09-0004 09-0041
09-0045 09-0104
09-0205 09-0211
09-0219 09-0224
09-0230 09-0473
09-0478 09-0484
09-0543 09-0545
09-0572 09-0608
09-0627 10-0023
10-0068 10-0149
10-0171 10-0181
10-0231 10-0381
10-0493 10-0547
10-0550 11-0215
11-0240 11-0241
11-0243 11-0261
11-0502 12-0018
12-0174 12-0181
12-0186 12-0191
12-0198 12-0357
12-0434 12-0646
biogas 10-0301
biogenes amin
09-0667
+biokontamination
12-0281
biol 01-0112
01-0113 02-0164
07-0272 10-0449
10-0450 10-0464
11-0424 11-0472
11-0473 11-0477
11-0491
biol aktivitaet
01-0026 01-0081
01-0094 01-0238
01-0658 01-0687
03-0063 03-0186
04-0053 04-0230
05-0206 06-0027
06-0210 07-0100
07-0193 08-0028
08-0041 08-0163
08-0191 09-0128
10-0563 12-0377
biol eigenschaft
01-0441 01-0450
biol eigenschaft
02-0436 02-0467
02-0468 03-0412
04-0466 05-0228
05-0432 06-0216
06-0339 06-0371
06-0375 06-0433
06-0444 06-0460
06-0483 06-0502
07-0184 07-0212
07-0325 07-0558
09-0420 09-0484
biol methode
01-0093 03-0159
03-0160 03-0163
04-0177 06-0143
10-0424
biol prozess
03-0108
biologie 01-0229
02-0504 03-0429
04-0183 04-0337
04-0413 04-0508
04-0509 04-0524
04-0533 04-0538
05-0115 05-0118
05-0347 05-0484
05-0517 06-0523
09-0168 10-0529
12-0429
+biomarker 05-0152
biometrie 03-0001
05-0684 08-0339
10-0595 12-0114
biopraeparat
04-0324 04-0631
05-0299 10-0585

biopsie 01-0164
02-0658 03-0461
04-0094 04-0501
04-0703 05-0694
05-0695 06-0155
06-0422 06-0693
07-0022 07-0445
07-0615 08-0009
08-0036 08-0510
08-0616 10-0122
10-0138 11-0168
11-0502 12-0260
+bioreaktor 06-0214
06-0663
biorhythmik
04-0067 04-0082
10-0435
bioschlamm
04-0312 04-0381
09-0354
biosynthese
01-0454 01-0459
04-0027 04-0038
04-0047 04-0081
04-0526 05-0007
05-0167 06-0018
06-0021 06-0630
08-0295 10-0029
12-0148
biotechnik 01-0065
01-0305 01-0640
01-0645 02-0061
02-0181 02-0283
02-0324 02-0612
03-0245 03-0262
03-0265 03-0272
biotechnik 04-0286
04-0631 04-0668
05-0063 05-0157
05-0239 05-0284
05-0285 05-0286
05-0287 05-0288
05-0289 05-0290
05-0291 05-0295
05-0297 05-0298
05-0299 05-0305
06-0214 06-0257
06-0258 06-0259
06-0262 06-0269
06-0274 06-0279
06-0417 06-0473
06-0663 07-0086
07-0203 07-0381
08-0100 08-0152
09-0014 09-0019
09-0116 09-0182
09-0246 09-0307
09-0315 09-0318
09-0320 09-0321
09-0326 09-0329
10-0252 10-0253
10-0254 10-0254
10-0259 10-0277
10-0279 11-0258
11-0274 11-0275
11-0276 12-0052
12-0086 12-0233
12-0234 12-0235
12-0251 12-0255
12-0497 12-0575
12-0590 12-0591
12-0593 12-0594
12-0595
+biotechnologie
01-0266 01-0625
02-0014 02-0162
02-0164 02-0219
02-0589 02-0662
03-0190 04-0106
04-0185 04-0222
04-0410 04-0458
04-0631 04-0668
04-0679 05-0060
05-0165 05-0239
05-0247 05-0374
06-0149 06-0216
06-0311 06-0634
06-0663 07-0182
08-0152 08-0187
08-0354 08-0587
09-0019 09-0182
09-0246 09-0588
09-0638 09-0639
10-0176 10-0351
10-0445 10-0601
11-0322 11-0385
12-0052 12-0233
12-0404 12-0497
12-0575 12-0626
12-0648
+biotelemetrie
01-0053 12-0044
biotest 03-0606
+biotin 06-0633
12-0652
+biotransformation
02-0591
biotyp 06-0356
09-0168 09-0363
+bioverfuegbarkeit
08-0030

+bivagina tai
05-0114 05-0115
+blastogenese
01-0607
+blastomyces derma
titides 10-0419
+blastozyste
04-0036 09-0279
09-0280
blatt 06-0588
+blaualge 06-0132

+blaufluegelkrankhei
t 02-0432 02-0433
06-0446
blei (element)
04-0582 05-0572
07-0148 07-0478
07-0483 12-0194
12-0534 12-0624
+blenius pholis
04-0146
+blennius pholis
01-0109
blinddarm 03-0051
+blindenhund
09-0192
+blindheit 10-0537
12-0513
+blockade 02-0026
+blotting 10-0398
bluetongue virus
01-0440 01-0441
01-0442 03-0365
03-0366 04-0446
05-0430 05-0431
06-0441 07-0377
09-0435 11-0380
12-0063 04-0263
blut 01-0032
01-0033 01-0036
01-0041 01-0124
01-0125 01-0210
01-0221 01-0235
01-0242 01-0466
01-0496 01-0504
01-0521 01-0552
01-0567 01-0592
01-0608 01-0682
02-0029 02-0035
02-0042 02-0065
02-0076 02-0227
02-0265 02-0267
02-0336 02-0337
02-0361 02-0458
02-0598 03-0205
03-0221 03-0227
03-0228 03-0229
03-0252 03-0327
03-0394 03-0432
03-0594 03-0595
03-0608 04-0076
04-0113 04-0131
04-0157 04-0163
04-0253 04-0254
04-0258 04-0260
04-0565 04-0589
04-0634 04-0661
05-0030 05-0048
05-0090 05-0131
05-0162 05-0189
05-0203 05-0255
05-0402 05-0527
05-0532 05-0539
blut 05-0634
05-0693 06-0052
06-0076 06-0123
06-0128 06-0219
06-0220 06-0516
06-0540 06-0542
06-0546 06-0640
07-0029 07-0036
07-0057 07-0130
07-0137 07-0227
07-0229 07-0254
07-0299 07-0450
07-0547 07-0554
08-0062 08-0114
08-0157 08-0162
08-0194 08-0196
08-0487 08-0550
09-0022 09-0033
09-0048 09-0070
09-0080 09-0097
09-0132 09-0142
09-0153 09-0162
09-0163 09-0193
09-0206 09-0230
09-0262 09-0311
09-0464 09-0503
09-0547 09-0598
09-0615 09-0677
10-0020 10-0025
10-0037 10-0097
10-0105 10-0200
10-0360 10-0399
10-0409 10-0481
10-0492 10-0493
10-0508 10-0511
10-0520 10-0580
10-0590 11-0028
11-0038 11-0239
11-0240 11-0241
11-0244 11-0245
11-0261 11-0352
11-0517 11-0576
11-0583 11-0589
11-0608 11-0612
12-0018 12-0037
12-0047 12-0056
12-0061 12-0087
12-0194 12-0195
12-0198 12-0201
12-0407 12-0488
12-0494 12-0511
12-0529 12-0554
blutbild 01-0109
01-0575 02-0010
02-0552 03-0152
03-0335 04-0141
05-0159 05-0532
05-0570 05-0614
06-0412 07-0167
07-0199 07-0467
08-0195 08-0360
08-0488 09-0045
10-0127 10-0197
10-0474 11-0046
12-0189
blutdruck 01-0035
01-0040 02-0002
02-0020 02-0074
02-0179 03-0035
03-0039 03-0040
03-0042 03-0043
03-0044 03-0062
03-0068 03-0472
03-0544 04-0068
04-0073 04-0270
blutdruck 04-0654
05-0043 05-0053
05-0530 05-0554
05-0648 06-0030
06-0034 06-0044
06-0641 07-0017
07-0018 07-0019
07-0020 07-0029
07-0045 07-0046
07-0064 07-0066
07-0068 07-0461
07-0521 07-0533
08-0038 08-0055
09-0036 09-0051
10-0016 10-0040
10-0064 11-0033
11-0035 11-0040
11-0053 11-0061
11-0069 11-0071
11-0072 11-0077
11-0492 11-0498
11-0608 11-0610
12-0514
+blutentnahme
05-0030
+blutfluss 05-0050
+blutgaskonzentratio
n 08-0118
blutgefaess 01-0052
01-0059 01-0155
01-0682 02-0003
02-0594 03-0007
03-0035 03-0043
03-0044 03-0052
03-0053 03-0054
03-0449 04-0017
04-0024 04-0030
04-0037 04-0040
04-0056 04-0076
04-0088 04-0196
04-0569 04-0660
05-0002 05-0020
05-0050 05-0280
06-0013 06-0030
06-0040 06-0046
06-0154 06-0542
06-0622 06-0641
07-0003 07-0009
07-0017 07-0018
07-0020 07-0030
07-0166 07-0437
07-0458 08-0002
08-0026 08-0028
08-0038 08-0056
08-0057 09-0007
09-0009 09-0036
09-0038 09-0195
09-0196 09-0585
10-0022 10-0039
10-0234 10-0249
10-0507 10-0604
11-0050 11-0051
11-0053 11-0054
11-0066 11-0068
11-0069 11-0071
11-0092 11-0244
11-0277 11-0510
11-0534 12-0002
12-0006 12-0010
12-0012 12-0170
blutgruppe 07-0233
09-0264 10-0176
+blutgruppenfaktor
07-0233
blutkreislau-
01-0057 02-0003
02-0008 02-0020
02-0074 03-0040
03-0071 03-0176
03-0301 04-0076
04-0088 04-0092
05-0530 05-0648
06-0046 06-0673
07-0017 07-0046
07-0068 07-0461
08-0004 08-0590
09-0051 09-0055
10-0014 10-0052
11-0045 11-0056
11-0061 11-0069
11-0076 11-0088
11-0525 11-0612

+blutpapiermethode
03-0248
+blutparasit 12-0428
12-0432
blutplasma 01-0035
01-0272 01-0283
02-0030 02-0081
02-0085 02-0105
02-0288 02-0326
02-0335 02-0379
02-0518 02-0559
02-0593 02-0595
03-0039 03-0100
03-0111 03-0149
03-0155 03-0184
03-0234 03-0235
03-0263 03-0527
03-0537 03-0550
04-0045 04-0158
04-0167 04-0257
04-0277 04-0278
04-0548 05-0026
05-0058 05-0232
06-0073 06-0221
06-0222 06-0230
06-0320 06-0707
07-0033 07-0044
07-0252 07-0292
07-0553 08-0220
09-0027 09-0060
09-0078 09-0085
09-0095 09-0101
09-0285 09-0469
09-0622 10-0059
10-0195 10-0285
10-0286 10-0552
11-0018 11-0019
11-0022 11-0055
11-0097 11-0272
11-0507 11-0509
11-0606 12-0050
12-0496 12-0589
12-0604 12-0625
+blutprobe 05-0693
blutprotein 04-0603
blutserum 01-0099
01-0101 01-0124
01-0323 01-0425
01-0517 02-0023
02-0049 02-0082
02-0104 02-0185
02-0193 02-0198
02-0215 02-0220
02-0225 02-0235
02-0517 02-0520
blutserum 02-0615
03-0037 03-0050
03-0203 03-0206
03-0208 03-0213
03-0229 03-0250
03-0257 03-0311
03-0321 03-0326
03-0354 03-0470
04-0052 04-0057
04-0062 04-0063
04-0236 04-0259
04-0275 04-0292
04-0409 04-0478
04-0520 04-0529
04-0583 04-0593
04-0595 04-0603
04-0635 04-0667
04-0672 05-0018
05-0023 05-0031
05-0041 05-0042
05-0062 05-0069
05-0080 05-0087
05-0098 05-0226
05-0419 05-0450
05-0460 05-0466
05-0525 05-0526
05-0528 05-0529
05-0531 05-0535
05-0566 06-0035
06-0303 06-0335
06-0358 06-0538
06-0589 06-0590
06-0609 06-0639
06-0675 07-0026
07-0077 07-0124
07-0206 07-0207
07-0230 07-0231
07-0232 07-0267
07-0300 07-0418
07-0460 07-0494
07-0530 07-0570
07-0571 08-0067
08-0154 08-0156
08-0159 08-0172
08-0201 08-0451
08-0528 09-0029
09-0056 09-0068
09-0081 09-0102
09-0220 09-0227
09-0359 09-0388
09-0432 09-0564
09-0565 10-0066
10-0179 10-0192
10-0231 10-0315
10-0322 10-0332
10-0349 10-0453
10-0459 10-0472
10-0559 11-0021
11-0046 11-0210
11-0285 11-0335
11-0398 11-0436
11-0470 11-0514
11-0518 11-0566
11-0630 11-0632
12-0058 12-0154
12-0163 12-0217
12-0223 12-0410
12-0416 12-0498
12-0531 12-0546
12-0571
+bluttransfusion
09-0264
+blutung 12-0202
boden 05-0318
10-0158 12-0341

bodenuntersuchung
01-0383
boesartige faulbrut
02-0158 03-0157
05-0140 06-0134
07-0145 07-0150
09-0167
+boldenon 08-0245
+bolus 01-0530
01-0535 03-0436
03-0437 05-0505
08-0452 09-0611
10-0454 11-0450
12-0464
+border disease
01-0448 04-0454
11-0399
bordetella 01-0189
02-0381 03-0313
03-0532 05-0377
05-0403 06-0366
06-0642 07-0340
07-0341 09-0382
09-0384 11-0362
11-0363 11-0364
bornavirus 05-0462
11-0409
borrelia 01-0405
03-0189 04-0405
04-0406 05-0404
07-0355 08-0425
+borrelia burgdorfe
ri 09-0384
+bostrychus african
us 06-0115
botanik 12-0525
+bothriocephalus
07-0124 12-0101
+bothriocephalus go
wkongensis
07-0125
botulismus 03-0096
04-0215 05-0557
06-0371 06-0467
07-0194 08-0623
10-0338 10-0549
+bouillon 11-0376
+bovicystan
04-0651
+bovine infektioese
keratokonjunktivitis
05-0638
+bovine respiratory
syncytial virus
06-0597
+bovine spongiform
e enzephalopathie
12-0125
+bovine virusdiarrh
oe 09-0440
12-0391
bovines leukoseviru
s 01-0422
01-0427 03-0337
03-0338 03-0339
03-0340 03-0341
03-0343 03-0346
04-0419 04-0420
04-0421 04-0422
06-0411 07-0358
07-0359 07-0360
08-0323 08-0324
08-0325 09-0421
12-0359 12-0364
bovines mamillitis h
erpesvirus
10-0401
bovines syncytial vi
rus 06-0409
07-0369 07-0370
08-0531 09-0432
09-0555 04-0434

boxenstall 04-0608
brachiaria 06-0584
+brachiaria decumb
ens 06-0584
brachycera 01-0329
01-0555 01-0556
01-0558 02-0121
02-0480 02-0599
03-0452 04-0627
05-0316 05-0473
05-0518 05-0519
07-0440 08-0257
08-0403 08-0405
08-0478 09-0465
09-0517 09-0518
10-0487
+bradykardie
02-0020
braet 01-0689
02-0662
brassica 04-0584
+braunbaer 05-0384
+breda-virus
02-0470
+brevoortia patronu
s 05-0132
broiler 01-0435
01-0584 01-0641
01-0652 02-0433
02-0545 03-0212
03-0335 03-0469
03-0538 04-0071
04-0593 05-0317
05-0350 05-0391
05-0449 05-0480
05-0663 06-0308
06-0446 06-0550
06-0572 06-0610
07-0464 07-0479
08-0272 09-0123
09-0456 09-0468
09-0470 10-0369
10-0373 10-0379
10-0417 10-0427
10-0428 10-0429
10-0561 10-0562
10-0603 10-0619
11-0031 11-0318
11-0425 11-0429
11-0515 12-0263
12-0282 12-0285
12-0292 12-0293
12-0385 12-0439
12-0558 12-0572
12-0573 12-0574
12-0624 12-0667
+bromhexin
01-0631
+bromokryptin
11-0107
+bronchialkompressi
on 10-0495
bronchien 01-0008
01-0057 02-0012
02-0040 02-0166
bronchien 02-0656
03-0010 03-0088
04-0403 05-0025
05-0548 06-0043
08-0569 10-0495
11-0053 11-0056
11-0066 11-0579
12-0515 01-0399

+bronchiolitis
02-0166
+bronchitis 01-0535
06-0562 11-0475
+bronchoskop
02-0656
brucella 01-0188
01-0374 01-0375
01-0377 02-0379
02-0380 03-0311
03-0312 03-0531
04-0001 04-0365
04-0366 04-0368
04-0369 04-0370
04-0371 04-0372
05-0175 05-0372
05-0373 05-0375
05-0376 06-0177
06-0363 07-0338
07-0339 09-0243
09-0380 09-0591
10-0159 10-0332
10-0333 10-0334
10-0335 12-0321
+brucella abortus
05-0376
+brucella canis
01-0378
brucellose 01-0376
01-0378 01-0379
02-0377 02-0378
02-0380 03-0310
04-0321 04-0367
05-0374 06-0355
06-0356 06-0357
06-0358 06-0359
06-0360 06-0361
06-0362 06-0364
06-0365 08-0288
08-0289 08-0304
09-0381 11-0359
11-0360 11-0361
bruehen 06-0701
bruehwurst 09-0681
brueten 11-0106
brunst 01-0280
01-0291 01-0319
02-0106 02-0108
02-0296 02-0300
02-0312 02-0313
02-0317 02-0351
02-0607 03-0263
03-0274 04-0281
04-0283 04-0293
04-0641 04-0642
05-0240 05-0282
05-0293 06-0064
06-0254 07-0052
07-0083 07-0084
07-0286 07-0292
08-0081 08-0219
08-0245 08-0248
09-0050 09-0092
09-0101 09-0310
09-0615 10-0073
10-0081 10-0082
brunst 10-0261
10-0262 10-0274
10-0275 10-0276
10-0283 11-0097
11-0107 11-0109
11-0110 11-0119
11-0259 11-0304
12-0058 12-0072
12-0238 12-0252
12-0259 12-0261
12-0592
+brunsterkennung
06-0281
+brunstinduktion
12-0245
brunststimulation
01-0294 01-0296
04-0287 04-0288
05-0251 05-0292
05-0300 05-0302
06-0067 06-0233
06-0272 06-0281
06-0282 07-0279
07-0280 07-0284
08-0231 08-0232
08-0235 08-0238
09-0308 10-0264
10-0268 11-0277
11-0279 11-0298
11-0301 11-0302
11-0306 12-0238
brunstsynchronisati
on 01-0295
01-0298 01-0640
02-0311 02-0314
02-0318 02-0320
03-0264 03-0265
03-0271 04-0105
04-0282 04-0284
04-0287 04-0288
04-0289 04-0290
05-0074 05-0275
05-0298 05-0299
05-0303 06-0271
06-0272 06-0273
06-0282 07-0085
07-0284 08-0230
08-0231 08-0232
08-0235 08-0236
08-0242 09-0312
09-0321 09-0322
10-0266 10-0267
11-0130 11-0276
11-0291 11-0292
11-0298 11-0303
12-0247 12-0251
12-0590 12-0591
+brustkorb 03-0089
brut 01-0145
02-0136 02-0153
02-0155 02-0161
03-0159 03-0160
03-0171 04-0034
04-0133 04-0134
04-0137 04-0156
04-0159 04-0160
04-0170 04-0175
04-0179 05-0096
05-0119 05-0137
05-0139 06-0139
06-0140 07-0117
07-0137 08-0103
09-0156 09-0158
09-0174 10-0117
10-0118 11-0141
brut 11-0149
11-0152 11-0156
11-0157 12-0108
brutei 12-0283
brutmaschine
05-0320 11-0320
brutraum 04-0179
bueffel 01-0285
02-0586 03-0229
04-0281 06-0276
07-0279 08-0076
09-0622 12-0226
10-0082
10-0247
+buerstensaum
05-0410
+bulatrik 04-0546
bulle 01-0076
01-0079 01-0085
01-0396 01-0402
02-0028 02-0114
02-0122 02-0134
02-0310 02-0395
02-0541 03-0008
03-0112 03-0114
03-0120 03-0121
03-0122 03-0206
03-0534 03-0537
04-0099 04-0297
04-0470 05-0082
05-0281 05-0283
06-0031 06-0080
06-0087 06-0093
06-0095 06-0531
06-0637 07-0090
07-0093 07-0096
07-0099 07-0100
07-0452 07-0530
07-0532 08-0085
08-0216 08-0230
08-0350 08-0406
08-0530 09-0115
09-0118 09-0302
09-0319 09-0396
09-0421 09-0440
09-0532 09-0606
09-0689 10-0087
10-0248 10-0514
11-0113 11-0405
12-0070 12-0391
12-0496
bursa 03-0212
04-0071
bursa fabricii
02-0256 05-0192
07-0508 08-0060
08-0183 08-0184
09-0057 09-0247
09-0248 09-0350
10-0193
buttersaeure
11-0023
+bvd-virus 07-0380
caesium 08-0566
+calcifikation
07-0617
+calcinosis 07-0459
+calcitonin 08-0039
calicivirus 01-0481
11-0408
+calmodulin
03-0092
+calyptospora
04-0154

+calziumcarbonat
03-0038
campylobacter
01-0381 01-0382
01-0643 02-0187
02-0384 02-0385
03-0314 03-0609
04-0374 04-0375
04-0376 04-0377
04-0378 04-0379
05-0378 05-0379
05-0380 05-0658
06-0368 06-0369
06-0637 06-0722
06-0723 07-0257
07-0342 07-0343
07-0344 08-0291
08-0292 08-0293
08-0294 09-0386
09-0387 09-0684
10-0248 10-0336
10-0337 11-0186
11-0188 11-0365
11-0366 12-0150
12-0151 12-0324
12-0325
+campylobacter fetu
s 07-0344
+campylobacter jeju
ni 08-0291
candida 01-0483
02-0473 02-0477
03-0251 04-0218
05-0467 05-0469
07-0179 07-0204
07-0537 08-0388
08-0397 09-0463
10-0164 10-0415
11-0411 11-0414
11-0415 11-0416
11-0587
+candida albicans
02-0477
+caprimolgochis jha
11-0464
+caprine arthritis-e
ncephalitis
08-0322 10-0353
+caprines arthritis-e
ncephalitis-virus
07-0517
+capripoxvirus
08-0317
+capsaloidea
05-0116
+carassius auratus
03-0155 04-0115
04-0125
+carbadox 01-0348
carbaryl 09-0552
carbofuran 07-0143
carbonsaeure
02-0251 05-0603
06-0305 06-0552
07-0022 07-0188
08-0087 08-0497
11-0041
carnivora 04-0384
04-0385
+castanospermum a
ustrale 10-0531
+catla catla 05-0103
+catostomus comme
rsoni 04-0155
cavioidae 01-0016
cavioidae 01-0038
01-0039 01-0060
01-0064 01-0513
01-0541 01-0554
02-0289 02-0397
02-0408 02-0474
03-0084 03-0104
03-0215 04-0001
04-0195 04-0242
04-0366 04-0477
05-0562 05-0574
06-0388 06-0403
07-0397 08-0064
08-0168 08-0390
09-0328 09-0378
10-0467 11-0357
11-0582 12-0017
12-0031 12-0152
12-0180 12-0181
12-0289 12-0320
+ceftazidim 04-0663
cellulase 03-0048
+cephalosporin
01-0394
+cervix 09-0096
cestodes 01-0116
01-0117 01-0118
01-0119 01-0122
01-0515 01-0520
03-0144 03-0147
03-0431 05-0118
06-0116 07-0124
07-0127 07-0427
08-0441 10-0475
11-0143 11-0457
11-0463 11-0468
11-0479 12-0088
12-0103
+channa punctatus
03-0132 04-0157
09-0150 09-0155
09-0157
charadriiformes
04-0429
+charakterisierung
02-0210 05-0224
05-0451 06-0080
06-0371 06-0496
08-0363
charolais-rind
06-0264
chelat 06-0579
07-0324
+chelon labrosus
04-0149
chem 01-0323
07-0520
chem eigenschaft
01-0450 06-0437
06-0444 06-0476
chem verbindung
01-0490 02-0480
02-0599 02-0628
03-0118 03-0275
03-0550 04-0461
04-0581 04-0643
04-0664 04-0688
05-0025 05-0034
05-0040 05-0516
05-0535 05-0574
05-0594 05-0621
06-0579 07-0030
07-0042 07-0080
07-0473 07-0475
07-0486 07-0617
chem verbindung
07-0624 08-0018
08-0141 09-0040
09-0485 09-0545
09-0548 09-0553
10-0191 10-0485
10-0575 10-0582
10-0616 10-0672
11-0231 11-0418
11-0598 12-0531
chemie 12-0454
+chemokinesis
12-0167
+chemolumineszens
05-0105
+chemolumineszenz
04-0116 04-0166
10-0399
+chemotaxis
01-0150 06-0639
10-0198 11-0176
11-0197 11-0444
12-0167
chemotherapeutiku
m 01-0630
01-0643 01-0654
02-0362 02-0490
03-0142 03-0559
04-0632 04-0656
05-0104 05-0337
05-0377 05-0483
05-0654 06-0642
06-0649 06-0650
07-0543 08-0575
09-0169 09-0377
09-0410 09-0614
09-0629 10-0347
10-0574 11-0562
11-0585 12-0454
12-0573 12-0600
+cheyletiellose
09-0514
+chicken-anaemie-a
gens 06-0446
07-0507 07-0508
07-0509 10-0369
+chilodonella
01-0123
+chimaere 09-0017
09-0019 09-0315
09-0477 10-0281
10-0282 11-0307
+chimaerismus
07-0288
chinchilla 06-0542
chirurgie 01-0154
01-0277 01-0561
01-0668 01-0669
01-0670 01-0671
01-0672 01-0673
01-0679 01-0681
02-0064 02-0170
02-0173 02-0178
02-0307 02-0308
02-0539 02-0544
02-0567 02-0631
02-0634 02-0636
02-0637 02-0640
02-0641 02-0642
02-0643 02-0644
02-0646 02-0655
02-0659 02-0661
03-0062 03-0178
03-0179 03-0180
03-0309 03-0315
chirurgie 03-0476
03-0500 03-0569
03-0570 03-0571
03-0572 03-0573
03-0574 03-0575
03-0576 03-0577
03-0578 03-0579
03-0581 03-0582
03-0583 03-0586
03-0591 03-0592
03-0598 03-0599
03-0600 04-0197
04-0198 04-0562
04-0681 04-0689
04-0690 04-0691
04-0692 04-0693
04-0694 04-0695
04-0696 04-0698
04-0700 04-0704
05-0258 05-0272
05-0525 05-0560
05-0595 05-0613
05-0648 05-0669
05-0670 05-0671
05-0672 05-0673
05-0674 05-0675
05-0677 05-0679
05-0680 05-0685
05-0686 05-0687
05-0688 05-0689
05-0690 06-0004
06-0155 06-0157
06-0160 06-0561
06-0563 06-0566
06-0575 06-0643
06-0664 06-0668
06-0669 06-0670
06-0671 06-0672
06-0676 06-0689
06-0690 07-0153
07-0164 07-0169
07-0174 07-0177
07-0224 07-0261
07-0456 07-0457
07-0491 07-0567
07-0568 07-0569
07-0570 07-0572
07-0574 07-0575
07-0576 07-0577
07-0578 07-0579
07-0581 07-0583
07-0584 07-0585
07-0586 07-0591
07-0592 07-0593
07-0595 07-0596
07-0597 07-0598
07-0599 07-0600
07-0601 07-0603
07-0604 07-0605
07-0608 07-0609
07-0610 07-0611
07-0614 07-0617
07-0618 08-0128
08-0135 08-0439
08-0488 08-0589
08-0593 08-0594
08-0596 08-0601
08-0602 08-0604
08-0605 08-0608
08-0612 08-0614
09-0208 09-0287
09-0298 09-0642
09-0643 09-0645
09-0646 09-0647
09-0649 09-0650
chirurgie 09-0651
09-0652 09-0654
09-0658 10-0011
10-0055 10-0137
10-0140 10-0141
10-0166 10-0240
10-0241 10-0270
10-0278 10-0572
10-0605 10-0625
10-0627 10-0630
10-0631 10-0634
10-0635 10-0636
10-0638 10-0640
10-0641 10-0642
10-0643 10-0644
10-0645 10-0646
10-0647 10-0652
10-0653 10-0654
10-0656 10-0668
11-0071 11-0170
11-0367 11-0497
11-0521 11-0567
11-0604 11-0605
11-0611 11-0613
11-0614 11-0615
11-0617 11-0618
11-0623 12-0027
12-0117 12-0627
12-0628 12-0629
12-0630 12-0631
12-0634 12-0635
12-0636 12-0637
12-0639 12-0640
12-0641 12-0642
12-0645 12-0647
chlamydia 01-0190
01-0275 02-0188
02-0293 02-0388
04-0332 04-0386
04-0387 04-0389
05-0385 05-0386
05-0387 06-0178
06-0241 06-0623
07-0258 07-0346
07-0347 07-0525
08-0300 09-0394
09-0395 10-0350
11-0370
chlor 05-0573
06-0125
+chloraemie
08-0116
chloramphenikol
01-0628 02-0577
05-0653 05-0656
05-0659 07-0112
09-0621
+chloramphenikol
12-0620
chlorid 03-0149
09-0164
chloropyrifos
01-0133
chlorpyrifos
03-0560
+chlortetrazyklin
08-0103
+cholelithiasis
06-0567
cholesterol 02-0044
02-0530 03-0085
04-0660 07-0026
09-0306 11-0029
11-0507
cholin 08-0037

cholin 09-0606 11-0522 12-0029
+cholinesterase 03-0073 06-0662
+chondrodysplasie 01-0583 09-0535
+chondroma rodens 10-0665
+choricotyle 01-0110
+choriongonadotropin 07-0079
chromatographie 02-0186 02-0204 02-0446 02-0517 04-0171 04-0343 04-0590 05-0360 05-0477 06-0648 08-0567 09-0227 09-0266 09-0484 09-0682 10-0107 10-0192 11-0470
chromoproteid 02-0260
chromosom 01-0076 01-0153 01-0536 02-0181 03-0120 05-0078 05-0082 05-0179 06-0048 06-0243 10-0162 10-0263 10-0582 11-0135 11-0172 11-0174 11-0362 12-0118 12-0151
chronisch 05-0606 05-0664 07-0477 10-0629
+chronobiologie 07-0519
+chrysichthys nigrodigitatus 10-0098
+chuzan-virus 06-0480 06-0481 07-0401
+chylom 03-0575
+chylothorax 08-0608
+ciprofloxacin 01-0655 01-0656 04-0663
+citrat-sorbose-medium 09-0363
cladosporium 08-0390
+clarazelle 06-0562
+clarias batrachus 01-0117 05-0108
+clarias lazera 06-0117
+clarias macrocephalus 09-0161
claviceps purpurea 06-0622
+clazuril 02-0613 02-0614
+clearance 01-0234 01-0631
+clearence 05-0201 07-0218 09-0060
+clenbuterol 04-0653 12-0588
+cloprostenol 05-0077
+clorsulon 03-0422
clostridium 01-0383 01-0385 01-0386 01-0443 02-0386 03-0188 03-0316 03-0317 04-0384 04-0385 04-0614 05-0111 05-0229 05-0381 05-0382 05-0384 05-0586 05-0614 05-0658 06-0050 06-0370 06-0371 06-0372 06-0373 06-0695 07-0194 07-0195 07-0489 08-0295 08-0298 09-0219 09-0388 09-0389 09-0390 09-0391 09-0392 09-0669 10-0319 11-0367 11-0368 11-0602 12-0291 12-0326 12-0327 12-0332 12-0578
clostridium botulinum 01-0384 04-0216 04-0382 05-0383 07-0345 08-0296 12-0328 12-0329 12-0330
+clostridium perfringens 04-0384 04-0385 09-0669
+clupea harengus 02-0145 02-0147 06-0122
cmt 09-0575
coccidia 01-0663 02-0481 02-0609 03-0409 03-0410 05-0477 06-0500 06-0509 07-0498 07-0506 08-0410 08-0411 08-0413 09-0467 09-0558 10-0427 11-0424 11-0469
+coccidioides 06-0495
coccidiostatikum 91- 043 01-0497 02-0609 02-0613 02-0614 02-0627 09-0470 11-0429 12-0439 12-0440 12-0441 12-0442 12-0572 12-0573 12-0574 12-0608
coliforme bakterien 03-0604 03-0613 03-0614 06-0716
+colon 03-0578
+computer 01-0374 02-0273 05-0236 05-0240 07-0021 07-0044 07-0242 07-0244 08-0045 08-0206 09-0269 09-0489 10-0220 10-0410 11-0065 11-0188 11-0257
+computertomographie 03-0460 04-0201 12-0647
+concanavalin 02-0199
+concanavalin a 02-0192 02-0206
+contagious equine metritis 10-0206
+contracaecum osculatum 06-0122 12-0104
cooperia 04-0533 04-0534 05-0501 06-0526 06-0527
copepoda 05-0120 06-0118 09-0147
+coregonus hoyi 09-0151
+coregonus lavaretus 01-0136
+coregonus peled 07-0140
coronavirus 01-0438 02-0425 02-0426 02-0448 03-0360 03-0361 03-0362 03-0368 03-0371 04-0435 04-0440 05-0426 05-0428 06-0435 06-0436 07-0373 09-0233 09-0234 09-0593 11-0393 12-0379 12-0382
+cortisol 03-0155 04-0111 04-0123 04-0167 05-0113 09-0164
corynebacterium 02-0373 04-0354 04-0355 04-0393 06-0341 08-0276 08-0277 10-0327 10-0514 10-0569 12-0147
+corynebacterium bovis 10-0569
corynebacterium pseudotubercul 11-0355
corynebacterium pyogenes 02-0374 05-0583 06-0613
+coumermycin 01-0185
cowdria ruminantium 08-0302
coxiella 04-0386 05-0395 10-0350
coxiella burnetti 05-0392 05-0393 05-0394 06-0384 07-0197 07-0349 07-0351 08-0149 08-0303
coxsackievirus 07-0374
cricetinae 01-0076 01-0394 02-0050 02-0102 02-0109 02-0561 03-0022 03-0216 03-0314 03-0428 03-0562 04-0228 04-0379 04-0482 06-0024 08-0425 08-0440 09-0402 10-0084 10-0343 11-0461 11-0462 12-0006 12-0456 12-0598
+cristatella mucedo 06-0133
+crotolaria saltiana 10-0545
crustacea 01-0093 01-0095 01-0111 02-0135 04-0144 05-0122 10-0102 12-0424
+cryptobia salmositica 05-0113 09-0142
cryptococcus 01-0484 08-0396 10-0420 11-0413
+cryptococcus gattii 01-0484
+cryptococcus neoformans 01-0484
+cryptocotyle lingua 04-0149
+cryptosporidium 02-0482 03-0409 04-0502 05-0479 08-0161 08-0413 08-0414 08-0537 09-0474 10-0444 11-0430 11-0540 12-0443 12-0444 12-0445 12-0544
+ctenopharyngodon idella 05-0124
+cucumis myriocarpus 10-0530
+culicoides 07-0377
+cynoscion nebulosus 09-0125
+cyprinus carpio 01-0089 01-0090 01-0092 01-0093 01-0094 01-0096 01-0105 01-0111 01-0120 01-0122 01-0123 01-0124 01-0130 02-0136 02-0137 02-0150 03-0130 03-0132 03-0147 04-0110 04-0113 04-0114 04-0118 04-0120 04-0121 04-0130 04-0133 04-0135 04-0162 05-0089 05-0110 05-0124 05-0130 05-0131 06-0107 06-0108 06-0109 06-0110 06-0111 06-0119 06-0120 06-0129 07-0109 07-0110 07-0111 07-0112 07-0116 07-0117 07-0119 07-0120 07-0121 07-0122 07-0124 07-0125 07-0130 07-0132 07-0134 07-0135 07-0136 07-0138 08-0104 08-0110 08-0111 08-0118 09-0145 09-0153
+cyprinus carpio 10-0092 10-0097 11-0136 11-0143 11-0144 12-0073 12-0074 12-0075 12-0076 12-0077 12-0078 12-0087 12-0088 12-0090 12-0092 12-0093 12-0096 12-0098 12-0100 12-0102 12-0103
+cysteamin 04-0651
+cystidicoloides tenuissima 02-0146
+cytauxzoonose 08-0426
+cytophaga psychrophila 11-0141
+dacryocystitis 10-0320
+dactylogyridae 05-0116
+dactylogyrus 06-0116 08-0110
+dactylogyrus vastator 01-0111 07-0119 07-0120 07-0121 07-0122
+damalinia caprae 12-0478
dampf 03-0163 03-0169
+damwild 01-0053 10-0219
darm 01-0027 01-0088 01-0117 01-0120 01-0356 01-0444 01-0533 01-0539 01-0573 02-0035 02-0042 02-0044 02-0076 02-0221 02-0228 02-0361 02-0491 02-0544 02-0572 02-0617 02-0643 03-0085 03-0360 03-0367 03-0441 03-0580 04-0190 04-0197 04-0336 04-0379 04-0389 04-0407 04-0517 05-0006 05-0094 05-0335 05-0349 05-0507 05-0581 06-0012 06-0115 06-0325 06-0328 06-0373 07-0011 07-0016 07-0037 07-0327 07-0330 07-0422 07-0489 07-0492 07-0609 08-0015 08-0101 08-0120 08-0121 08-0123 08-0145 08-0198 08-0536 08-0541 09-0127 09-0228 09-0355 09-0387 09-0391 09-0479 09-0481 09-0500 10-0003 10-0018 10-0029 10-0045 10-0150 10-0175 10-0303 10-0311 10-0494

darm 10-0551
11-0141 11-0219
11-0333 11-0334
11-0358 11-0367
11-0423 11-0443
11-0471 11-0518
11-0567 11-0614
11-0615 12-0150
12-0343 12-0389
12-0445 12-0511
12-0624
darmflora 07-0552
09-0224 10-0410
+darmverschluss
03-0577
datenbank 10-0572
05-0234
07-0239
datenverarbeitung
06-0708 10-0221
ddt 01-0694
10-0212
+defekt 06-0633
+definition '05-0143
deformation
05-0128 07-0141
08-0350 08-0612
10-0016 10-0241
10-0525 10-0636
10-0639
degeneration
02-0149 07-0159
08-0496 09-0199
09-0525 10-0518
dehydrase 04-0034
12-0610
+dehydratation
06-0602
dehydrokortikostero
n 07-0013
07-0254 09-0072
09-0165 10-0032
11-0091 11-0101
11-0245
dekontamination
01-0207 08-0566
demodicidae
02-0511
+denervation
02-0064
+dentinogenesis im
perfecta 12-0517
+depotfett 07-0022
+depression
03-0494
+dermacentor reticu
latus 08-0474
dermanyssidae
01-0553 02-0514
10-0485 12-0476
dermatitis 01-0559
01-0588 02-0350
03-0483 04-0488
04-0489 05-0559
05-0594 06-0446
06-0491 06-0568
07-0472 08-0472
08-0508 10-0420
10-0519 12-0342
12-0577
12-0131
+dermatitis digitalis
06-0563
+dermatophilus
03-0327 09-0410
+dermatose 04-0555
+dermocystidium an
guillae 09-0143
desinfektion
01-0329 01-0330
01-0553 01-0556
01-0696 02-0345
02-0347 02-0362
03-0283 03-0284
04-0302 04-0310
04-0311 04-0312
04-0349 04-0381
05-0140 05-0322
05-0324 05-0470
05-0482 06-0185
06-0308 06-0322
06-0607 07-0307
07-0527 10-0289
10-0298 11-0320
12-0130 12-0281
12-0282 12-0283
12-0354 12-0587
desinfektionsgeraet
01-0696 10-0298
desinfiziens
01-0173 02-0344
02-0345 02-0500
03-0283 04-0381
04-0706 05-0322
05-0323 05-0324
05-0325 07-0117
09-0304 10-0294
10-0296 11-0320
11-0544 11-0593
11-0598 12-0095
12-0130
08-0258 10-0295
12-0129
+desoxon 12-0095
+determinante
08-0380
+detritus 01-0088
+dexamethason
02-0359 06-0233
07-0432 10-0616
dextran 01-0243
dfd-fleisch 03-0607
diabetes 02-0526
11-0500
+diabetes mellitus
04-0250
+diacepam 01-0130
+diacetoxyscirpenol
05-0217
diaet 01-0041
01-0042 02-0033
02-0044 02-0554
04-0204 04-0578
05-0331 05-0542
05-0544 05-0545
05-0611 08-0511
08-0518 09-0540
09-0544 11-0527
12-0496 12-0503
12-0611
+diaethylstilboestrol
12-0048
diagnose 01-0156
01-0164 01-0165
01-0247 01-0270
01-0275 01-0280
01-0281 01-0286
01-0293 01-0321
01-0323 01-0343
diagnose 01-0374
01-0378 01-0379
01-0381 01-0386
01-0388 01-0389
01-0396 01-0402
01-0404 01-0409
01-0411 01-0415
01-0424 01-0432
01-0437 01-0439
01-0440 01-0460
01-0463 01-0467
01-0469 01-0473
01-0474 01-0484
01-0487 01-0492
01-0498 01-0501
01-0503 01-0516
01-0542 01-0560
01-0561 01-0564
01-0565 01-0576
01-0583 01-0585
01-0610 01-0612
01-0671 01-0682
02-0165 02-0170
02-0172 02-0174
02-0177 02-0181
02-0276 02-0279
02-0293 02-0327
02-0333 02-0335
02-0336 02-0337
02-0350 02-0373
02-0383 02-0384
02-0390 02-0392
02-0400 02-0402
02-0403 02-0407
02-0412 02-0413
02-0416 02-0419
02-0429 02-0432
02-0436 02-0440
02-0442 02-0444
02-0448 02-0452
02-0460 02-0461
02-0463 02-0465
02-0466 02-0470
02-0471 02-0473
02-0478 02-0483
02-0489 02-0491
02-0506 02-0543
02-0547 02-0549
02-0551 02-0552
02-0553 02-0556
02-0568 02-0587
02-0604 02-0632
02-0647 02-0655
02-0656 02-0657
03-0158 03-0178
03-0191 03-0206
03-0277 03-0295
03-0312 03-0325
03-0329 03-0333
03-0335 03-0337
03-0340 03-0341
03-0349 03-0351
03-0353 03-0373
03-0384 03-0385
03-0391 03-0419
03-0423 03-0433
03-0440 03-0444
03-0445 03-0446
03-0470 03-0474
03-0482 03-0485
03-0487 03-0503
03-0505 03-0508
03-0517 03-0573
03-0574 03-0588
03-0589 03-0590
diagnose 03-0597
03-0598 03-0620
04-0060 04-0118
04-0185 04-0193
04-0195 04-0197
04-0198 04-0200
04-0201 04-0222
04-0229 04-0262
04-0263 04-0283
04-0295 04-0296
04-0320 04-0336
04-0375 04-0387
04-0392 04-0396
04-0398 04-0410
04-0418 04-0420
04-0421 04-0422
04-0423 04-0424
04-0426 04-0430
04-0436 04-0439
04-0443 04-0453
04-0468 04-0469
04-0475 04-0479
04-0486 04-0493
04-0495 04-0498
04-0501 04-0546
04-0561 04-0564
04-0566 04-0573
04-0574 04-0598
04-0604 04-0618
04-0619 04-0622
04-0623 04-0629
04-0630 04-0693
04-0699 04-0704
04-0705 05-0012
05-0152 05-0155
05-0158 05-0171
05-0174 05-0240
05-0241 05-0246
05-0249 05-0253
05-0265 05-0267
05-0271 05-0304
05-0306 05-0307
05-0309 05-0330
05-0331 05-0333
05-0335 05-0336
05-0362 05-0363
05-0372 05-0378
05-0384 05-0386
05-0387 05-0389
05-0393 05-0398
05-0399 05-0400
05-0407 05-0412
05-0415 05-0418
05-0420 05-0424
05-0427 05-0431
05-0434 05-0436
05-0442 05-0447
05-0450 05-0463
05-0466 05-0469
05-0475 05-0478
05-0479 05-0484
05-0493 05-0497
05-0510 05-0518
05-0520 05-0524
05-0529 05-0547
05-0549 05-0551
05-0558 05-0559
05-0561 05-0565
05-0566 05-0567
05-0582 05-0587
05-0588 05-0591
05-0598 05-0600
05-0602 05-0604
05-0612 05-0628
05-0659 05-0662
diagnose 05-0668
05-0684 05-0694
05-0695 06-0146
06-0159 06-0160
06-0161 06-0183
06-0194 06-0208
06-0247 06-0287
06-0288 06-0294
06-0295 06-0296
06-0313 06-0317
06-0319 06-0320
06-0324 06-0339
06-0345 06-0359
06-0365 06-0389
06-0390 06-0391
06-0392 06-0398
06-0402 06-0405
06-0410 06-0411
06-0413 06-0414
06-0418 06-0424
06-0426 06-0429
06-0432 06-0439
06-0443 06-0445
06-0447 06-0449
06-0450 06-0451
06-0454 06-0456
06-0457 06-0465
06-0467 06-0471
06-0477 06-0478
06-0487 06-0488
06-0492 06-0499
06-0500 06-0508
06-0513 06-0514
06-0529 06-0557
06-0559 06-0560
06-0561 06-0566
06-0568 06-0569
06-0586 06-0610
06-0618 06-0665
06-0677 06-0686
06-0689 06-0690
06-0692 06-0693
06-0721 07-0087
07-0121 07-0165
07-0168 07-0170
07-0171 07-0172
07-0173 07-0175
07-0177 07-0182
07-0200 07-0242
07-0245 07-0258
07-0289 07-0293
07-0311 07-0315
07-0316 07-0320
07-0335 07-0336
07-0338 07-0346
07-0347 07-0351
07-0352 07-0354
07-0355 07-0357
07-0360 07-0367
07-0369 07-0370
07-0382 07-0386
07-0387 07-0393
07-0401 07-0406
07-0408 07-0409
07-0416 07-0419
07-0439 07-0442
07-0443 07-0445
07-0447 07-0449
07-0454 07-0463
07-0467 07-0470
07-0471 07-0473
07-0475 07-0481
07-0483 07-0488
07-0491 07-0492
07-0499 07-0503

diagnose 07-0505
07-0511 07-0516
07-0518 07-0579
07-0584 07-0594
07-0599 07-0606
07-0608 07-0609
07-0610 07-0611
07-0612 07-0613
07-0614 07-0616
08-0002 08-0131
08-0140 08-0187
08-0197 08-0209
08-0211 08-0215
08-0222 08-0246
08-0249 08-0263
08-0265 08-0277
08-0285 08-0286
08-0302 08-0306
08-0307 08-0308
08-0319 08-0327
08-0328 08-0337
08-0342 08-0358
08-0360 08-0367
08-0375 08-0382
08-0383 08-0389
08-0392 08-0394
08-0410 08-0426
08-0446 08-0451
08-0459 08-0461
08-0472 08-0482
08-0485 08-0486
08-0488 08-0489
08-0496 08-0499
08-0501 08-0510
08-0514 08-0515
08-0519 08-0525
08-0528 08-0537
08-0538 08-0551
08-0552 08-0556
08-0559 08-0600
08-0603 08-0609
08-0610 08-0611
09-0145 09-0206
09-0221 09-0236
09-0250 09-0261
09-0268 09-0275
09-0294 09-0295
09-0302 09-0331
09-0336 09-0337
09-0351 09-0380
09-0381 09-0388
09-0389 09-0400
09-0406 09-0412
09-0413 09-0416
09-0423 09-0433
09-0435 09-0436
09-0446 09-0447
09-0455 09-0457
09-0458 09-0459
09-0467 09-0474
09-0521 09-0527
09-0527 09-0537
09-0541 09-0554
09-0557 09-0573
09-0577 09-0648
09-0658 10-0006
10-0093 10-0120
10-0125 10-0135
10-0142 10-0143
10-0148 10-0153
10-0170 10-0230
10-0245 10-0261
10-0285 10-0286
10-0302 10-0303
10-0305 10-0306

diagnose 10-0314
10-0327 10-0331
10-0350 10-0354
10-0355 10-0356
10-0357 10-0371
10-0372 10-0378
10-0382 10-0383
10-0394 10-0401
10-0407 10-0409
10-0413 10-0414
10-0422 10-0429
10-0433 10-0434
10-0446 10-0470
10-0486 10-0493
10-0495 10-0497
10-0505 10-0510
10-0516 10-0527
10-0549 10-0622
10-0630 10-0641
10-0649 10-0658
10-0659 10-0660
10-0662 10-0663
11-0065 11-0106
11-0168 11-0170
11-0171 11-0190
11-0199 11-0205
11-0220 11-0255
11-0256 11-0257
11-0269 11-0271
11-0272 11-0309
11-0310 11-0324
11-0340 11-0374
11-0383 11-0384
11-0385 11-0397
11-0398 11-0411
11-0428 11-0433
11-0443 11-0447
11-0458 11-0485
11-0502 11-0514
11-0534 11-0536
11-0548 11-0618
12-0089 12-0091
12-0092 12-0093
12-0113 12-0115
12-0160 12-0181
12-0200 12-0213
12-0218 12-0259
12-0260 12-0288
12-0289 12-0290
12-0292 12-0294
12-0314 12-0337
12-0340 12-0356
12-0363 12-0367
12-0374 12-0375
12-0388 12-0394
12-0408 12-0409
12-0411 12-0423
12-0443 12-0452
12-0457 12-0471
12-0492 12-0506
12-0519 12-0521
12-0555 12-0564
12-0665
+diagnostikum
05-0662 06-0311
06-0333 09-0406
10-0356 12-0416
dialyse 06-0092
+diaphragma
11-0045 11-0067
diarrhoe 01-0353
01-0443 01-0444
01-0598 01-0599
02-0229 02-0357
02-0521 02-0572

diarrhoe 02-0574
02-0602 03-0300
03-0303 03-0361
03-0409 03-0476
03-0492 03-0499
03-0503 03-0504
03-0505 04-0335
04-0411 04-0438
04-0448 04-0499
04-0575 04-0579
04-0612 05-0237
05-0331 05-0398
05-0426 05-0428
05-0499 05-0522
05-0542 05-0577
05-0579 05-0580
05-0581 05-0586
05-0587 05-0620
06-0341 06-0590
06-0593 06-0594
07-0156 07-0319
07-0327 07-0328
07-0373 07-0496
07-0500 07-0501
07-0529 08-0268
08-0349 08-0526
08-0533 08-0534
08-0535 08-0537
08-0539 09-0194
09-0385 09-0437
09-0440 09-0472
09-0487 09-0533
09-0560 09-0561
09-0569 10-0306
10-0311 10-0316
10-0444 10-0548
10-0550 10-0551
10-0560 11-0177
11-0358 11-0367
11-0430 11-0540
11-0580 12-0176
12-0299 12-0300
12-0301 12-0304
12-0388 12-0390
12-0391 12-0510
12-0544 12-0548
12-0555 12-0601
+dicentrarchus labra
x 01-0125
04-0141 05-0096
05-0129 08-0116
+dicephalus
02-0169
dickdarm 01-0016
02-0603 03-0577
03-0578 03-0579
04-0693 04-0694
05-0672 07-0581
09-0392 09-0649
09-0650 10-0410
11-0176 12-0005
12-0014
+diclazuril 09-0470
12-0440 12-0441
dicrocoelium
01-0535 04-0519
04-0524 04-0525
05-0619 08-0434
08-0435 12-0452
dictyocaulus
02-0605 03-0438
04-0515 04-0531
04-0535 06-0533
06-0534 07-0434
08-0452 09-0502

dictyocaulus
09-0503 09-0555
09-0556 11-0475
+differentialdiagnose
01-0165 02-0556
03-0503 04-0568
05-0151 05-0561
05-0565 05-0582
06-0442 06-0464
06-0573 07-0164
07-0471 07-0472
08-0389 08-0501
08-0610 09-0351
09-0458 09-0540
09-0541 10-0137
10-0306 10-0311
10-0499 10-0516
10-0649 10-0650
11-0443 12-0521
12-0557
differenzierung
01-0189 01-0416
01-0481 01-0484
01-0500 02-0015
02-0214 02-0299
02-0464 02-0516
03-0020 03-0027
03-0028 03-0194
03-0196 03-0408
04-0035 04-0199
04-0214 04-0227
04-0496 04-0513
04-0526 05-0009
05-0017 05-0062
05-0158 05-0211
05-0213 05-0230
06-0172 06-0333
06-0487 06-0489
06-0508 07-0012
07-0081 07-0165
07-0189 07-0201
08-0033 08-0189
08-0334 08-0417
09-0015 09-0016
09-0019 09-0021
09-0094 09-0232
09-0586 10-0021
10-0041 10-0161
10-0200 10-0386
10-0434 11-0396
11-0428 11-0441
11-0631 12-0136
12-0142 12-0143
12-0326 12-0327
12-0401
diffusion 03-0193
04-0342 04-0492
06-0214
+dilatation 03-0583
09-0554
+dilepididae
08-0446
dimethoat 07-0143
+dimethylsulfoxid
05-0266 08-0330
+dimetridazol
02-0396
+dinitrobenzen
02-0563
+diplodus sargus
10-0096
+diplostomum
08-0438

+diplostomum chro
matophorum
01-0112
+diplostomum nord
manni 01-0113
+diplostomum spath
aceum 05-0117
07-0123 08-0111
+diplozoon 06-0119
diptera 03-0451
03-0453 03-0454
03-0455 04-0544
04-0643 05-0431
05-0512 07-0377
08-0479 09-0519
12-0480
+dirofilaria 03-0447
08-0458 08-0461
08-0462 08-0464
08-0466 08-0467
08-0468 09-0509
11-0452 11-0480
+dirofilaria immitis
06-0535 10-0469
12-0471
+dirofilariose
05-0510
+discopathie
10-0521
+disk-verfahren
01-0466
+diskriminanzanalys
e 01-0612
+disposition
02-0184
+distorsion 06-0687
+distress 01-0049
01-0050
distribution 02-0261
03-0466 04-0008
05-0654 06-0042
08-0199 08-0200
12-0621
+diurese-syndrom
09-0539
diuretikum 07-0516
09-0534
dna 01-0170
01-0179 01-0181
01-0205 01-0208
01-0420 01-0456
01-0458 01-0477
01-0482 01-0518
01-0625 02-0013
02-0028 02-0077
02-0078 02-0456
03-0120 03-0192
03-0328 03-0340
03-0382 03-0427
04-0011 04-0087
04-0210 04-0365
05-0012 05-0063
05-0147 05-0179
05-0208 05-0356
05-0359 05-0371
05-0385 05-0404
06-0018 06-0056
06-0196 06-0218
06-0443 06-0471
07-0173 07-0211
07-0323 07-0387
07-0399 08-0279
08-0371 09-0042
09-0246 10-0150
10-0155 10-0161

dna 10-0168
10-0351 10-0377
10-0408 10-0573
10-0576 11-0111
11-0171 11-0175
11-0179 11-0188
11-0211 11-0283
11-0308 11-0365
11-0371 11-0382
11-0384 11-0465
11-0564 12-0036
12-0091 12-0257
12-0340 12-0536
12-0652
dokumentation
06-0287 06-0291
06-0359 07-0153
07-0239 07-0240
07-0241 08-0269
09-0686 11-0287
dominanz 10-0069
+donor 09-0324
11-0287
+dopamin 01-0024
01-0635 09-0064
12-0038 12-0061
+doping 01-0249
11-0549
+dopingkontrolle
11-0570
doppelhybrid
09-0413
dosieranlage
09-0343
dosierung 01-0652
02-0505 02-0561
02-0591 03-0439
04-0425 04-0426
05-0317 05-0326
05-0663 06-0298
06-0647 07-0564
10-0045 10-0594
11-0279 11-0597
12-0614
dotter 05-0656
06-0092 06-0194
06-0398 09-0118
11-0372
+downer-syndrom
08-0210
+drainage 08-0589
+dressur 01-0263
droge 12-0585
drohn 02-0160
03-0167 05-0137
06-0144
+dromedar 01-0070
01-0267 03-0028
04-0095
druck 01-0030
03-0086 04-0069
04-0073 05-0054
06-0035 07-0065
08-0027 08-0116
druckmessung
03-0062 06-0290
06-0678 09-0025
druese 02-0004
03-0093 03-0166
08-0016 09-0111
10-0514 12-0014
12-0429
druesenmagen
04-0616
ductus epididymide
s 03-0006
duengung 01-0092
04-0315 09-0152
duenndarm 01-0016
01-0495 02-0640
03-0302 03-0428
04-0209 04-0242
04-0659 05-0478
06-0179 06-0363
07-0325 07-0333
08-0601 10-0559
10-0641 11-0428
11-0616 12-0176
12-0603
duennschichtchrom
atographie
04-0556 04-0670
07-0201 07-0475
08-0582 09-0478
duft 06-0143
+duktus nasolacrima
lis 02-0655
duldungsreflex
04-0293 10-0267
+durchblutung
09-0080
durchflussmessung
06-0033 08-0056
09-0033 09-0048
10-0052
durst 11-0063
12-0042
+duvenhage-virus
04-0462 10-0386
dynamik 08-0073
08-0215 11-0316
+dynein 06-0080
+dysautonomie
06-0557 10-0527
dysenterie 02-0362
02-0396 05-0191
05-0404 05-0405
07-0539 09-0614
dysplasie 03-0591
06-0423 06-0560
08-0513 10-0129
10-0132 10-0244
10-0667 12-0231
+dyspnoe 05-0551
06-0539 07-0471
07-0582
+dysspermie
12-0231
dystrophie 03-0501
04-0551 06-0611
07-0466 08-0536
09-0562 10-0249
12-0012
eber 01-0026
01-0081 02-0121
02-0230 02-0306
03-0008 03-0075
03-0076 03-0077
03-0115 03-0116
03-0123 03-0124
03-0302 04-0019
04-0096 04-0104
05-0084 05-0085
05-0087 05-0340
05-0439 05-0664
06-0083 06-0092
07-0090 07-0571
08-0567 09-0302
10-0287 11-0002
eber 11-0006
11-0116 11-0123
11-0128 11-0129
11-0131 12-0043
12-0046 12-0071
+ebergeruchsstoff
10-0670
echinococcus
01-0517 01-0518
01-0520 02-0498
03-0431 03-0541
04-0529 06-0521
06-0522 08-0444
08-0445 09-0489
09-0491 09-0601
09-0618 11-0466
12-0457
echinococcus granu
losus 11-0467
+echinorhynchus bo
thniensis 03-0145
+echinostoma
11-0462
+echokardiographie
11-0485
+echse 10-0571
+ecthyma 01-0479
+edta 09-0380
edv 02-0429
11-0065
edv-einsatz
06-0167 11-0129
edv-programm
02-0273 02-0338
03-0239 05-0236
05-0333 05-0600
06-0287 06-0293
08-0052 08-0250
09-0268 10-0221
10-0223
edva 01-0336
01-0610 02-0273
02-0274 02-0276
03-0240 03-0241
04-0262 04-0273
04-0274 05-0234
05-0240 05-0241
05-0246 05-0311
05-0682 06-0333
06-0548 07-0044
07-0234 07-0238
07-0240 07-0241
07-0242 07-0243
07-0244 07-0245
07-0448 07-0519
08-0052 08-0092
08-0250 09-0269
09-0512 09-0625
10-0223 10-0226
10-0267 10-0284
11-0248 11-0249
11-0252 11-0255
11-0256 11-0257
12-0203 12-0209
12-0214 12-0275
12-0290
+edwardsiella
03-0134
+edwardsiella ictalur
i 05-0108
+edwardsiella tarda
01-0097 03-0142
05-0111 09-0127
09-0128
+eeg 10-0666
effektivitaet 03-0232
06-0719 07-0250
09-0291
eg 02-0270
02-0670 08-0581
08-0625
+egg drop syndrom
10-0408
egg-drop-syndrom
09-0443 11-0410
+egg-drop-virus
02-0451
+ehrlichia 06-0382
+ehrlichia risticii
02-0603 06-0380
+ehrlichiose
05-0396 06-0383
ei 02-0231
02-0325 02-0451
02-0500 04-0160
04-0670 04-0677
05-0119 05-0441
05-0495 06-0101
06-0105 06-0518
06-0658 07-0621
09-0151 09-0629
09-0684 10-0480
11-0449 11-0473
11-0476 12-0463
+eia 10-0670
eiablage 01-0121
02-0160 03-0452
05-0517 06-0144
eibe 05-0565
12-0527
eileiter 01-0065
01-0071 01-0300
01-0301 02-0014
02-0108 04-0030
04-0272 04-0480
04-0697 05-0215
05-0674 07-0052
08-0061 10-0084
10-0278 11-0284
12-0057
eimasse 10-0503
eimeria 01-0495
01-0496 03-0404
03-0406 04-0497
04-0498 04-0531
05-0477 05-0478
05-0479 05-0480
06-0328 06-0501
06-0502 06-0503
06-0504 07-0422
07-0423 08-0410
09-0468 09-0469
09-0470 10-0423
10-0424 10-0425
10-0563 10-0599
11-0426 11-0427
11-0428 11-0429
12-0438 12-0440
12-0441 12-0572
+eimeria tenella
06-0610 12-0440
12-0441
+einfluss proteocep
halus 01-0119
einsatzbereich
10-0223
+einschluss 02-0417
einstreu 05-0317
06-0684 10-0338
12-0263 12-0285
einstreu 12-0562
eiqualitaet 04-0656
+eisbaer 04-0530
eischale 08-0061
11-0410
eisen 01-0043
01-0243 02-0049
02-0531 02-0532
02-0536 02-0576
03-0074 03-0225
04-0611 04-0613
05-0029 05-0173
05-0226 05-0255
05-0523 05-0537
07-0133 07-0199
07-0324 07-0331
09-0549 09-0608
11-0242 11-0357
+eisenmenger-synd
rom 08-0131
eiweiss 01-0242
02-0067 02-0303
02-0523 03-0452
04-0124 04-0603
06-0089 06-0540
06-0551 09-0193
10-0192 11-0150
11-0210 11-0576
12-0648
eiweissfutter
02-0386
eiweisskonzentrat
04-0276
+eiweissmischsilage
02-0386
eizelle 01-0065
01-0066 01-0076
01-0266 01-0302
01-0304 01-0308
02-0093 02-0109
02-0324 03-0245
03-0262 05-0247
05-0288 05-0289
06-0010 06-0048
06-0088 06-0256
06-0257 06-0260
06-0267 06-0269
06-0277 06-0278
06-0285 07-0273
08-0071 08-0072
08-0082 08-0227
08-0228 08-0229
08-0234 08-0237
09-0073 09-0103
09-0245 10-0024
10-0235 10-0252
10-0265 10-0271
10-0272 11-0135
11-0283 11-0284
11-0299 11-0300
12-0239 12-0241
12-0253
ejakulat 01-0078
01-0079 02-0119
03-0119 06-0083
06-0089 06-0096
07-0095 08-0094
08-0095
ejakulation 03-0114
06-0084 06-0089
08-0215 09-0117
11-0128
ekg 04-0564
05-0245 05-0520
05-0554 05-0624

ekg 06-0576
07-0444 07-0445
08-0592 09-0521
09-0552 09-0651
12-0044 12-0218
12-0219 12-0485
12-0490
ektomie 02-0092
02-0095 03-0104
04-0691 05-0064
05-0278 05-0674
06-0024 06-0231
06-0254 07-0077
07-0221 07-0508
09-0079 09-0091
10-0072 11-0084
11-0100
+ektoparasit
01-0488 01-0632
01-0633 08-0463
08-0470 10-0482
10-0483 10-0485
10-0488 12-0320
12-0475
+ekzem 06-0565
09-0540
+elaphostrongylus c
ervi 11-0483
+elch 11-0490
+elefant 01-0623
02-0337 05-0458
05-0613 06-0297
09-0102
elektrisch 01-0018
01-0609 02-0035
02-0046 02-0096
02-0661 04-0682
05-0044 05-0279
07-0607 08-0067
09-0030 09-0290
10-0261 11-0083
11-0180 11-0627
elektrode 02-0110
elektroenergie
03-0474 12-0312
+elektroenzephalogr
aphie 01-0402
elektrokardiogramm
11-0499
+elektrokoagulation
12-0516
elektrolyt 02-0033
02-0521 05-0548
06-0675 07-0496
09-0567 10-0030
10-0092 11-0055
+elektromyographie
02-0068 08-0486
08-0619
elektronenmikrosko
p 01-0544
02-0409 02-0417
02-0470 03-0016
03-0425 03-0455
03-0493 04-0021
05-0002 06-0435
06-0444 07-0011
07-0453 07-0503
07-0510 08-0019
08-0060 09-0418
10-0019 10-0381
elektronenmikrosko
pie 01-0152
01-0415 01-0525
02-0004 02-0141
elektronenmikrosko
pie 02-0449
03-0020 03-0027
03-0028 03-0090
03-0178 03-0180
03-0360 03-0367
03-0397 04-0009
04-0016 04-0017
04-0018 04-0019
04-0024 04-0026
04-0029 04-0126
04-0403 04-0475
04-0524 04-0572
05-0403 05-0410
05-0412 05-0426
05-0492 05-0507
06-0006 06-0126
06-0152 06-0180
06-0350 06-0388
06-0438 06-0444
07-0327 07-0373
08-0014 08-0021
08-0034 08-0104
08-0127 08-0136
08-0150 08-0168
08-0228 08-0282
08-0355 08-0367
08-0444 08-0564
08-0620 09-0011
09-0209 09-0607
10-0022 10-0172
10-0336 10-0554
11-0008 11-0009
11-0041 11-0081
11-0084 11-0085
11-0333 11-0340
11-0397 11-0454
11-0463 11-0473
12-0009 12-0016
12-0017 12-0066
12-0081 12-0126
12-0135 12-0199
12-0201 12-0348
12-0351 12-0392
12-0468 12-0518
12-0524
+elektroneurographi
e 08-0486
08-0619
elektrophorese
01-0180 01-0204
01-0500 02-0476
03-0083 03-0154
03-0298 03-0505
04-0023 04-0395
04-0529 06-0119
06-0497 06-0609
07-0187 07-0219
08-0434 10-0107
10-0313 11-0118
11-0183 11-0193
11-0441 12-0304
12-0326
eliminieren 01-0111
02-0292 04-0271
04-0367 12-0029
12-0538
elisa-test 01-0170
01-0183 01-0187
01-0188 01-0192
01-0195 01-0237
01-0374 01-0397
01-0423 01-0424
01-0441 01-0463
01-0466 01-0474
elisa-test 01-0491
01-0509 01-0516
01-0522 01-0542
01-0576 02-0140
02-0232 02-0233
02-0326 02-0335
02-0378 02-0397
02-0412 02-0425
02-0441 02-0448
02-0458 02-0465
02-0466 02-0469
02-0488 02-0489
02-0506 02-0507
02-0665 03-0192
03-0220 03-0296
03-0327 03-0332
03-0341 03-0355
03-0361 03-0362
03-0364 03-0369
03-0373 03-0388
03-0403 03-0423
03-0431 03-0440
03-0558 04-0119
04-0245 04-0321
04-0333 04-0342
04-0344 04-0347
04-0372 04-0401
04-0406 04-0414
04-0418 04-0420
04-0421 04-0422
04-0423 04-0434
04-0441 04-0443
04-0471 04-0484
04-0493 04-0495
04-0537 04-0601
04-0638 05-0166
05-0171 05-0182
05-0209 05-0211
05-0213 05-0214
05-0217 05-0305
05-0386 05-0392
05-0393 05-0400
05-0409 05-0415
05-0417 05-0419
05-0420 05-0453
05-0459 05-0475
05-0607 06-0187
06-0357 06-0359
06-0381 06-0394
06-0400 06-0404
06-0405 06-0411
06-0413 06-0418
06-0425 06-0428
06-0429 06-0435
06-0450 06-0464
06-0465 06-0504
06-0536 06-0704
06-0721 07-0191
07-0197 07-0200
07-0222 07-0258
07-0352 07-0359
07-0382 07-0386
07-0395 07-0408
07-0500 08-0144
08-0148 08-0151
08-0247 08-0303
08-0319 08-0328
08-0339 08-0342
08-0362 08-0363
08-0375 08-0382
08-0384 08-0408
08-0480 08-0537
08-0622 08-0629
09-0215 09-0232
09-0239 09-0332
elisa-test 09-0333
09-0378 09-0381
09-0385 09-0404
09-0413 09-0414
09-0422 09-0423
09-0435 09-0439
09-0446 09-0447
09-0452 09-0483
09-0490 09-0506
09-0580 10-0160
10-0318 10-0332
10-0367 10-0400
10-0407 10-0446
10-0523 10-0554
10-0555 10-0583
11-0190 11-0199
11-0202 11-0310
11-0361 11-0385
11-0398 11-0399
11-0411 11-0416
11-0437 11-0455
11-0460 11-0461
11-0630 12-0091
12-0311 12-0335
12-0379 12-0386
12-0410 12-0411
12-0418 12-0432
12-0457 12-0481
12-0620
+ellbogengelenk
05-0003
+embolie 01-0579
02-0031 09-0537
embryo 01-0021
01-0077 01-0087
01-0268 01-0272
01-0278 01-0301
01-0305 01-0306
01-0307 01-0309
01-0310 01-0373
01-0434 01-0455
02-0014 02-0015
02-0017 02-0018
02-0052 02-0111
02-0256 02-0293
02-0304 02-0312
02-0319 02-0332
02-0537 02-0564
03-0013 03-0024
03-0025 03-0026
03-0049 03-0260
03-0268 03-0325
03-0372 03-0381
03-0527 04-0030
04-0031 04-0032
04-0033 04-0034
04-0035 04-0041
04-0066 04-0093
04-0100 04-0270
04-0369 04-0453
05-0009 05-0011
05-0076 05-0251
05-0252 05-0255
05-0256 05-0274
05-0296 05-0364
05-0376 05-0441
05-0450 05-0465
05-0650 06-0018
06-0072 06-0073
06-0074 06-0086
06-0105 06-0250
06-0251 06-0273
06-0482 06-0485
06-0503 06-0621
07-0013 07-0014
embryo 07-0029
07-0079 07-0094
07-0273 07-0283
07-0285 07-0288
07-0332 07-0344
07-0350 07-0381
07-0562 08-0023
08-0024 08-0035
08-0055 08-0084
08-0086 08-0126
08-0160 08-0165
08-0223 08-0237
08-0239 08-0240
08-0241 08-0249
08-0318 08-0438
08-0568 09-0012
09-0013 09-0014
09-0015 09-0016
09-0017 09-0018
09-0034 09-0072
09-0078 09-0105
09-0231 09-0240
09-0251 09-0252
09-0268 09-0274
09-0276 09-0278
09-0279 09-0280
09-0282 09-0287
09-0292 09-0309
09-0314 09-0327
09-0449 09-0634
10-0018 10-0021
10-0025 10-0027
10-0028 10-0090
10-0126 10-0179
10-0229 10-0233
10-0234 10-0244
10-0251 10-0281
10-0282 10-0364
10-0378 11-0014
11-0015 11-0016
11-0027 11-0030
11-0049 11-0064
11-0135 11-0165
11-0221 11-0273
11-0283 11-0284
11-0296 11-0299
11-0308 12-0020
12-0021 12-0022
12-0023 12-0042
12-0064 12-0218
12-0219 12-0232
12-0237 12-0239
12-0240 12-0242
12-0243 12-0248
12-0254 12-0290
12-0369 12-0415
12-0500 12-0610
embryogenese
02-0112 02-0113
02-0303 03-0024
03-0027 03-0028
04-0029 04-0033
04-0036 04-0056
04-0292 05-0011
05-0063 07-0013
08-0022 08-0023
08-0025 08-0083
08-0165 08-0432
09-0012 09-0020
09-0104 09-0241
09-0327 10-0023
10-0026 10-0611
10-0616 11-0015
11-0480 12-0023
12-0116 12-0610

+embryogewinnung
09-0327
+embryologie
03-0015 08-0022
09-0019 12-0116
+embryonale mortal
itaet 02-0303
+embryonengewinn
ung 04-0286
+embryonenkultur
10-0611
+embryonenteilung
05-0291 05-0295
09-0314
embryonentransplan
tation 01-0299
01-0302 01-0309
01-0310 01-0311
01-0312 02-0015
02-0315 02-0316
02-0318 02-0319
02-0322 02-0323
02-0327 02-0329
02-0330 02-0332
03-0263 03-0264
03-0267 03-0268
03-0269 04-0285
04-0286 04-0291
04-0369 05-0064
05-0157 05-0247
05-0251 05-0291
05-0292 05-0294
05-0295 05-0296
05-0301 05-0305
05-0374 05-0671
06-0074 06-0256
06-0260 06-0261
06-0263 06-0264
06-0266 06-0268
06-0270 06-0274
06-0275 06-0280
06-0283 06-0284
06-0417 06-0473
07-0272 07-0275
07-0276 07-0277
07-0278 07-0285
08-0084 08-0208
08-0222 08-0223
08-0224 08-0226
08-0233 08-0235
08-0239 08-0243
08-0244 08-0617
09-0103 09-0307
09-0316 09-0318
09-0322 09-0324
10-0235 10-0251
10-0252 10-0253
10-0254 10-0255
10-0256 10-0257
10-0258 10-0259
10-0260 10-0263
10-0277 10-0278
10-0362 11-0265
11-0273 11-0274
11-0281 11-0282
11-0285 11-0286
11-0287 11-0288
11-0289 11-0294
11-0295 11-0296
11-0299 11-0301
11-0305 11-0310
11-0405 12-0235
12-0236 12-0240
12-0248 12-0252
12-0258 12-0575
+embryonentranspor
t 09-0317
+embryopathie
09-0634
+embryoteilung
12-0248
+embryotoxizitaet
02-0564 05-0650
emc-virus 06-0604
08-0171
+emetikum 02-0589
+emphysem
03-0088 03-0484
03-0582
+encephalitis
12-0557
+encephalitisvirus
03-0311
endogen 08-0058
endokard 05-0556
09-0368 09-0375
+endokarditis
11-0348
endokrinologie
01-0048 01-0222
01-0302 01-0578
02-0016 02-0089
02-0114 02-0295
03-0098 03-0272
04-0013 04-0074
04-0284 05-0004
05-0220 05-0250
06-0533 07-0043
07-0071 07-0573
08-0242 09-0062
09-0063 09-0529
10-0227 12-0051
endometritis
01-0283 01-0284
01-0285 01-0287
02-0477 02-0602
03-0259 05-0265
05-0266 05-0267
05-0269 05-0406
05-0469 05-0632
06-0244 06-0245
06-0246 06-0247
06-0250 06-0251
06-0288 06-0552
07-0259 07-0260
07-0261 08-0213
08-0217 09-0297
09-0304 10-0237
10-0246 10-0502
11-0263 11-0264
+endometrium
01-0565 02-0104
08-0076 09-0074
09-0075 09-0093
12-0062
+endoskopie
03-0569 10-0494
10-0495 10-0496
10-0507
+endothel 01-0019
02-0264 04-0017
05-0033 05-0048
11-0041
+endotheliom
02-0174
+endotoxin 02-0057
04-0319
+endotoxinschock
07-0577
+endozytose
12-0034
endrin 01-0131
01-0132
energie 03-0275
06-0080 09-0124
energiebedarf
02-0535 11-0266
11-0513
energietraeger
10-0301
energieumsatz
01-0176 01-0294
01-0334 02-0533
03-0046 08-0044
08-0066 08-0121
09-0054 09-0478
10-0033
+enrofloxacin
06-0642
entamoeba 06-0210
11-0422
entbeinen 06-0725
entbluten 03-0067
ente 01-0029
02-0422 02-0546
03-0080 03-0082
03-0305 03-0384
03-0493 03-0561
04-0341 04-0428
05-0002 05-0390
06-0440 07-0375
07-0376 07-0507
07-0619 08-0025
08-0060 09-0120
10-0377 12-0028
12-0283 12-0380
12-0421
+ente 07-0066
entenhepatitissvirus
10-0376
entenhepatitisvirus
04-0444 06-0440
07-0375 07-0376
10-0377 12-0380
12-0381
enteritis 01-0403
02-0220 02-0385
02-0428 02-0449
02-0557 02-0558
03-0314 03-0384
03-0530 04-0579
04-0583 04-0617
05-0561 06-0175
06-0464 07-0343
07-0352 07-0503
07-0510 08-0342
08-0499 09-0460
09-0557 11-0366
11-0443 12-0318
12-0421
+enterobacter
11-0541
enterobacteriaceae
01-0100 01-0348
02-0667 03-0604
07-0183 08-0361
09-0689 11-0270
11-0562 12-0096
12-0291 12-0296
12-0297 12-0584
+enterocolitis
11-0358
enterokokken
11-0352
+enterolikevirus
07-0510
+enteropathie
05-0378
enterovirus 03-0361
04-0312 04-0414
06-0439 08-0346
09-0412 09-0569
12-0382
+enterozyt 03-0360
03-0367 03-0371
+enthaarung
06-0701
enthornen 08-0606
11-0542
+entleerungsdefekt
03-0477
entlueften 01-0331
entnahmevorrichtun
g 01-0564
05-0693
entomologie
05-0473
+entwesung
01-0553 01-0556
+entwicklung
01-0004 01-0012
01-0583 02-0664
04-0109 12-0083
12-0433
entwicklungsstadium
01-0507 02-0017
02-0018 02-0256
06-0074 07-0120
07-0290 07-0422
08-0024 08-0405
08-0475 09-0146
09-0501 09-0510
10-0473 11-0014
11-0490 12-0440
12-0441
+entwicklungszyklus
12-0103
entzuendung
01-0128 01-0285
01-0377 01-0590
02-0201 02-0207
02-0217 02-0399
02-0603 02-0630
03-0307 03-0364
03-0567 04-0189
04-0205 04-0232
04-0339 04-0474
04-0576 04-0577
04-0692 05-0149
05-0407 05-0453
05-0562 05-0583
05-0664 05-0688
06-0250 06-0373
06-0569 06-0617
06-0683 07-0255
07-0347 07-0610
08-0169 08-0524
08-0573 08-0590
08-0615 09-0163
09-0194 09-0195
09-0348 09-0368
09-0375 09-0531
09-0534 09-0536
09-0641 09-0659
10-0067 10-0127
10-0180 10-0243
10-0334 10-0610
10-0664 11-0181
11-0358 11-0368
entzuendung
11-0553 11-0602
11-0619 12-0337
12-0515 12-0520
12-0522
enzephalitis
01-0501 02-0616
04-0478 07-0392
08-0377 08-0384
09-0513 11-0541
12-0375 12-0420
+enzephalitis
05-0370
+enzephalomalazie
10-0416
enzym 01-0065
01-0171 01-0177
01-0181 01-0364
01-0460 01-0495
01-0518 01-0528
01-0569 01-0610
02-0019 02-0022
02-0028 02-0036
02-0099 02-0180
02-0366 02-0518
02-0584 02-0598
02-0618 02-0628
02-0629 03-0034
03-0035 03-0070
03-0099 03-0107
03-0234 03-0406
03-0458 03-0459
04-0049 04-0086
04-0260 04-0333
04-0404 04-0415
04-0444 04-0595
04-0620 05-0024
05-0031 05-0032
05-0152 05-0225
05-0350 05-0371
05-0381 05-0382
05-0467 05-0477
05-0528 05-0534
05-0547 05-0579
06-0015 06-0081
06-0083 06-0182
06-0216 06-0222
06-0440 06-0496
06-0497 06-0569
06-0589 06-0662
07-0012 07-0019
07-0035 07-0059
07-0072 07-0097
07-0180 07-0225
07-0232 07-0299
07-0443 07-0451
07-0474 07-0522
08-0013 08-0037
08-0042 08-0090
08-0101 08-0120
08-0121 08-0222
08-0358 08-0434
08-0498 08-0510
09-0024 09-0028
09-0038 09-0042
09-0096 09-0163
09-0217 09-0483
09-0547 09-0548
09-0551 09-0587
09-0630 10-0038
10-0057 10-0088
10-0152 10-0180
10-0230 10-0322
10-0336 10-0408
10-0449 10-0450

enzym 10-0461
10-0466 10-0531
10-0550 10-0562
10-0600 10-0608
11-0023 11-0026
11-0102 11-0115
11-0188 11-0195
11-0210 11-0215
11-0345 11-0346
11-0411 11-0441
11-0514 11-0564
12-0033 12-0037
12-0049 12-0073
12-0086 12-0146
12-0153 12-0166
12-0191 12-0294
12-0454 12-0604
12-0610 12-0625
enzymaktivitaet
01-0026 01-0042
01-0181 01-0352
01-0528 02-0010
02-0055 02-0067
02-0118 03-0050
03-0070 03-0188
03-0228 03-0465
04-0034 04-0042
04-0588 04-0593
04-0605 04-0675
05-0477 06-0020
06-0182 06-0371
06-0512 07-0195
08-0035 08-0042
08-0417 08-0626
09-0024 09-0035
09-0042 09-0219
09-0671 10-0168
11-0036 11-0046
11-0115 11-0124
11-0522 12-0294
12-0434 12-0498
+enzymimmunassay
02-0381 05-0166
05-0304 06-0271
07-0223 12-0153
12-0222
+enzymtechnik
06-0182 06-0371
+eosinophiler granulozyt 03-0432
+eosinophilie
10-0472
eperythrozoon
02-0402 02-0403
02-0404 03-0319
epidemiologie
01-0178 01-0275
01-0340 01-0345
01-0346 01-0349
01-0361 01-0383
01-0411 01-0412
01-0413 01-0416
01-0417 01-0427
01-0431 01-0445
01-0446 01-0447
01-0449 01-0451
01-0455 01-0467
01-0468 01-0470
01-0473 01-0479
01-0492 01-0538
01-0543 01-0610
01-0614 01-0615
01-0684 02-0280
02-0341 02-0360
02-0364 02-0390
epidemiologie
02-0400 02-0401
02-0419 02-0423
02-0427 02-0428
02-0429 02-0431
02-0438 02-0440
02-0442 02-0444
02-0451 02-0460
02-0463 02-0464
02-0467 02-0481
02-0482 02-0496
02-0498 02-0511
02-0582 02-0587
03-0158 03-0165
03-0202 03-0240
03-0287 03-0320
03-0322 03-0324
03-0329 03-0334
03-0339 03-0343
03-0345 03-0346
03-0349 03-0369
03-0375 03-0377
03-0385 03-0400
03-0417 03-0499
03-0508 03-0542
03-0612 04-0177
04-0181 04-0214
04-0317 04-0322
04-0325 04-0328
04-0367 04-0368
04-0376 04-0380
04-0383 04-0389
04-0391 04-0392
04-0394 04-0400
04-0405 04-0406
04-0420 04-0424
04-0426 04-0429
04-0430 04-0438
04-0441 04-0449
04-0450 04-0451
04-0455 04-0458
04-0462 04-0464
04-0471 04-0485
04-0503 04-0533
04-0535 04-0541
04-0542 04-0543
04-0544 04-0585
04-0609 05-0234
05-0249 05-0380
05-0384 05-0396
05-0399 05-0401
05-0405 05-0415
05-0416 05-0424
05-0430 05-0431
05-0433 05-0439
05-0442 05-0450
05-0455 05-0463
05-0471 05-0473
05-0474 05-0482
05-0496 05-0500
05-0501 05-0511
05-0514 05-0515
05-0518 05-0585
05-0591 05-0600
05-0601 05-0605
05-0610 05-0612
06-0147 06-0241
06-0322 06-0326
06-0328 06-0329
06-0341 06-0345
06-0346 06-0352
06-0353 06-0355
06-0361 06-0364
06-0365 06-0366
06-0376 06-0380
epidemiologie
06-0386 06-0401
06-0402 06-0410
06-0427 06-0430
06-0442 06-0443
06-0444 06-0445
06-0449 06-0454
06-0455 06-0456
06-0457 06-0460
06-0471 06-0474
06-0477 06-0480
06-0482 06-0486
06-0487 06-0488
06-0489 06-0491
06-0494 06-0500
06-0502 06-0521
06-0534 06-0608
06-0612 06-0618
06-0710 06-0723
07-0241 07-0245
07-0258 07-0317
07-0335 07-0337
07-0348 07-0349
07-0360 07-0362
07-0364 07-0367
07-0370 07-0377
07-0389 07-0395
07-0408 07-0410
07-0411 07-0414
07-0420 07-0434
07-0436 07-0501
07-0507 07-0580
08-0260 08-0266
08-0277 08-0278
08-0289 08-0302
08-0304 08-0307
08-0308 08-0314
08-0320 08-0321
08-0325 08-0326
08-0327 08-0341
08-0347 08-0348
08-0351 08-0359
08-0363 08-0372
08-0373 08-0374
08-0400 08-0414
08-0426 08-0427
08-0429 08-0435
08-0442 08-0445
08-0448 08-0451
08-0458 08-0463
08-0470 08-0479
08-0481 08-0526
08-0539 08-0545
08-0547 08-0548
08-0558 08-0623
09-0282 09-0364
09-0384 09-0394
09-0395 09-0415
09-0421 09-0426
09-0427 09-0429
09-0433 09-0457
09-0474 09-0491
09-0513 09-0516
09-0579 10-0161
10-0299 10-0330
10-0331 10-0345
10-0354 10-0355
10-0362 10-0367
10-0372 10-0387
10-0388 10-0389
10-0394 10-0406
10-0428 10-0441
10-0444 10-0455
10-0479 10-0486
10-0487 10-0584
epidemiologie
11-0322 11-0330
11-0359 11-0397
11-0401 11-0404
11-0409 11-0445
11-0447 11-0453
11-0467 11-0469
11-0487 11-0489
11-0505 12-0125
12-0205 12-0262
12-0295 12-0308
12-0315 12-0319
12-0352 12-0355
12-0359 12-0362
12-0366 12-0367
12-0396 12-0398
12-0400 12-0406
12-0409 12-0413
12-0437 12-0445
12-0448 12-0453
12-0466 12-0471
12-0472 12-0474
12-0478 12-0481
12-0539 12-0547
12-0566 12-0660
12-0661
epidermis (tier)
01-0126 04-0678
05-0109 06-0003
06-0020 06-0023
06-0051 06-0211
07-0008 09-0132
09-0165 10-0098
11-0147
+epidermolysis bullosa 12-0540
+epididymitis
10-0334
+epidydimis
12-0043
+epilepsie 02-0615
+epiphyse 01-0012
06-0016
+epistaxis 08-0504
epithel 01-0027
01-0032 01-0052
01-0539 01-0662
02-0221 02-0361
02-0572 03-0013
03-0015 03-0020
03-0022 03-0027
03-0073 03-0101
03-0178 03-0288
03-0360 03-0367
04-0012 04-0023
04-0029 04-0035
04-0209 04-0373
04-0578 05-0047
05-0056 05-0093
05-0191 05-0269
05-0503 05-0507
05-0581 06-0006
06-0007 06-0179
06-0204 06-0363
06-0438 06-0439
07-0016 07-0020
07-0255 07-0327
07-0333 07-0341
07-0422 07-0534
07-0535 08-0015
08-0123 08-0541
08-0597 09-0057
09-0065 09-0074
09-0108 09-0152
09-0241 09-0278
epithel 09-0387
10-0003 10-0018
10-0019 10-0041
10-0085 10-0092
10-0104 10-0106
10-0137 10-0156
10-0261 10-0559
10-0581 11-0043
11-0084 11-0104
11-0219 11-0226
11-0440 12-0014
12-0116 12-0179
12-0444 12-0540
+epitop 02-0188
02-0224 02-0236
02-0421 02-0459
02-0467 04-0435
05-0464 06-0441
08-0369 10-0397
10-0446
+epizootische haemorrhagie 09-0435
+epostan 01-0306
+epstein-barr-virus
02-0454
equidae 02-0113
+equine virusarteriitis 08-0347
equines enzephalosisvirus 09-0433
+equines herpesvirus 05-0452
erbanlage 01-0083
01-0312
+erbinformation
02-0601
erbkrankheit
01-0083 01-0167
02-0182 02-0183
02-0184 04-0553
04-0556 06-0555
06-0693 09-0318
09-0532 10-0131
10-0140 10-0504
10-0522 11-0171
12-0123 12-0125
12-0484 12-0540
+erblindung
02-0547
+erektion 05-0050
+ergasilus 09-0147
10-0102
+ergasilus ilani
05-0120
ergotropikum
03-0538 05-0643
erinaceidae
10-0422
ernaehrung
01-0088 01-0121
01-0127 01-0289
01-0345 01-0524
01-0566 01-0584
02-0273 02-0286
02-0303 02-0540
02-0635 03-0128
03-0225 03-0243
03-0466 03-0467
04-0086 04-0087
04-0090 04-0108
04-0287 05-0016
05-0024 05-0089
05-0222 05-0522
05-0544 05-0633
06-0107 06-0212

ernaehrung
06-0515 06-0519
06-0595 06-0688
07-0119 07-0122
07-0268 07-0271
07-0305 07-0446
07-0447 07-0455
07-0461 07-0469
07-0487 07-0490
07-0588 07-0589
07-0590 08-0621
09-0217 09-0306
09-0526 09-0544
10-0003 10-0050
10-0220 10-0450
10-0558 11-0625
12-0172 12-0491
12-0499 12-0502
12-0601 12-0668
erpel 11-0009
erreger 01-0194
01-0369 01-0387
01-0401 01-0616
02-0299 02-0341
02-0648 04-0181
04-0311 05-0578
06-0245 06-0355
06-0593 06-0615
08-0393 08-0412
10-0426 10-0567
11-0536
+erregerreservoir
05-0380
erregung 02-0110
02-0289 03-0031
07-0085
erstbesamungsalter
03-0264 06-0272
erstlaktation
06-0615
erstlingskuh
07-0317 10-0502
ertrag 02-0135
06-0285
ertragsanalyse
06-0108
erysipelothrix
08-0299 09-0393
10-0339 11-0369
12-0593
+erythrodermatitis
06-0107 06-0108
06-0109
+erythromycin
01-0394 05-0576
erythrozyt 01-0200
01-0211 01-0225
01-0237 01-0240
01-0241 01-0242
01-0243 01-0489
01-0505 01-0569
02-0032 02-0258
02-0260 02-0261
03-0209 03-0216
03-0222 03-0226
03-0229 03-0234
04-0123 04-0146
04-0256 04-0257
04-0258 04-0496
04-0613 04-0662
05-0090 06-0123
06-0192 06-0512
06-0662 07-0135
07-0218 07-0233
07-0421 08-0116
erythrozyt 08-0118
08-0329 09-0253
09-0255 09-0263
09-0477 09-0607
10-0107 10-0165
10-0195 10-0197
10-0435 10-0436
11-0214 11-0228
11-0243 11-0244
11-0438 12-0160
12-0162 12-0165
12-0186 12-0196
12-0197 12-0416
12-0433 12-0655
escherichia 03-0298
03-0304 06-0172
06-0642
escherichia coli
01-0169 01-0176
01-0177 01-0178
01-0179 01-0210
01-0227 01-0351
01-0352 01-0353
01-0354 01-0355
01-0356 01-0365
01-0382 01-0613
01-0652 02-0185
02-0357 02-0358
02-0359 02-0360
02-0361 02-0454
02-0582 02-0602
02-0669 03-0185
03-0192 03-0294
03-0296 03-0297
03-0299 03-0300
03-0301 03-0302
03-0303 03-0308
03-0504 03-0511
03-0521 03-0525
03-0559 03-0590
04-0210 04-0319
04-0333 04-0334
04-0335 04-0336
04-0337 04-0338
04-0393 04-0579
04-0612 04-0617
04-0637 05-0166
05-0167 05-0346
05-0347 05-0348
05-0349 05-0350
05-0351 05-0586
05-0603 05-0614
05-0644 05-0646
06-0050 06-0169
06-0170 06-0171
06-0175 06-0235
06-0331 06-0332
06-0333 06-0593
06-0594 07-0188
07-0189 07-0190
07-0195 07-0264
07-0265 07-0323
07-0324 07-0325
07-0326 07-0327
07-0328 07-0329
07-0330 07-0331
07-0332 07-0333
07-0501 07-0540
07-0546 07-0552
07-0621 08-0147
08-0172 08-0212
08-0272 08-0509
08-0541 08-0557
09-0128 09-0212
09-0356 09-0357
escherichia coli
09-0358 09-0359
09-0360 09-0361
09-0362 09-0363
09-0472 09-0557
09-0560 09-0568
09-0580 09-0592
09-0599 09-0639
09-0671 10-0052
10-0151 10-0312
10-0313 10-0314
10-0315 10-0316
10-0317 10-0334
10-0445 10-0559
10-0568 10-0664
11-0177 11-0178
11-0328 11-0335
11-0336 11-0337
11-0338 11-0339
11-0540 11-0545
12-0131 12-0133
12-0134 12-0135
12-0136 12-0167
12-0269 12-0285
12-0294 12-0295
12-0296 12-0297
12-0298 12-0299
12-0300 12-0301
12-0302 12-0303
12-0304 12-0305
12-0564 12-0593
12-0605 12-0616
12-0618 12-0648
12-0657
esel 02-0557
02-0558 04-0583
05-0252 08-0275
08-0481 10-0398
+esox lucius
04-0165
03-0150 04-0137

+esox masquinongy
03-0150
esterase 09-0057
+estradiolbenzoat
07-0280
ethanol 01-0179
+ethologie 09-0341
+ethylenglykol
09-0548
euphorbia 09-0161
euphorbiaceae
10-0536
europa 04-0405
04-0541 08-0457
11-0145 12-0355
12-0566
+eustress 01-0049
euter 01-0620
02-0018 02-0026
02-0064 02-0217
02-0578 02-0579
03-0185 03-0230
03-0304 03-0510
03-0523 03-0524
04-0059 04-0060
04-0620 04-0621
05-0590 05-0593
05-0595 06-0014
06-0613 06-0617
06-0672 07-0515
07-0580 08-0301
08-0544 08-0549
09-0091 09-0372
euter 10-0565
11-0254 11-0350
12-0565
eutererkrankung
02-0580 04-0565
04-0618 04-0621
04-0622 07-0450
07-0512 10-0564
10-0565 11-0351
+eutergesundheit
10-0564 10-0565
euthanasie 03-0621
04-0688 07-0249
07-0566
eutrophierung
01-0089 06-0132
evolution 01-0408
03-0390 05-0143
07-0185 10-0258
exkretion 01-0017
01-0022
exokrine druese
07-0176
+exotische tierseuch
e 01-0413
+expertensystem
05-0591
+explantat 07-0374
export 01-0337
06-0134 08-0203
10-0207 11-0127
exposition 02-0066
04-0676 12-0537
+expression
01-0418 02-0437
03-0297 10-0360
+exspiration
03-0088 11-0075
exstirpation
10-0086 12-0117
+exsudat 02-0538
03-0486
+exsudative diathes
e 11-0514
extirpation 02-0287
06-0062
extrakt 01-0523
01-0658 03-0427
04-0231 07-0193
09-0471 11-0181
11-0221 11-0444
extraktion 02-0589
02-0638 05-0360
05-0383 05-0613
08-0065
+fachbereich
05-0521
fachbuch 01-0229
01-0343 01-0561
01-0578 01-0624
02-0080 02-0163
02-0529 03-0002
04-0002 05-0141
05-0145 05-0146
05-0233 05-0414
05-0679 06-0148
06-0150 06-0151
06-0316 06-0317
06-0672 06-0698
07-0461 07-0603
08-0022 09-0001
09-0012 09-0182
09-0225 09-0261
10-0001 10-0002
10-0032 10-0109
fachbuch 10-0119
10-0147 10-0490
10-0529 10-0579
10-0621 10-0655
12-0024 12-0128
12-0153 12-0347
12-0506 12-0585
faehe 08-0238
+faerbemethode
06-0082
faerse 03-0265
03-0266 03-0310
04-0278 04-0284
04-0618 04-0627
05-0068 06-0054
06-0230 06-0252
06-0273 07-0083
07-0280 07-0283
07-0554 08-0073
08-0098 08-0135
08-0220 08-0230
08-0571 08-0604
09-0229 09-0312
09-0480 10-0091
10-0262 11-0273
12-0331
faeulnis 03-0607
+faids 09-0419
09-0420
+faktorenkrankheit
07-0305 10-0552
12-0384
falconiformes
01-0392 02-0259
06-0665 10-0640
+falknerei 01-0261
+fangort 01-0134
farbe 05-0336
12-0518
farbstoff 11-0137
fasan 03-0295
06-0390 08-0385
12-0333
fasciola 01-0510
01-0511 03-0420
03-0421 03-042
03-0465 04-051
04-0520 04-052
04-0522 04-052
04-0531 04-070
05-0493 06-0515
06-0516 08-0430
08-0431 08-0432
08-0433 08-0434
09-0483 09-0484
09-0485 10-0460
10-0461 10-0462
10-0463 11-0453
11-0454 11-0455
11-0456
+fasciola hepatica
10-0463
+fascioloides magna
01-0511
faser 09-0002
12-0004
faszie 03-0586
fat 01-0506
01-0509 02-0140
02-0358 02-0397
02-0434 02-0435
02-0465 02-0488
03-0019 03-0173
03-0258 03-0366
03-0368 04-0228

fat 04-0434
04-0439 04-0481
04-0484 04-0537
05-0081 05-0434
06-0190 06-0383
06-0462 06-0464
06-0510 08-0149
08-0197 08-0216
08-0349 08-0353
08-0550 08-0622
09-0133 09-0135
09-0423 10-0387
10-0401 11-0392
11-0394 11-0413
11-0431 11-0438
12-0338
+faulbrut 08-0124
12-0112
fauna 12-0099
+fazialekzem
06-0491
+fc-rezeptor
01-0200 01-0235
02-0414
feder (tier) 04-0070
12-0667
federwild 01-0261
04-0375 04-0376
04-0429 09-0500
12-0216
+feedback-system
11-0040
feinwollschaf
03-0117
+feld-testbesteck
06-0629
feldversuch
02-0613 03-0131
04-0679 06-0638
09-0361
felidae 01-0622
11-0393 12-0291
felines leukosevirus
01-0420 02-0411
03-0347 03-0348
04-0427 04-0638
05-0420 06-0426
07-0362 09-0419
09-0423 11-0375
11-0413
+felines lymphotrop
es lentivirus
03-0385
felines panleukopen
levirus 05-0438
07-0390
+felines syncytial vi
rus 03-0336
felines urologische
s syndrom
02-0554
+felines virus inf pe
ritonitis 03-0363
05-0429 08-0338
10-0411
fenbendazol
01-0520 05-0485
fenprostalen
06-0271
fenthion 06-0662
ferkel 01-0243
01-0313 01-0353
01-0355 01-0382
01-0388 01-0401
01-0444 01-0636
ferkel 02-0294
02-0441 02-0531
02-0532 03-0203
03-0207 03-0213
03-0303 03-0313
03-0358 03-0360
03-0367 03-0371
03-0503 03-0504
03-0505 03-0506
03-0560 04-0068
04-0106 04-0336
04-0352 04-0374
04-0437 04-0439
04-0612 05-0030
05-0342 05-0343
05-0358 05-0455
05-0540 05-0570
05-0586 05-0587
05-0644 05-0645
05-0646 06-0009
06-0153 06-0300
06-0304 06-0307
06-0315 06-0337
06-0450 06-0477
06-0507 06-0585
06-0604 06-0605
06-0606 06-0607
06-0634 07-0036
07-0163 07-0188
07-0213 07-0301
07-0302 07-0303
07-0328 07-0502
07-0503 07-0504
08-0034 08-0036
08-0346 08-0391
08-0419 08-0533
08-0540 08-0541
09-0033 09-0051
09-0052 09-0124
09-0235 09-0340
09-0365 09-0473
09-0515 09-0567
09-0568 10-0316
10-0339 10-0538
10-0557 10-0558
10-0559 10-0560
10-0586 11-0061
11-0062 11-0291
11-0325 11-0354
11-0531 11-0540
11-0580 12-0300
12-0301 12-0539
12-0551 12-0552
12-0553 12-0554
12-0555 12-0603
12-0607
ferment 07-0114
fermentation
06-0657 09-0130
10-0301
fertiggericht
03-0617
+fesselbeugesehnen
scheide 02-0649
02-0650
+fesselgelenk
07-0598
+festliegen 01-0256
05-0532
+feststoffeinfluss
09-0148
+fetal 08-0126
+fetopathie 11-0403
fett 02-0006
03-0495 03-0497
fett 04-0685
05-0350 07-0022
07-0140 09-0533
11-0031 11-0537
fettgehalt 02-0064
02-0574 05-0572
fettgewebe 06-0015
07-0008 08-0042
09-0545 10-0026
10-0498 10-0670
12-0496
fettstoffwechsel
02-0521 04-0547
07-0026 09-0641
10-0412 11-0029
+fibrinogen 01-0347
01-0496 03-0053
05-0360 06-0320
11-0351
+fibrinolyse 07-0232
+fibroblast 01-0434
02-0082 02-0358
02-0486 03-0049
04-0056 04-0475
05-0364 11-0212
12-0121 12-0524
+fibrom 12-0117
fibromvirus 09-0454
+fibronectin
02-0358 03-0184
11-0351
+fibrosarkom
04-0198
+fibrosis 01-0128
+ficoll 01-0094
fieber 01-0571
01-0581 02-0047
02-0048 02-0262
02-0538 04-0510
05-0045 06-0383
07-0318 07-0558
09-0642 10-0052
11-0029 11-0034
filariidae 01-0544
01-0547 03-0445
03-0446 04-0538
06-0535 08-0458
08-0459 08-0460
08-0461 08-0462
08-0464 08-0466
08-0467 08-0468
10-0469 10-0470
10-0471 11-0452
11-0484 11-0485
filter 03-0610
+fimbrie 12-0297
+fin rot 07-0112
fingerhut 11-0569
12-0571
finne 01-0519
02-0496 06-0519
09-0488 11-0466
11-0479
fisch 01-0101
01-0108 01-0109
01-0110 01-0111
01-0112 01-0116
01-0118 01-0119
01-0121 01-0134
02-0139 02-0140
02-0151 02-0196
03-0130 03-0133
03-0140 04-0119
04-0123 04-0143
04-0145 04-0146
fisch 04-0149
04-0150 04-0151
04-0155 04-0167
04-0407 05-0105
05-0115 05-0118
05-0119 05-0121
05-0122 05-0125
05-0127 05-0129
05-0132 06-0103
06-0106 06-0112
06-0117 06-0118
06-0127 06-0128
08-0108 08-0261
09-0135 09-0136
09-0137 09-0139
09-0140 09-0146
09-0147 09-0149
09-0151 09-0157
09-0158 09-0160
09-0222 09-0666
09-0667 09-0668
10-0093 10-0094
10-0096 10-0099
10-0100 10-0101
10-0102 10-0105
11-0418 11-0463
11-0631 12-0081
12-0082 12-0083
12-0084 12-0085
12-0086 12-0091
12-0095 12-0097
12-0101 12-0105
12-0106 12-0107
12-0655
fischerzeugnis
06-0552 09-0675
11-0631
fischfang 12-0078
+fischkonserve
06-0696
fistel 01-0673
04-0695 05-0595
09-0048 11-0615
12-0643
+fistulographie
07-0614
fitness 04-0054
04-0055 08-0047
11-0021
+flavivirus 03-0368
+fleckfieber
06-0381
+fledermaus
04-0462 08-0355
10-0386 12-0406
fleisch 01-0685
01-0686 02-0664
02-0666 02-0667
03-0619 04-0610
04-0640 04-0670
04-0707 04-0708
06-0656 06-0707
06-0722 07-0321
07-0619 07-0626
07-0627 08-0203
08-0296 08-0625
08-0626 08-0627
09-0191 09-0507
09-0677 09-0680
09-0689 10-0202
10-0207 10-0619
11-0532 11-0626
11-0632 12-0526
12-0650
fleischbeschau
01-0685 01-0686
02-0174 03-0620
04-0709 06-0718
06-0719 06-0720
07-0620 07-0627
09-0185 09-0189
09-0191 09-0662
09-0663 09-0664
09-0665 12-0664
12-0665
fleischerzeugnis
01-0688 06-0706
08-0625 09-0672
10-0202 12-0653
+fleischhygiene
10-0215
fleischleistung
05-0468 06-0264
07-0268
fleischproduktion
04-0639
fleischqualitaet
01-0619 04-0639
06-0121 06-0301
06-0309 06-0660
08-0441 08-0624
09-0676 09-0685
11-0629 12-0361
fleischrind 01-0566
02-0322 03-0268
04-0090 05-0293
06-0271 08-0225
08-0571 11-0288
11-0503 12-0236
fleischverarbeitung
11-0626 12-0653
fleischwirtschaft
10-0204 10-0215
+flexibacter column
aris 09-0134
+flexibacter maritim
us 09-0133
+fliess-cytometrie
06-0265
fliessverhalten
04-0634 09-0025
+florfenicol 09-0136
09-0137
+flosse 07-0112
08-0114 10-0107
+floureszenskoerper
05-0081
+flt-virus 12-0355
+flubendazol
12-0470
+fluegel 12-0667
fluessigkeit 01-0022
01-0135 02-0094
02-0108 03-0273
03-0609 04-0665
05-0581 06-0019
06-0229 07-0016
07-0041 07-0530
08-0080 09-0069
09-0198 10-0232
+fluessigkeitshaushal
t 07-0319
fluessigkonservieren
04-0103
fluessigsperma
02-0126 05-0088
06-0099 07-0101
flugverhalten
03-0166 03-0167

+flumequin 05-0104
+flumethrin 02-0512
+flunder 09-0127
fluor 01-0017
04-0598 05-0543
fluoreszenz 03-0221
05-0397 07-0196
08-0197 09-0256
12-0221 12-0338
fluorid 01-0086
fluorometrie
09-0118
+fluorose 05-0543
fohlen 01-0399
01-0400 01-0401
01-0580 02-0025
02-0263 02-0373
02-0399 02-0566
02-0567 03-0543
03-0565 03-0580
04-0296 04-0403
04-0601 05-0155
05-0259 06-0152
06-0560 06-0590
06-0591 07-0001
07-0230 07-0233
07-0487 07-0488
07-0489 07-0490
07-0491 07-0492
07-0493 07-0541
07-0561 07-0587
07-0588 07-0589
07-0590 07-0601
07-0611 07-0612
07-0613 08-0001
08-0049 08-0154
08-0265 08-0491
08-0524 08-0525
08-0526 08-0527
08-0580 08-0601
08-0602 08-0603
08-0612 09-0375
09-0648 10-0496
10-0549 10-0661
11-0168 11-0367
11-0534 11-0535
12-0192 12-0328
12-0540 12-0541
12-0644
+foleyella 11-0484
follikel 01-0065
01-0066 01-0070
01-0074 01-0075
01-0288 01-0297
01-0315 02-0084
02-0086 02-0092
02-0094 02-0096
02-0098 02-0100
02-0101 02-0282
02-0301 03-0065
03-0102 03-0246
03-0273 03-0276
04-0040 04-0078
04-0271 05-0066
05-0072 05-0247
06-0226 06-0258
06-0269 06-0285
07-0070 07-0072
07-0074 07-0290
07-0530 08-0028
08-0071 08-0072
08-0073 08-0075
08-0078 08-0080
08-0225 09-0026
09-0066 09-0082
follikel 09-0086
09-0087 09-0090
09-0099 10-0024
10-0069 10-0075
10-0076 10-0081
11-0090 11-0095
11-0096 11-0104
11-0105 11-0280
12-0053 12-0150
12-0224 12-0249
12-0250
+follikulaere konjun ktivitis 02-0636
folsaeure 04-0554
10-0556 10-0556
10-0608
forelle 01-0089
01-0098 01-0099
01-0100 01-0102
01-0103 01-0106
01-0107 01-0131
01-0132 02-0143
02-0144 02-0149
02-0150 03-0136
03-0137 03-0141
03-0144 03-0151
03-0152 03-0153
04-0107 04-0116
04-0127 04-0128
04-0131 04-0132
04-0138 04-0139
04-0140 04-0148
04-0151 04-0160
04-0161 04-0166
05-0092 05-0093
05-0100 05-0104
05-0112 05-0113
05-0117 05-0128
06-0104 06-0111
06-0114 06-0124
06-0125 06-0126
06-0130 07-0116
07-0131 07-0133
08-0103 08-0107
08-0113 08-0114
08-0115 09-0126
09-0138 09-0142
09-0144 09-0148
09-0156 09-0162
09-0164 10-0103
10-0106 10-0108
11-0137 11-0141
11-0142 11-0144
11-0147 12-0094
formaldehyd
01-0123 01-0173
01-0393 02-0143
02-0144 05-0106
08-0009 08-0334
10-0294 10-0295
10-0541
formicidae 03-0435
10-0475
+formycin b
03-0562
forschung 01-0194
01-0229 01-0245
01-0644 02-0058
02-0060 02-0162
02-0164 02-0165
02-0357 02-0656
04-0176 04-0185
04-0187 06-0166
06-0699 08-0152
08-0153 08-0513
forschung 08-0621
09-0224 09-0649
09-0650 11-0322
11-0591 12-0099
12-0106 12-0123
12-0419 12-0628
forschungseinrichtu ng 08-0621
11-0275
fortpflanzung
01-0065 01-0091
01-0264 01-0284
01-0294 01-0561
01-0640 02-0273
02-0283 02-0326
02-0328 02-0329
02-0343 03-0065
03-0155 03-0160
03-0161 03-0261
04-0179 04-0298
05-0050 05-0063
05-0083 05-0215
05-0250 05-0281
05-0290 05-0298
05-0310 05-0612
05-0639 06-0065
06-0069 06-0079
06-0258 06-0287
06-0288 07-0086
07-0237 07-0266
07-0550 08-0447
09-0174 09-0273
09-0329 10-0114
10-0117 10-0279
10-0287 11-0238
11-0265 11-0276
11-0311 11-0312
12-0226 12-0233
fortpflanzungsstoeru ng 01-0278
01-0279 01-0290
01-0322 02-0296
02-0297 02-0298
02-0300 02-0309
04-0271 04-0279
04-0295 04-0296
04-0299 04-0346
05-0240 05-0264
05-0271 05-0272
05-0276 05-0632
06-0237 06-0239
06-0245 06-0246
06-0249 06-0253
06-0255 06-0286
06-0378 07-0086
07-0261 07-0267
07-0289 07-0502
07-0531 09-0301
10-0248 10-0392
10-0489 11-0254
11-0263 11-0268
11-0269 11-0271
11-0272 11-0500
11-0507 12-0223
12-0232 12-0264
fortpflanzungsverf
02-0319 02-0320
03-0272 04-0289
04-0291 11-0275
11-0279 11-0281
11-0293 11-0294
11-0297 11-0301
12-0251 05-0299
fortschrittsbericht
06-0149
fraktion 03-0189
fraktur 01-0679
01-0681 02-0647
03-0565 03-0587
03-0592 04-0699
04-0701 05-0613
05-0680 05-0687
05-0689 05-0690
06-0677 06-0686
06-0687 07-0584
07-0592 07-0595
07-0600 07-0602
08-0491 08-0593
08-0598 09-0655
10-0509 10-0630
10-0637 10-0646
10-0653 10-0656
11-0524 12-0637
francisella 12-0345
12-0346
francisella tularensi s 02-0587
frau 01-0066
03-0245 04-0040
04-0266 04-0272
06-0226 06-0227
11-0218
+frauenmilch
01-0694
+freilandhaltung
06-0300
+freilufthaltung
12-0544
+fremdgen 10-0257
12-0255
fremdkoerper
02-0637 04-0689
06-0676 08-0511
08-0601 10-0647
11-0082
+fremdstoff 06-0708
+frequenz 03-0077
07-0050
+fressverhalten
04-0153 04-0159
+frettchen 09-0431
friesian-rind
10-0197
frischfleisch
08-0581 09-0680
frischkaese 02-0669
frostresistenz
09-0507
fruchtbarkeit
01-0267 01-0280
01-0282 01-0289
01-0316 01-0317
01-0318 01-0319
01-0448 01-0645
02-0113 02-0122
02-0131 02-0133
02-0282 02-0292
02-0296 02-0298
02-0304 02-0309
02-0313 02-0318
02-0333 02-0343
02-0351 02-0612
03-0258 03-0263
03-0452 03-0464
04-0091 04-0101
04-0102 04-0106
04-0271 04-0273
04-0274 04-0275
fruchtbarkeit
04-0277 04-0278
04-0281 04-0287
04-0288 04-0289
05-0190 05-0254
05-0262 05-0266
05-0275 05-0277
05-0283 05-0302
05-0571 06-0075
06-0087 06-0088
06-0142 06-0232
06-0233 06-0236
06-0239 06-0252
06-0257 06-0261
06-0276 06-0280
06-0289 06-0291
06-0499 06-0632
07-0101 07-0102
07-0107 07-0262
07-0278 07-0287
07-0293 07-0294
07-0335 07-0532
08-0058 08-0231
08-0232 08-0236
08-0243 08-0244
08-0246 08-0247
08-0248 08-0250
09-0103 09-0120
09-0120 09-0271
09-0289 09-0297
09-0299 09-0300
09-0312 09-0316
09-0323 09-0324
09-0325 09-0326
09-0330 09-0332
09-0522 09-0626
10-0237 10-0238
10-0250 11-0090
11-0129 11-0131
11-0132 11-0262
11-0278 11-0281
11-0292 11-0294
11-0301 11-0303
11-0305 11-0312
11-0505 11-0575
11-0588 12-0064
12-0220 12-0227
12-0229 12-0232
12-0238 12-0244
12-0245 12-0246
12-0249 12-0250
12-0594 12-0595
+fruchtbarkeitsstoer ung 07-0180
fruchttod embryona ler 01-0278
01-0280 07-0180
07-0385 09-0104
09-0271
fruchtwasser
09-0286
fructose 02-0069
fruehabsetzen
06-0307 06-0607
09-0310
fruehgeburt
04-0602
fruehjahr 04-0549
04-0641 06-0142
09-0178
+fruehjahrsviraemie
04-0133 04-0134
12-0092 12-0093
fsh 01-0072
01-0236 01-0303

fsh 01-0305
02-0091 02-0116
03-0058 03-0059
03-0080 03-0102
03-0110 03-0270
03-0273 03-0276
04-0089 04-0280
05-0021 05-0022
05-0023 05-0251
06-0052 06-0091
07-0076 07-0530
07-0550 08-0065
08-0078 08-0223
09-0026 09-0032
09-0040 09-0082
09-0090 09-0100
09-0101 09-0109
09-0272 09-0301
09-0311 09-0604
09-0610 09-0619
10-0046 10-0075
10-0086 10-0273
11-0100 11-0104
11-0258 11-0272
11-0300 11-0302
11-0632 12-0058
12-0060 12-0597
fuchs 01-0452
03-0439 04-0338
04-0456 04-0460
04-0461 04-0557
05-0332 05-0437
05-0496 07-0383
09-0007 09-0545
10-0386 10-0387
10-0388 11-0133
12-0394 12-0401
12-0403 12-0404
12-0405
fuellen 11-0007
fuetterung 01-0049
01-0262 01-0272
01-0273 01-0290
01-0443 01-0562
01-0597 01-0598
02-0068 02-0155
02-0229 02-0304
02-0386 02-0522
02-0523 02-0524
02-0529 02-0531
02-0532 02-0574
03-0278 03-0279
03-0280 03-0315
03-0407 03-0475
03-0596 04-0045
04-0240 04-0276
04-0298 04-0554
04-0565 04-0570
04-0598 04-0639
05-0133 05-0261
05-0276 05-0310
05-0312 05-0502
05-0550 05-0643
05-0691 06-0374
06-0545 06-0548
06-0551 06-0552
06-0563 06-0564
06-0569 06-0603
06-0659 07-0022
07-0030 07-0033
07-0056 07-0150
07-0300 07-0301
07-0415 07-0433
07-0446 07-0450
07-0478 07-0497
fuetterung 08-0030
08-0100 08-0206
08-0250 08-0543
09-0342 09-0343
09-0502 09-0522
09-0526 09-0533
09-0562 09-0572
09-0689 10-0110
10-0219 10-0338
10-0500 10-0501
10-0502 10-0503
10-0553 10-0580
11-0223 11-0312
11-0503 11-0504
11-0537 11-0620
12-0195 12-0263
12-0267 12-0273
12-0530 12-0545
12-0546 12-0558
12-0559
fuetterungsversuch
02-0527 03-0479
04-0559 04-0677
05-0570 06-0252
06-0554 06-0588
08-0491 08-0494
08-0522 11-0031
11-0242 11-0266
11-0506
+fundulus zebrinus
05-0121
fungi 01-0596
05-0138 07-0117
08-0314 11-0326
12-0461
fungizid 04-0599
07-0549 09-0175
+funktion 11-0067
+funktionspruefung
05-0552
+furazolidon
11-0138 12-0603
fusarium 02-0474
02-0475 02-0556
02-0630 03-0279
03-0497 04-0596
05-0276 06-0576
06-0586 08-0520
10-0538
+fusariumtoxin t2
06-0586
+fusibacterium necr
ophorum 12-0342
+fusobacterium necr
ophorum 02-0374
11-0621
fussboden 01-0678
04-0304 06-0307
08-0255 12-0267
12-0483
futteraufnahme
01-0294 01-0549
01-0592 05-0051
06-0515 07-0237
09-0123 09-0124
09-0479 10-0432
10-0571 10-0644
futteraufwand
03-0538 04-0175
futterautomat
09-0343
futterfett 05-0016
10-0551
futterhefe 09-0249
futtermittel 01-0054
futtermittel 01-0096
01-0100 01-0563
01-0566 01-0568
01-0588 01-0663
01-0694 02-0063
02-0367 02-0556
02-0625 02-0627
02-0668 03-0492
04-0090 04-0113
04-0162 04-0301
04-0325 04-0397
04-0489 04-0589
04-0590 04-0593
04-0594 04-0596
05-0094 05-0101
05-0127 05-0129
05-0359 05-0422
05-0543 05-0545
05-0567 05-0571
05-0644 05-0658
05-0663 06-0303
06-0345 06-0372
06-0494 06-0585
06-0633 06-0634
07-0137 07-0142
07-0298 07-0480
08-0059 08-0117
08-0523 09-0355
09-0523 09-0546
09-0550 10-0289
10-0321 10-0416
10-0499 10-0538
10-0541 10-0542
10-0589 11-0317
11-0412 11-0513
11-0531 11-0632
12-0424 12-0447
futtermittel (pflanze)
08-0520
futtermittel (tier)
01-0339 05-0328
08-0261 08-0262
12-0551
futtermittelhygiene
01-0326 08-0523
futterqualitaet
06-0299
+futterreserve
07-0298
futterverwertung
04-0644 06-0501
11-0429
futterzusatz 01-0054
01-0089 01-0090
01-0297 01-0348
03-0048 06-0298
06-0587 07-0107
08-0441
+gadus morhua
07-0141 12-0104
gaerung 03-0293
galaktosamin
01-0152 04-0597
+galle 02-0422
gallenblase 03-0074
03-0087 03-0180
04-0072 04-0521
06-0567 07-0065
07-0465 08-0430
09-0386 10-0504
11-0143 11-0512
gallengang 08-0439
08-0484 10-0057
+gallensaeure
03-0540 05-0039
gallenstein 05-0051
06-0567 07-0465
+gallestoffwechsel
11-0512
gamet 01-0300
02-0286 09-0012
+gammaglobulinaem
ie 01-0602
gammastrahlen
01-0472 04-0001
04-0190 04-0558
05-0011 06-0130
06-0522 08-0170
+gangart 05-0681
ganglion 04-0021
04-0477 09-0194
gans 01-0028
03-0561 04-0316
06-0378 06-0500
06-0574 07-0409
08-0025 10-0013
12-0232
+gansu-alpin-feinwo
llschaf 07-0287
gas 05-0053
07-0057 09-0037
09-0059 11-0610
12-0045 12-0046
+gasaustausch
02-0150 04-0043
04-0681 11-0052
+gasblasenkrankheit
06-0131 08-0114
08-0115 12-0080
gaschromatographie
01-0386 05-0649
07-0549 07-0563
11-0319
+gasterosteus acule
atus 04-0152
04-0153
+gastritis 02-0658
gastroenteritis
01-0530 02-0592
04-0439 08-0267
09-0438 09-0561
09-0567 09-0639
10-0123 10-0451
12-0605
+gastroidae 12-0426
gastropoda 01-0510
01-0512 03-0133
05-0491 06-0629
10-0463 10-0473
+gastroskopie
02-0566 03-0292
+gasuebersaettigung
04-0160 06-0131
+gaumenspalte
02-0537
gebaerparese
04-0548
geburt 01-0004
01-0269 01-0270
01-0271 01-0273
01-0274 02-0029
02-0085 02-0283
02-0290 02-0292
02-0294 02-0295
02-0328 02-0331
02-0569 02-0575
02-0612 03-0247
03-0254 03-0255
geburt 03-0256
03-0315 03-0463
03-0559 04-0050
04-0063 04-0268
04-0269 04-0270
04-0671 04-0695
05-0259 05-0260
05-0263 05-0270
05-0588 05-0589
05-0641 06-0068
06-0228 06-0231
06-0263 06-0601
06-0638 06-0644
07-0074 07-0252
07-0255 07-0270
07-0288 08-0155
08-0208 08-0210
08-0248 08-0529
08-0542 08-0571
08-0602 09-0031
09-0051 09-0068
09-0277 09-0283
09-0284 09-0285
09-0288 09-0289
09-0322 09-0340
09-0566 09-0626
10-0027 10-0054
10-0236 10-0237
10-0240 10-0241
10-0247 10-0288
11-0092 11-0094
11-0099 11-0240
11-0241 11-0260
11-0261 11-0262
11-0266 11-0543
12-0041 12-0056
12-0179 12-0218
12-0219 12-0220
12-0221 12-0236
12-0240
geburtensynchronis
ation 02-0294
02-0320 02-0321
02-0612 05-0298
06-0279 11-0293
+geburtshilfe
02-0290
+geburtshygiene
10-0236 10-0238
11-0260
geburtsinduktion
01-0306 02-0291
04-0269 05-0077
05-0259 05-0299
06-0639 08-0571
10-0239 12-0056
12-0588
+geburtsinduktion
02-0283 02-0294
02-0612
geburtsmasse
05-0260 06-0230
06-0605
geburtsstoerung
01-0274 05-0260
06-0234 07-0256
08-0209 09-0284
11-0260
gefaess 02-0565
gefaessversuch
03-0131
gefluegel 01-0010
01-0054 01-0055
01-0178 01-0404
01-0411 01-0412

gefluegel 01-0497
01-0553 01-0595
01-0637 01-0665
01-0691 02-0353
03-0047 03-0049
03-0078 03-0125
03-0174 03-0225
03-0378 03-0480
03-0494 04-0189
04-0322 04-0348
04-0375 04-0443
04-0594 04-0596
05-0088 05-0316
05-0318 05-0344
05-0663 06-0254
06-0319 06-0326
06-0327 06-0329
06-0475 06-0618
07-0011 07-0039
07-0194 07-0363
07-0480 08-0090
08-0130 08-0192
08-0256 09-0196
09-0246 09-0250
09-0593 10-0192
10-0313 10-0321
10-0337 10-0338
10-0408 10-0418
10-0453 10-0482
10-0483 10-0485
10-0488 10-0493
10-0540 10-0541
10-0542 10-0585
10-0633 10-0634
11-0010 11-0030
11-0106 11-0317
11-0318 11-0320
11-0323 11-0369
11-0429 11-0555
12-0290 12-0303
12-0308 12-0340
12-0348 12-0349
12-0370 12-0385
12-0427 12-0475
12-0608 12-0609
12-0610 12-0615
gefluegelfleisch
02-0663
gefluegelproduktion
05-0326 07-0545
12-0292
gefluegelstall
01-0335 10-0297
10-0298 12-0272
gefrieren 02-0189
03-0198 03-0414
06-0085 06-0094
06-0180 06-0433
08-0012 08-0240
08-0453 08-0456
09-0307 11-0135
12-0650
gefrierkultur
06-0269 10-0166
11-0135 11-0283
gefriertrocknen
03-0017 06-0403
gehalt 01-0425
02-0085 02-0086
02-0301 05-0533
05-0543 05-0563
07-0494 09-0050
09-0069 09-0072
09-0073 09-0085
09-0110 10-0179
gehalt 10-0500
10-0551 10-0574
10-0614 11-0365
12-0194 12-0499
12-0528 12-0529
gehirn 01-0402
01-0471 02-0043
02-0048 02-0282
02-0430 02-0562
02-0563 02-0611
03-0064 03-0066
03-0091 03-0356
03-0377 03-0386
03-0460 03-0488
03-0552 04-0018
04-0035 04-0068
04-0479 04-0538
04-0550 04-0596
05-0037 05-0054
05-0055 05-0555
05-0557 06-0026
06-0038 06-0039
06-0129 06-0154
06-0480 06-0485
06-0564 07-0005
07-0081 07-0159
07-0166 07-0326
07-0558 08-0014
08-0021 08-0037
08-0067 08-0358
08-0377 09-0002
09-0010 09-0015
09-0021 09-0033
09-0532 09-0542
09-0584 09-0585
10-0010 10-0029
10-0064 10-0406
10-0416 10-0468
10-0547 10-0666
11-0012 11-0013
11-0057 11-0060
11-0063 11-0080
11-0200 11-0409
11-0523 12-0033
12-0309 12-0434
+gehirninfarkt
09-0542
+gehoergang
04-0578
+gel-immunodiffusio
nstest 01-0424
+gelatine 03-0600
gelbkoerper
01-0068 01-0070
01-0318 02-0092
02-0097 02-0099
02-0100 02-0103
02-0105 02-0288
02-0301 03-0065
03-0097 03-0099
03-0250 04-0080
04-0083 04-0089
04-0268 04-0280
05-0066 05-0067
05-0257 05-0280
05-0304 05-0309
06-0041 06-0049
06-0056 06-0255
06-0278 07-0071
07-0072 07-0075
07-0076 07-0079
07-0281 07-0286
09-0067 09-0069
09-0080 09-0083
09-0085 09-0091
gelbkoerper
09-0276 09-0597
09-0619 10-0068
10-0070 10-0071
10-0074 10-0083
10-0233 10-0271
10-0274 10-0275
10-0276 11-0093
11-0097 11-0102
11-0108 11-0302
12-0053
gelenk (skelett)
01-0005 01-0006
01-0033 02-0387
02-0540 02-0553
02-0652 02-0653
03-0591 04-0698
05-0003 05-0389
05-0687 05-0688
05-0691 06-0234
06-0554 06-0591
06-0689 06-0690
06-0718 07-0457
07-0522 07-0587
07-0596 07-0597
07-0598 07-0601
07-0605 07-0606
07-0612 07-0613
08-0524 09-0653
09-0658 10-0339
10-0505 10-0509
10-0510 10-0648
10-0661 10-0667
11-0617 12-0009
12-0267 12-0309
12-0336 12-0503
12-0645 12-0647
gemisch 06-0707
+gemse 04-0531
gen 01-0157
01-0205 01-0208
01-0363 01-0365
01-0419 01-0440
02-0077 02-0079
02-0112 02-0211
02-0219 02-0236
02-0282 02-0324
02-0358 02-0423
02-0426 02-0464
03-0032 03-0105
03-0106 03-0196
03-0201 03-0235
03-0296 03-0299
03-0383 03-0402
03-0406 04-0011
04-0196 05-0063
05-0161 05-0207
05-0208 05-0285
05-0452 05-0625
06-0050 06-0174
06-0176 06-0196
06-0431 07-0181
07-0185 07-0195
07-0203 07-0211
07-0228 08-0312
08-0335 08-0336
08-0587 09-0636
09-0637 10-0134
10-0150 10-0168
10-0171 10-0190
10-0257 10-0308
10-0351 10-0377
10-0408 10-0445
10-0573 11-0171
11-0198 11-0235
gen 11-0297
12-0036 12-0123
12-0124 12-0127
12-0133 12-0151
12-0255 12-0256
12-0257 12-0313
generation 05-0114
genetik 01-0082
01-0244 01-0279
01-0390 01-0442
01-0457 02-0013
02-0080 02-0374
03-0318 03-0393
04-0206 04-0330
04-0359 04-0365
04-0417 04-0417
04-0567 05-0179
05-0414 06-0166
06-0174 06-0222
06-0243 06-0497
06-0601 07-0272
07-0323 07-0407
07-0416 08-0100
08-0309 08-0469
08-0505 09-0019
10-0133 10-0312
10-0313 10-0328
10-0395 11-0527
12-0111 12-0126
12-0127 12-0172
12-0233
+genkartierung
05-0287 06-0166
+genmanipulation
02-0013
+genolinea bowersi
03-0146
genom 01-0390
01-0408 01-0458
01-0465 01-0473
01-0476 02-0454
02-0468 03-0390
04-0411 05-0287
05-0452 06-0338
06-0452 08-0317
09-0454 11-0384
12-0356
genotyp 01-0244
01-0521 01-0536
04-0291 06-0098
07-0402 08-0530
09-0260 09-0280
09-0565 10-0263
11-0029
genreserve 04-0100
07-0276 08-0099
+gensonde 12-0648
12-0652
+genstruktur
05-0285
+gentamycin
01-0628 01-0629
02-0629 03-0553
04-0663 06-0244
07-0561 09-0583
11-0567
+gentechnik
01-0220 01-0313
01-0365 01-0406
01-0419 01-0419
01-0420 01-0422
01-0430 01-0432
02-0013 02-0246
+gentechnik
02-0374 02-0408
02-0411 02-0426
02-0437 02-0454
02-0462 02-0464
03-0269 03-0297
03-0299 03-0328
03-0349 03-0419
03-0536 04-0185
04-0417 04-0497
04-0631 04-0679
05-0012 05-0063
05-0073 05-0285
05-0427 05-0451
05-0625 05-0662
06-0050 06-0171
06-0176 06-0206
06-0311 06-0331
06-0436 06-0452
06-0627 06-0636
07-0182 07-0203
07-0217 07-0565
08-0152 08-0239
08-0397 08-0587
09-0217 09-0246
09-0315 09-0413
09-0593 09-0636
09-0637 09-0638
10-0134 10-0150
10-0162 10-0168
10-0255 10-0256
10-0308 10-0351
10-0573 10-0601
10-0622 11-0159
11-0171 11-0175
11-0196 11-0198
11-0202 11-0203
11-0205 11-0274
11-0297 11-0308
11-0323 11-0362
11-0383 11-0384
12-0134 12-0135
12-0207 12-0256
12-0257 12-0412
12-0575 12-0626
12-0648 12-0652
+gentransfer
05-0286 05-0295
06-0104 09-0307
10-0257 11-0297
11-0307 12-0255
12-0257
genwirkung
10-0256 12-0575
+gepard 06-0476
11-0393
geraeusch 07-0578
07-0608
gerinnung 05-0232
06-0219 06-0220
06-0636 06-0640
06-0641 07-0232
08-0202 09-0193
09-0503 10-0200
10-0201 10-0508
10-0520 10-0581
11-0179 11-0517
12-0142 12-0201
12-0202
+germinalzelle
03-0431
gerste 01-0690
geruch 12-0261
+geschichte
04-0632 10-0225

geschlecht 01-0536
03-0072 03-0425
03-0442 04-0513
04-0526 05-0083
05-0226 07-0061
08-0085 08-0563
09-0008 09-0019
09-0256 09-0501
10-0027 10-0054
11-0014 11-0026
11-0157 12-0019
12-0108 12-0559
12-0614
geschlechtsbeeinflu
ssung 04-0291
05-0078 06-0086
06-0260
geschlechtsbestimm
ung 01-0077
05-0289 05-0295
06-0265 09-0307
09-0314 10-0015
10-0253 11-0308
12-0254
+geschlechtsdimorp
hismus 05-0090
+geschlechtsmerkma
l 11-0002
geschlechtsorgan
01-0070 01-0481
01-0536 02-0114
02-0183 02-0230
02-0302 02-0351
02-0395 02-0400
03-0114 03-0581
04-0004 04-0006
04-0320 04-0346
05-0249 05-0307
05-0387 06-0249
06-0499 06-0672
07-0162 07-0263
07-0348 08-0212
09-0096 09-0108
09-0300 09-0395
09-0396 09-0615
10-0242 11-0001
11-0087 11-0265
11-0567
geschlechtsreife
02-0085 02-0120
03-0270 04-0655
06-0063 09-0293
09-0298 09-0305
09-0480 10-0066
10-0077 11-0038
geschlechtszyklus
01-0067 01-0265
01-0295 01-0640
02-0084 02-0089
02-0090 02-0091
02-0101 02-0103
02-0104 02-0105
02-0298 02-0306
03-0101 03-0105
03-0106 03-0107
03-0259 03-0264
03-0275 04-0006
04-0078 04-0079
04-0080 04-0084
04-0086 04-0087
04-0090 04-0091
04-0272 04-0294
04-0552 05-0021
05-0022 05-0027
05-0069 05-0071
geschlechtszyklus
05-0261 05-0264
05-0265 05-0308
05-0676 06-0047
06-0056 06-0058
06-0061 06-0065
06-0066 06-0068
06-0069 06-0070
06-0071 06-0077
06-0078 06-0236
06-0248 06-0289
06-0290 06-0293
06-0297 07-0069
07-0073 07-0076
07-0082 07-0083
07-0084 07-0085
07-0226 07-0254
07-0259 07-0264
07-0265 07-0266
07-0269 07-0270
07-0281 07-0290
08-0073 08-0076
08-0077 08-0212
08-0219 08-0404
09-0070 09-0071
09-0075 09-0079
09-0081 09-0085
09-0093 09-0099
09-0100 09-0102
09-0272 09-0273
09-0301 09-0597
09-0604 10-0069
10-0074 10-0082
10-0083 10-0227
10-0247 10-0270
11-0006 11-0108
11-0110 11-0280
11-0491 12-0053
12-0058 12-0060
12-0061 12-0063
12-0226 12-0606
geschmacksorgan
03-0027 06-0001
geschwindigkeit
01-0058
geschwuer 02-0617
07-0492 07-0541
09-0531 10-0496
10-0606 11-0542

gesellschaftswissens
chaft 11-0164
gesetzblatt 12-0204
gestagen 03-0606
04-0105 04-0292
12-0230
gesundheit 03-0239
09-0217 11-0001
gesundheitsschutz
01-0492 01-0692
01-0693 02-0623
03-0242 04-0310
05-0236 05-0238
05-0243 06-0654
06-0715 07-0448
08-0289 08-0566
08-0585 09-0676
09-0678 09-0679
10-0205 10-0220
10-0601 11-0588
11-0625 12-0272
gesundhheitsschutz
09-0181
+getah-virus
08-0318
gewaesser 01-0092
04-0158 08-0111
+gewaessertiefe
02-0148
gewebe (tier)
01-0009 01-0609
03-0198 03-0205
03-0531 04-0032
04-0189 04-0672
05-0075 05-0533
06-0129 06-0212
06-0347 06-0648
08-0012 08-0016
08-0124 08-0198
08-0582 09-0013
09-0022 09-0060
09-0111 10-0458
10-0658 10-0668
11-0216
gewebehormon
01-0037 02-0059
02-0282 03-0458
03-0459 05-0502
05-0503 07-0024
08-0140 10-0037
11-0070
+gewebeimmunologi
e 02-0208
gewebekultur
02-0446 02-0486
09-0086 11-0212
+giardia 06-0513
10-0443 10-0444
12-0437
+gicht 12-0503
gift 05-0657
10-0529 10-0544
+giftpflanze 02-0560
+giftschlange
05-0564
+gingivitis 01-0590
02-0235
+giraffe 03-0044
06-0234 08-0341
+glandula parotis
12-0034
+glas-ionomer-zem
ent 08-0599
gleichgewicht
02-0406 03-0009
gliedmassen
01-0006 01-0033
01-0676 02-0008
02-0374 02-0646
02-0647 02-0648
02-0649 02-0650
02-0652 02-0657
03-0062 03-0182
03-0593 04-0561
04-0700 04-0701
05-0003 05-0005
05-0679 05-0680
05-0681 05-0682
05-0683 05-0684
05-0688 05-0689
05-0692 06-0318
06-0676 06-0677
06-0682 06-0683
06-0684 06-0686
06-0687 06-0688
07-0457 07-0466
gliedmassen
07-0555 07-0588
07-0591 07-0592
07-0593 07-0594
07-0595 07-0596
07-0597 07-0598
07-0600 07-0601
07-0602 07-0604
07-0605 07-0606
08-0001 08-0006
08-0045 08-0046
08-0139 08-0255
08-0612 08-0613
08-0614 09-0017
09-0537 09-0653
09-0654 09-0655
09-0659 10-0137
10-0510 10-0646
10-0647 10-0650
10-0651 10-0653
10-0654 10-0656
10-0662 11-0254
11-0603 11-0617
12-0009 12-0629
12-0645
+gliotoxin 02-0561
globin 02-0324
globulin 01-0044
01-0096 01-0102
+glomus caroticum
02-0009
+glossina 08-0403
/08-0478 09-0465
glucagon 03-0014
+glugea stephani
04-0145
glukose 01-0130
01-0272 02-0069
02-0081 02-0533
03-0149 03-0150
03-0463 04-0036
04-0045 04-0157
04-0167 04-0320
06-0128 06-0547
07-0015 07-0063
07-0130 07-0313
08-0036 09-0027
09-0164 10-0037
10-0231 10-0557
11-0261 11-0507
12-0011 12-0498
12-0589
glutaminsaeure
01-0019
+glutaraldehyd
02-0218
glutathion 05-0014
10-0087
+glutathion-transfera
se 01-0045
+glycolipid 02-0188
glycoprotein
01-0434 01-0436
01-0462 02-0455
02-0459 03-0184
04-0435 04-0492
05-0445 07-0397
08-0380 12-0242
+glycosphingolipid
06-0475
+glykaemie 03-0463
glykogen 02-0019
04-0036 04-0513
08-0036 09-0150
10-0018 11-0515
glykolyse 02-0022
04-0259 06-0512
+glykoprotein
04-0231 05-0472
07-0192 07-0198
09-0094 09-0226
glykosidase
07-0015
+glykosylierung
06-0448
glyzerin 08-0240
glyzin 05-0381
+gnitze 03-0451
gnotobiotechnik
04-0388 07-0618
08-0145
gnotobiotisches tier
02-0287 04-0373
04-0559 06-0398
09-0365 09-0392
09-0401 09-0437
10-0602 11-0377
12-0554
+gnrh 01-0294
04-0294 05-0277
06-0067 07-0077
08-0077 08-0078
09-0080 09-0081
09-0098 09-0107
09-0610 10-0046
10-0068 10-0086
11-0060 11-0119
11-0558 12-0025
12-0059 12-0228
12-0229 12-0590
12-0591 12-0606
+gobio gobio
06-0103
+gold 01-0186
01-0366 04-0010
+golgi-apparat
03-0116 12-0524
gonadotropin
02-0077 02-0088
02-0095 02-0102
02-0297 02-0317
02-0337 03-0080
03-0274 04-0294
05-0268 05-0302
06-0052 06-0054
06-0067 06-0258
07-0069 07-0079
07-0252 08-0214
08-0218 08-0248
09-0082 09-0089
09-0100 09-0303
09-0325 09-0610
10-0068 10-0078
10-0273 10-0274
10-0275 11-0091
11-0100 11-0230
11-0269 11-0291
12-0228 12-0229
12-0597 10-0276
+gongylonemose
08-0465
+gossipol 01-0124
+gossypol 05-0567
+grace"s-medium
03-0395
+granula 04-0010
+granulationsgeweb
e 02-0631
+granulom 05-0411
10-0140

+granulomatoese enteritis 08-0499
+granulosa 04-0040
+granulosazelle 02-0098 02-0101 08-0074 09-0032
granulozyt 01-0150 01-0193 01-0216 01-0227 01-0238 02-0202 02-0216 02-0262 02-0264 02-0265 02-0501 03-0232 04-0225 04-0234 04-0259 04-0260 04-0339 04-0355 05-0228 05-0229 05-0230 05-0541 05-0561 06-0034 06-0344 07-0168 07-0199 07-0214 07-0528 08-0213 09-0215 09-0262 09-0463 10-0173 10-0399 10-0472 10-0474 10-0606 11-0051 11-0187 11-0208 11-0225 11-0444 12-0198 12-0199 12-0202
gras 03-0462 03-0475 04-0588 04-0592 07-0433 08-0276
grasland 06-0312
+graviditaetsstoerung 02-0290
grenzwert 02-0666 06-0708 11-0148 11-0594
+grillotia angei 02-0145
+grippe 05-0466
+griseofulvin 04-0675 07-0415
grossanlage 08-0537 09-0339 12-0282 12-0550 12-0552
grosshirn 03-0067 10-0004
gruenfutter 04-0580
gruppenhaltung 03-0237
guelle 01-0051 02-0341 02-0348 03-0559 04-0315 06-0312 10-0300
+gumboro disease 02-0622
gummi 04-0304 07-0093 10-0055
+gutachter 02-0271
+gyrodactylus 01-0122 03-0151 08-0110
+gyrodactylus salaris 02-0144
haar 05-0017 07-0468 07-0549 10-0556 12-0126 12-0478 12-0499 12-0518
+haarling 12-0478
haarwild 03-0438
haarwild 07-0626 08-0481 12-0664
+habituation 01-0060
hackfleisch 03-0618
+haemagglutination 01-0434 02-0485 08-0334 10-0595
+haemagglutinin 06-0437 08-0335 12-0165
+haemagglutininaktivitaet 04-0123
+haemalknoten 10-0020
+haemangiom 09-0205
+haemangiosarkom 07-0171
haematokritwert 01-0124 01-0130 02-0261 04-0158 05-0090 07-0135 09-0148 09-0150 10-0053 08-0483
haematologie 01-0180 01-0240 01-0491 02-0024 02-0058 02-0420 02-0536 02-0544 02-0558 02-0660 03-0227 03-0228 04-0114 04-0115 04-0157 04-0554 04-0571 05-0095 05-0227 05-0508 06-0221 06-0674 07-0138 07-0228 07-0548 08-0202 08-0402 08-0485 09-0230 09-0254 09-0261 09-0264 09-0515 09-0608 10-0195 10-0196 10-0201 10-0363 10-0493 11-0239 11-0240 11-0241 11-0242 11-0243 12-0076 12-0081 12-0087 12-0194 12-0195 12-0361 12-0529 12-0622
+haematom 06-0670 09-0206
+haematopoese 02-0416
+haematopoetisches organ 02-0352
+haemodynamik 05-0055
haemoglobin 01-0028 01-0124 01-0130 01-0240 02-0258 02-0259 03-0297 04-0253 04-0258 05-0090 05-0226 05-0523 05-0527 07-0130 07-0226 07-0228 08-0117 12-0197 12-0500
+haemogramm 02-0258
+haemogregarina bigemina 01-0109 04-0146
+haemolymphe 01-0551
haemolyse 02-0520 04-0688 09-0372
+haemolyse-plaque-test 04-0126
+haemolysin 01-0352 06-0169 07-0189
+haemolytische aktivitaet 05-0098
haemonchus 01-0525 01-0526 02-0503 02-0504 02-0610 02-0621 07-0432 08-0450 09-0493 09-0494 09-0495 09-0496 09-0497 10-0478 11-0508
+haemonchus contortus 07-0432
+haemophilie 07-0230 08-0202
haemophilus 01-0396 01-0398 02-0398 03-0234 03-0326 05-0406 05-0407 05-0408 05-0409 05-0673 06-0395 06-0597 06-0685 07-0201 09-0304 09-0408 09-0687 10-0347 10-0348 10-0349 11-0194 11-0377 12-0580
+haemophilus pleuropneumoniae 01-0398 03-0326
+haemopoese 01-0221
+haemorrhagie 01-0593 07-0458 07-0572
+haemostase 04-0602
hafer 01-0690
+haff-krankheit 07-0140
hahn (tier) 01-0084 02-0038 02-0119 03-0051 03-0078 04-0656 07-0095 09-0057 10-0058 10-0059 11-0223
+halbwertzeit 02-0038
+halothan 03-0029 04-0681 06-0045 07-0042 07-0056 08-0574 09-0643 10-0628 11-0040 11-0510 11-0610 12-0488
+halothantest 01-0571 01-0572 07-0463
+hals 02-0654
haltbarkeit 03-0124 06-0694 08-0628 09-0675
+haltungssystem 12-0265 12-0266 12-0271 12-0278
hammel 01-0558 02-0116 02-0503 03-0466 11-0355
+hammondia heydorni 06-0508
handel 01-0087 01-0137 04-0264 08-0457 12-0284
haploidie 09-0280
+hapten 01-0212
+hardersche druese 09-0247
harn 01-0017 01-0036 01-0323 02-0336 02-0337 02-0629 03-0252 03-0323 03-0325 03-0458 03-0459 03-0482 04-0371 05-0020 05-0267 06-0124 06-0296 07-0443 07-0460 07-0559 07-0616 08-0436 08-0498 08-0567 10-0618 11-0018 11-0526 12-0039 12-0261 12-0407 12-0494 12-0495
harnapparat 01-0585 02-0170 02-0351 02-0370 02-0542 02-0554 03-0298 03-0475 04-0354 04-0562 04-0563 06-0672 07-0189 07-0540 09-0536 09-0539 10-0127 10-0317 10-0514 11-0526 11-0584
harnblase 02-0634 03-0482 04-0200 04-0299 05-0056 06-0575 08-0211 08-0525 08-0602 08-0603 10-0497 11-0526
+harnkristall 11-0526
harnleiter 02-0567 09-0020 11-0615
+harnpraeparat 08-0515
harnroehre 04-0003 05-0560 08-0498 11-0526 12-0639 12-0642
+harnstein 03-0475 08-0498 11-0526
harnstoff 02-0025 08-0184 12-0037 12-0521
+harz 10-0424
hase 06-0534 10-0456
haustier 01-0075 01-0327 01-0341 02-0196 03-0172 03-0307 04-0074 04-0325 04-0522 05-0176 05-0380
haustier 05-0479 05-0484 06-0369 06-0521 07-0160 07-0236 07-0272 07-0473 07-0481 07-0605 08-0002 08-0013 08-0186 08-0276 08-0325 08-0412 08-0473 08-0519 08-0558 08-0566 10-0001 10-0121 10-0168 10-0224 10-0304 10-0314 10-0658 10-0666 11-0553 12-0485 12-0506 12-0507 12-0567
haut 01-0097 01-0120 01-0162 01-0543 01-0575 01-0674 02-0026 02-0036 02-0053 02-0054 02-0174 02-0177 02-0350 02-0420 02-0474 03-0140 03-0148 03-0327 03-0398 03-0426 03-0454 03-0483 03-0529 03-0566 04-0070 04-0165 04-0195 04-0235 04-0313 04-0488 04-0540 04-0555 04-0658 05-0121 05-0358 05-0519 05-0558 06-0020 06-0117 06-0133 06-0164 06-0193 06-0490 06-0498 06-0563 06-0565 06-0573 07-0058 07-0178 07-0439 07-0468 07-0567 07-0568 07-0585 08-0028 08-0114 08-0324 08-0389 08-0391 08-0399 09-0039 09-0133 09-0149 09-0195 09-0196 09-0410 09-0448 09-0458 09-0459 09-0517 09-0520 09-0540 09-0574 10-0021 10-0099 10-0140 10-0172 10-0413 10-0414 10-0523 10-0556 11-0030 11-0169 11-0375 11-0495 12-0094 12-0121 12-0307 12-0426 12-0518 12-0540 12-0667
+hauttransplantation 07-0568
havarie 09-0339
+hcg 04-0268 07-0281 07-0286 08-0220 09-0066 12-0590 12-0591 12-0594
hch 01-0694 01-0695
hefe 03-0387

hefe 10-0419
12-0662
+heilung 01-0669
+heimvogel 06-0551
heizungsanlage
06-0304
+heligmosides poly
gyrus 03-0448
+heligmosomoides
01-0529
helminthe 01-0110
01-0115 01-0508
01-0509 01-0524
02-0144 02-0145
02-0491 02-0604
03-0151 03-0418
03-0440 03-0448
03-0449 04-0148
04-0150 04-0151
04-0152 04-0383
04-0514 04-0526
05-0114 05-0115
05-0116 05-0117
05-0122 06-0514
06-0529 07-0119
07-0120 07-0121
07-0122 07-0123
07-0125 07-0417
07-0425 07-0437
07-0498 08-0110
08-0427 08-0433
08-0463 09-0146
09-0467 09-0478
09-0509 09-0510
10-0100 10-0101
10-0102 10-0447
10-0448 10-0449
10-0453 11-0472
12-0101 12-0102
12-0105 12-0430
12-0450 12-0474
helminthose
01-0487 01-0519
01-0520 01-0532
01-0537 01-0546
02-0494 02-0497
03-0423 03-0431
03-0437 03-0438
03-0447 04-0518
04-0527 04-0652
05-0489 05-0510
05-0637 07-0430
07-0434 07-0436
07-0527 08-0428
08-0440 08-0580
09-0145 10-0454
10-0455 11-0144
11-0444 11-0446
11-0447 11-0448
11-0457 11-0459
11-0463 11-0486
11-0561 11-0574
11-0578 12-0453
12-0455 12-0456
12-0464 12-0468
12-0471 12-0473
12-0579
+helotes sexlineatus
02-0148
hemmstoff 02-0094
02-0217 02-0291
03-0555 03-0556
03-0557 03-0605
04-0657 05-0075
05-0622 07-0204
hemmstoff 07-0547
07-0620 08-0026
08-0089 09-0083
09-0579 10-0577
10-0608 11-0629
12-0030 12-0035
12-0598
+hemmstoffnachweis
12-0550
hengst 01-0293
04-0003 04-0004
06-0246 07-0102
07-0570 08-0092
08-0093 08-0245
09-0112 09-0304
09-0330 09-0602
09-0603 10-0046
10-0217 11-0112
12-0231
henne 04-0656
10-0503 11-0105
+heparin 02-0521
05-0232 09-0606
12-0604
hepatitis 08-0263
09-0413 10-0410
11-0522 11-0529
11-0554
+hepatoenzephalopa
thie 11-0523
+hepatom 12-0106
+hepatozoon canis
04-0501
+hepatozyt 04-0072
10-0126
heptachlor 12-0526
herbizid 02-0010
10-0611
herbst 03-0164
06-0142
herdbuchzucht
06-0336
herde 01-0314
03-0512 03-0516
05-0236 06-0236
06-0291 06-0614
07-0294 09-0371
09-0563 09-0576
10-0144 10-0284
10-0498 11-0055
11-0127 11-0276
11-0449
hernie 01-0167
03-0500 03-0576
05-0258 09-0570
11-0604
herpes simplex viru
s 01-0460
01-0461 01-0462
02-0456 04-0476
04-0477 05-0457
07-0398 08-0366
08-0368 08-0369
08-0378
herpesvirus
01-0463 01-0464
02-0454 02-0457
03-0377 03-0379
03-0380 04-0428
05-0450 05-0451
05-0452 05-0458
06-0462 06-0466
06-0476 07-0392
07-0397 08-0158
08-0370 08-0372
herpesvirus
08-0377 08-0578
09-0250 09-0425
09-0452 09-0453
10-0397 10-0398
10-0404 10-0405
10-0570 11-0402
11-0405 11-0408
herpesvirus felis
04-0474 10-0404
12-0414
herpesvirus suis
01-0191 01-0471
01-0472 01-0473
01-0474 02-0453
04-0473 05-0446
05-0447 06-0469
06-0470 06-0471
06-0472 06-0473
07-0395 08-0373
08-0374 09-0232
09-0444 09-0445
09-0447 09-0448
herpresvirus suis
05-0445
herz 01-0035
01-0039 01-0040
01-0042 01-0060
01-0166 01-0367
01-0582 01-0601
02-0020 02-0041
02-0045 02-0072
02-0074 02-0169
02-0332 02-0417
02-0546 02-0660
03-0029 03-0068
03-0077 03-0082
03-0317 03-0447
03-0480 04-0015
04-0025 04-0033
04-0051 04-0073
04-0193 04-0564
04-0573 04-0576
04-0686 05-0033
05-0043 05-0131
05-0554 05-0556
06-0544 07-0028
07-0042 07-0045
07-0155 07-0160
07-0163 07-0444
07-0445 07-0533
08-0039 08-0055
08-0056 08-0057
08-0114 08-0129
08-0131 08-0458
08-0459 08-0460
08-0461 09-0044
09-0052 09-0053
09-0055 09-0147
09-0368 09-0509
09-0552 09-0651
09-0688 10-0016
10-0061 10-0063
11-0021 11-0024
11-0032 11-0035
11-0058 11-0069
11-0071 11-0072
11-0076 11-0077
11-0080 11-0088
11-0163 11-0166
11-0167 11-0348
11-0580 11-0609
11-0610 12-0008
12-0026 12-0115
12-0116 12-0485
herz 12-0641
herz-/kreislaufmittel
02-0072 05-0554
05-0556 12-0571
12-0611
herz-kreislaufsyste
m 02-0545
04-0054 04-0055
04-0096 04-0600
04-0654 04-0684
05-0554 05-0623
05-0624 06-0044
06-0228 06-0572
07-0043 07-0461
08-0050 10-0039
11-0072 11-0077
11-0492 11-0499
11-0583 11-0612
12-0013 12-0571
+herzfrequenz
02-0002
+herzindex 11-0609
11-0610
+herzkammer
11-0072
+herzminutenvolume
n 05-0554
+herzwurm 07-0437
+heterobranchus bi
dorsalis 01-0108
heterogen 01-0205
02-0078 02-0116
10-0181 12-0185
+heteropneustes fos
silis 05-0095
06-0127 06-0128
+heteropolyanion
04-0461
heterosis 12-0090
heterozygotie
12-0124
heu 04-0301
04-0570 05-0502
06-0583
hilfsstoff 07-0106
hinterhirn 07-0006
07-0007 09-0199
11-0165
hippeastrum
06-0568
+hirnstamm 04-0068
+hirsch 01-0533
03-0429 05-0074
05-0401 07-0310
09-0435 11-0119
11-0488
+hirudin 06-0636
hirudinea 12-0604
histamin 01-0206
02-0079 02-0666
02-0667 03-0056
04-0241 05-0038
05-0149 05-0205
05-0267 06-0696
07-0027 11-0054
11-0582 12-0258
histidin 06-0182
06-0696
+histogenese
03-0006
+histogramm
03-0231
+histokompatibilitaet
04-0233
+histokompatibilitaet
skomplex 05-0193
histologie 01-0008
01-0011 01-0013
01-0078 01-0107
01-0127 01-0128
01-0129 01-0134
01-0135 01-0161
01-0209 01-0213
01-0288 01-0368
01-0444 01-0469
01-0550 02-0001
02-0004 02-0005
02-0006 02-0009
02-0012 02-0150
02-0166 02-0172
02-0174 02-0178
02-0307 02-0387
02-0557 02-0558
02-0579 02-0622
02-0653 02-0658
03-0010 03-0011
03-0012 03-0013
03-0014 03-0018
03-0019 03-0020
03-0021 03-0023
03-0101 03-0138
03-0181 03-0251
03-0258 03-0384
03-0409 03-0440
03-0441 03-0448
03-0461 03-0479
03-0487 03-0488
03-0600 04-0005
04-0012 04-0014
04-0015 04-0016
04-0017 04-0022
04-0026 04-0029
04-0078 04-0112
04-0117 04-0126
04-0137 04-0154
04-0163 04-0165
04-0188 04-0191
04-0192 04-0200
04-0203 04-0281
04-0366 04-0439
04-0489 04-0514
04-0573 04-0576
04-0577 04-0578
04-0591 04-0616
04-0660 05-0002
05-0004 05-0005
05-0006 05-0008
05-0094 05-0103
05-0132 05-0144
05-0148 05-0155
05-0156 05-0158
05-0315 05-0353
05-0541 05-0559
05-0562 05-0593
06-0007 06-0114
06-0126 06-0127
06-0153 06-0154
06-0161 06-0162
06-0244 06-0408
06-0422 06-0423
06-0477 06-0490
06-0492 06-0506
06-0509 06-0550
06-0560 06-0562
06-0564 06-0574
06-0598 06-0693
07-0009 07-0010
07-0011 07-0157
07-0167 07-0172

histologie 07-0173
07-0181 07-0199
07-0262 07-0427
07-0488 07-0534
07-0535 07-0536
07-0613 08-0009
08-0017 08-0061
08-0113 08-0114
08-0115 08-0134
08-0136 08-0137
08-0281 08-0285
08-0338 08-0346
08-0358 08-0386
08-0395 08-0440
08-0440 08-0468
08-0512 09-0009
09-0093 09-0111
09-0114 09-0131
09-0139 09-0140
09-0141 09-0149
09-0197 09-0199
09-0200 09-0202
09-0203 09-0205
09-0210 09-0254
09-0282 09-0292
09-0347 09-0382
09-0451 09-0459
09-0488 09-0537
09-0538 09-0542
09-0543 09-0594
09-0618 09-0633
09-0635 09-0650
10-0007 10-0009
10-0013 10-0020
10-0022 10-0056
10-0122 10-0128
10-0130 10-0131
10-0132 10-0135
10-0172 10-0311
10-0383 10-0417
10-0543 10-0545
10-0546 10-0627
10-0652 11-0002
11-0010 11-0011
11-0302 11-0324
11-0389 11-0428
11-0524 11-0529
12-0007 12-0009
12-0014 12-0015
12-0016 12-0018
12-0023 12-0066
12-0119 12-0126
12-0191 12-0199
12-0201 12-0316
12-0348 12-0374
12-0407 12-0420
12-0429 12-0436
12-0440 12-0443
12-0444 12-0501
12-0516 12-0541
+histometrie
09-0020
histoplasma
04-0252
+histoplasma capsul
atum 04-0252
+hitrakrankheit
05-0106 05-0107
+hitzeschock
06-0170
+hiv 04-0416
+hochkontrastverf
01-0177
hochleistungskuh
06-0291 06-0545
hochleistungskuh
11-0266
hochschulausbildun
g 05-0144
09-0184 12-0212
hochschule 01-0149
09-0184 09-0187
09-0190
hoden 01-0007
01-0034 01-0154
01-0675 02-0006
02-0028 02-0065
02-0115 02-0173
02-0183 02-0243
02-0285 02-0307
02-0308 02-0309
02-0399 03-0110
03-0113 03-0118
03-0537 03-0598
04-0014 04-0019
04-0022 04-0044
04-0077 04-0089
04-0094 04-0281
04-0581 05-0002
05-0079 05-0281
05-0439 06-0226
07-0087 07-0088
07-0089 07-0295
07-0427 07-0615
08-0087 08-0088
08-0130 09-0016
09-0046 09-0100
09-0107 09-0110
09-0111 09-0113
09-0238 09-0303
09-0306 09-0330
09-0570 10-0009
10-0040 10-0077
10-0086 10-0249
11-0009 11-0084
11-0114 11-0115
11-0117 11-0216
12-0006 12-0010
12-0018 12-0049
12-0065 12-0231
+hoehenatmung
02-0259
hoehenlage
01-0028 06-0065
+hoflundsyndrom
03-0477
+hohlraum 07-0071
holstein-friesian-rin
d 01-0087
07-0073 07-0082
07-0083 07-0280
08-0096 08-0224
holz 12-0281
holzschutzmittel
01-0140
+holzzunge 05-0411
+homoeopathie
02-0167 02-0600
03-0533 03-0534
03-0535 04-0624
06-0158 09-0183
10-0121 11-0475
honig 02-0153
02-0156 03-0168
04-0172 04-0173
04-0707 05-0136
06-0134 09-0167
honigtau 05-0133
hormon 01-0007
01-0016 01-0037
hormon 01-0048
01-0059 01-0080
01-0292 01-0296
01-0571 01-0578
01-0639 01-0645
02-0013 02-0022
02-0030 02-0038
02-0062 02-0098
02-0175 02-0499
03-0058 03-0059
03-0097 03-0103
03-0105 03-0179
03-0249 03-0272
03-0468 04-0031
04-0077 04-0090
04-0278 04-0279
04-0552 04-0646
04-0659 05-0038
05-0041 05-0042
05-0058 05-0067
05-0247 05-0261
05-0280 05-0293
05-0298 05-0302
05-0664 06-0024
06-0026 06-0037
06-0042 06-0047
06-0053 06-0055
06-0057 06-0058
06-0070 06-0072
06-0077 06-0230
06-0236 06-0262
06-0267 06-0277
06-0567 06-0654
07-0060 07-0062
07-0074 07-0106
07-0252 07-0287
08-0054 08-0067
08-0073 08-0075
08-0141 08-0179
08-0218 09-0023
09-0031 09-0043
09-0089 09-0095
09-0098 09-0101
09-0113 09-0210
09-0310 09-0634
10-0007 10-0025
10-0034 10-0047
10-0055 10-0235
10-0252 10-0260
10-0606 10-0611
10-0618 11-0008
11-0015 11-0017
11-0038 11-0042
11-0047 11-0060
11-0101 11-0110
11-0220 11-0228
11-0278 11-0279
11-0304 11-0468
11-0587 12-0048
12-0054 12-0153
12-0238 12-0251
12-0497 12-0503
12-0505 12-0514
12-0590 12-0591
12-0592
horn 06-0549
06-0563 06-0633
11-0119 11-0618
12-0493
+hornhaut 02-0637
12-0635
+hornhautoedem
10-0629
+hospitalismus
10-0572
hplc 04-0633
04-0667 05-0066
06-0648 07-0559
09-0621 09-0681
10-0462 12-0620
12-0622
hueftdarm 03-0409
+hueftgelenk
01-0005 03-0590
03-0591
+hueftgelenksdyspla
sie 06-0690
12-0647
+huehnerembryonen
test 05-0466
huehnerpockenvirus
03-0381
+huellprotein
02-0195
huf 05-0017
05-0550 05-0679
06-0030 07-0592
07-0597 08-0046
08-0609 10-0006
10-0305 10-0649
10-0663 11-0618
11-0619 11-0622
12-0342 12-0643
+hufbeinzyste
10-0649
+hufbeschlag
05-0679 10-0651
+hufkrebs 10-0305
hufpflege 05-0679
+hufrehe 05-0550
10-0663
+hufwinkel 07-0597
huhn 01-0011
01-0158 01-0288
01-0361 01-0434
01-0597 02-0017
02-0037 02-0038
02-0101 02-0182
02-0231 02-0256
02-0257 02-0417
02-0418 02-0429
02-0451 02-0465
02-0471 02-0491
02-0626 03-0046
03-0080 03-0102
03-0226 03-0246
03-0352 03-0353
04-0010 04-0021
04-0033 04-0034
04-0035 04-0070
04-0219 04-0440
04-0442 04-0480
04-0490 04-0645
04-0655 04-0677
05-0011 05-0072
05-0224 05-0315
05-0376 05-0379
05-0422 05-0432
05-0441 05-0448
05-0465 05-0494
05-0541 05-0622
06-0008 06-0018
06-0097 06-0194
06-0353 06-0390
06-0418 06-0419
06-0420 06-0460
06-0485 06-0518
06-0528 06-0573
06-0642 07-0037
07-0038 07-0060
huhn 07-0080
07-0158 07-0321
07-0350 07-0364
07-0366 07-0372
07-0396 07-0423
07-0429 07-0453
07-0507 07-0562
08-0019 08-0061
08-0183 08-0199
08-0264 08-0385
08-0411 08-0568
09-0009 09-0016
09-0017 09-0195
09-0247 09-0355
09-0373 09-0387
09-0412 09-0434
09-0451 09-0538
09-0539 09-0592
09-0595 09-0634
10-0028 10-0076
10-0088 10-0198
10-0281 10-0364
10-0375 10-0378
10-0395 10-0402
10-0475 10-0616
11-0016 11-0352
11-0372 11-0396
11-0410 11-0470
11-0471 11-0496
12-0004 12-0021
12-0022 12-0047
12-0192 12-0193
12-0302 12-0309
12-0316 12-0421
12-0424 12-0444
12-0476 12-0581
12-0582
huminstoff 07-0529
11-0600
hummel 05-0134
+humoral 03-0376
05-0269 09-0242
hund 01-0005
01-0034 01-0035
01-0036 01-0037
01-0057 01-0058
01-0059 01-0154
01-0161 01-0162
01-0163 01-0206
01-0207 01-0242
01-0244 01-0249
01-0258 01-0287
01-0338 01-0378
01-0379 01-0405
01-0451 01-0481
01-0492 01-0519
01-0559 01-0563
01-0574 01-0575
01-0585 01-0586
01-0587 01-0588
01-0589 01-0596
01-0634 01-0653
01-0654 01-0675
01-0683 02-0008
02-0039 02-0040
02-0041 02-0073
02-0074 02-0170
02-0175 02-0176
02-0177 02-0183
02-0184 02-0267
02-0284 02-0285
02-0308 02-0380
02-0385 02-0407
02-0436 02-0452
02-0463 02-0495

hund 02-0501
02-0533 02-0547
02-0548 02-0549
02-0550 02-0551
02-0552 02-0553
02-0593 02-0600
02-0615 02-0616
02-0617 02-0634
02-0635 02-0637
02-0638 02-0642
02-0643 02-0646
02-0658 03-0001
03-0019 03-0054
03-0055 03-0086
03-0087 03-0088
03-0089 03-0178
03-0179 03-0180
03-0181 03-0182
03-0231 03-0234
03-0235 03-0356
03-0370 03-0387
03-0388 03-0400
03-0439 03-0445
03-0446 03-0447
03-0450 03-0460
03-0470 03-0481
03-0482 03-0483
03-0484 03-0485
03-0486 03-0488
03-0495 03-0496
03-0535 03-0562
03-0567 03-0568
03-0571 03-0574
03-0575 03-0583
03-0584 03-0585
03-0586 03-0590
03-0591 03-0597
03-0598 03-0600
04-0008 04-0052
04-0072 04-0073
04-0198 04-0199
04-0200 04-0201
04-0279 04-0371
04-0383 04-0401
04-0406 04-0465
04-0489 04-0501
04-0506 04-0510
04-0540 04-0555
04-0573 04-0574
04-0575 04-0576
04-0577 04-0597
04-0598 04-0658
04-0659 04-0660
04-0674 04-0683
04-0685 04-0686
04-0687 04-0689
04-0691 04-0697
04-0704 04-0705
05-0003 05-0016
05-0034 05-0048
05-0049 05-0050
05-0142 05-0148
05-0151 05-0158
05-0159 05-0162
05-0193 05-0250
05-0272 05-0331
05-0396 05-0402
05-0475 05-0495
05-0510 05-0542
05-0543 05-0544
05-0545 05-0553
05-0554 05-0555
05-0556 05-0558
05-0559 05-0572
05-0573 05-0623
hund 05-0624
05-0648 05-0665
05-0666 05-0667
05-0676 05-0677
05-0687 05-0688
05-0689 05-0690
05-0691 06-0019
06-0044 06-0045
06-0075 06-0076
06-0154 06-0159
06-0160 06-0161
06-0162 06-0242
06-0303 06-0365
06-0381 06-0382
06-0383 06-0422
06-0462 06-0463
06-0464 06-0495
06-0508 06-0509
06-0513 06-0514
06-0520 06-0535
06-0541 06-0543
06-0553 06-0554
06-0555 06-0556
06-0558 06-0566
06-0567 06-0568
06-0569 06-0622
06-0643 06-0644
06-0662 06-0666
06-0668 06-0670
06-0671 06-0686
06-0688 06-0689
06-0690 06-0692
06-0693 07-0004
07-0005 07-0012
07-0041 07-0063
07-0064 07-0065
07-0154 07-0156
07-0166 07-0167
07-0168 07-0169
07-0170 07-0171
07-0172 07-0173
07-0220 07-0227
07-0228 07-0229
07-0247 07-0264
07-0265 07-0343
07-0355 07-0373
07-0389 07-0390
07-0391 07-0416
07-0427 07-0437
07-0442 07-0443
07-0445 07-0454
07-0465 07-0466
07-0467 07-0468
07-0469 07-0546
07-0547 07-0548
07-0557 07-0563
07-0572 07-0573
07-0582 07-0583
07-0586 07-0606
07-0616 08-0010
08-0020 08-0038
08-0062 08-0131
08-0137 08-0138
08-0139 08-0166
08-0195 08-0196
08-0201 08-0202
08-0212 08-0215
08-0263 08-0293
08-0309 08-0353
08-0359 08-0360
08-0424 08-0429
08-0454 08-0458
08-0460 08-0461
08-0462 08-0463
08-0464 08-0466
hund 08-0467
08-0468 08-0486
08-0489 08-0498
08-0510 08-0511
08-0512 08-0513
08-0514 08-0515
08-0516 08-0562
08-0573 08-0574
08-0586 08-0591
08-0597 08-0598
08-0605 08-0607
08-0608 08-0619
09-0007 09-0010
09-0036 09-0037
09-0059 09-0060
09-0097 09-0192
09-0194 09-0199
09-0205 09-0206
09-0207 09-0208
09-0210 09-0237
09-0285 09-0301
09-0351 09-0384
09-0458 09-0459
09-0471 09-0487
09-0490 09-0501
09-0514 09-0527
09-0540 09-0541
09-0542 09-0543
09-0544 09-0616
09-0630 09-0635
09-0642 09-0647
09-0651 09-0652
10-0016 10-0037
10-0062 10-0063
10-0064 10-0133
10-0136 10-0137
10-0138 10-0139
10-0140 10-0141
10-0142 10-0145
10-0146 10-0195
10-0227 10-0228
10-0311 10-0317
10-0385 10-0433
10-0435 10-0436
10-0443 10-0444
10-0469 10-0470
10-0486 10-0497
10-0504 10-0517
10-0518 10-0519
10-0520 10-0521
10-0522 10-0523
10-0524 10-0525
10-0526 10-0581
10-0588 10-0605
10-0635 10-0636
10-0637 10-0638
10-0639 10-0645
10-0646 10-0656
10-0664 10-0665
10-0666 10-0667
11-0033 11-0034
11-0035 11-0065
11-0066 11-0067
11-0068 11-0069
11-0070 11-0071
11-0072 11-0073
11-0074 11-0075
11-0169 11-0244
11-0245 11-0324
11-0326 11-0327
11-0452 11-0467
11-0480 11-0485
11-0492 11-0493
11-0512 11-0513
11-0520 11-0521
hund 11-0522
11-0523 11-0524
11-0525 11-0532
11-0560 11-0583
11-0584 11-0585
11-0586 11-0606
11-0607 11-0615
11-0616 11-0617
12-0013 12-0120
12-0127 12-0200
12-0202 12-0230
12-0304 12-0325
12-0332 12-0343
12-0398 12-0399
12-0402 12-0406
12-0407 12-0425
12-0431 12-0436
12-0449 12-0450
12-0471 12-0473
12-0489 12-0502
12-0503 12-0512
12-0513 12-0514
12-0515 12-0516
12-0517 12-0518
12-0519 12-0520
12-0521 12-0559
12-0566 12-0577
12-0633 12-0640
12-0641 12-0647
hunger 02-0034
04-0045 05-0093
05-0331 08-0036
10-0123 10-0197
+husten 12-0473
+hyaluronidase
12-0146
+hyaluronsaeure
05-0047
hybrid (tier)
02-0113 03-0150
03-0340 08-0013
11-0384
+hybridisierung
04-0410 05-0012
05-0359 05-0385
10-0161
+hybridom 01-0220
01-0231 01-0371
02-0213 02-0245
02-0246 02-0249
03-0208 04-0220
04-0228 04-0495
05-0216 05-0223
06-0205 06-0206
07-0369 11-0202
11-0205
+hybridomtechnik
11-0204
hybridzuechtung (tier) 01-0220
03-0224 10-0445
+hydramnion
09-0286
+hydrocephalus
09-0198
+hydrofauna
07-0127
hydrolase 01-0024
09-0041
+hydronephrosis
03-0487
+hydroperitoneum
03-0597
hydrophilie 12-0312
+hydrothorax
02-0032
hygiene 02-0339
02-0346 02-0664
02-0670 03-0520
04-0316 04-0628
05-0292 06-0714
06-0715 08-0142
08-0256 10-0205
10-0500 11-0321
11-0543
hymenolepis
05-0497 05-0498
05-0651 08-0446
10-0607 11-0465
+hyperadrenokortizismus 04-0194
+hypercholesterolaemie 02-0530
+hyperderma
11-0487
+hyperdiploidie
12-0118
+hyperglykaemie
05-0131 07-0313
+hyperimmunserum
07-0314
+hyperkalzaemie
10-0025 11-0511
+hyperlipaemie
02-0521
+hyperostose
05-0465
+hyperplasie
03-0575 04-0578
07-0157 09-0296
+hyperthermie
11-0039
+hyperthyreose
01-0576
+hypertonie
03-0472 12-0514
+hypervitaminose
05-0541 07-0453
hyphomycetes
08-0392
+hypoadrenokortizismus 06-0555
+hypocalcaemie
08-0211
hypoderma 01-0486
04-0543 08-0480
08-0481
+hypoechinorhynchus thermaceri
05-0118
+hypokinese
06-0019
+hypomagnesaemie
03-0462
+hypomotilitaet
01-0581
+hypoparathyreoidismus 09-0527
+hypophthalmichthys molitrix 06-0101
06-0102 07-0139
hypophyse 01-0013
01-0072 01-0635
02-0050 02-0077
02-0091 02-0095
02-0305 03-0058
03-0059 03-0080
03-0106 03-0109
04-0010 04-0013

hypophyse 04-0044
04-0194 06-0022
06-0024 06-0026
06-0028 06-0037
06-0052 06-0060
06-0231 06-0277
07-0061 07-0067
07-0172 08-0065
09-0056 09-0061
09-0064 10-0017
10-0034 10-0046
10-0065 10-0068
10-0075 10-0141
10-0143 10-0273
10-0412 11-0003
11-0022 11-0044
11-0099 11-0558
12-0028 12-0032
12-0058 12-0059
12-0060 12-0061
12-0497 12-0552
12-0597
hypophysenhormon
03-0098 06-0022
06-0103 09-0085
10-0268
hypothalamus
01-0029 01-0056
02-0047 02-0050
02-0053 02-0065
02-0089 02-0091
02-0095 03-0103
03-0106 06-0037
06-0039 06-0248
06-0253 07-0088
09-0061 09-0063
09-0064 10-0033
10-0065 10-0080
11-0010 11-0039
11-0060 11-0113
11-0125 12-0025
12-0032
+hypothermie
04-0025 04-0061
+hypothyreoidismus
08-0514
+hypothyreose
04-0552
+hypotrichose
01-0153
+hypoxämie
11-0520
+hypoxie 02-0054
02-0262 03-0057
03-0468 04-0068
05-0035 09-0620
10-0038 11-0053
11-0059 11-0068
+hypoxietoleranz
02-0259
+hysterektomie
10-0276
+hysterothylacium h
aze 09-0146
ibr/ipv-virus
01-0465 01-0465
01-0466 01-0467
01-0468 02-0192
02-0455 02-0458
02-0459 02-0460
02-0461 02-0524
03-0354 03-0373
03-0374 03-0375
04-0468 04-0469
04-0470 04-0471
ibr/ipv-virus
04-0606 05-0442
05-0443 06-0400
06-0626 07-0393
07-0393 07-0394
08-0371 09-0428
10-0399 10-0400
11-0403 11-0404
12-0410 12-0411
ibv 02-0429
03-0359 04-0441
04-0442 06-0438
07-0371 07-0372
09-0594 10-0372
10-0373 10-0374
10-0375
+ibw 12-0080
ichthyologie
04-0109
+ichthyophonus
06-0113
+ichthyophthirius m
ultifiliis 02-0143
04-0142
+ictalurus nebulosus
03-0148
+ictalurus punctatus
03-0131 03-0135
03-0156 04-0142
08-0117
+id-test 05-0419
identifizierung
01-0365 02-0013
02-0014 03-0205
03-0211 04-0372
04-0633 06-0082
06-0205 06-0217
06-0356 06-0375
06-0521 06-0616
06-0709 06-0717
07-0110 07-0114
07-0183 08-0105
08-0108 08-0147
08-0188 08-0192
08-0275 08-0340
08-0365 08-0517
08-0549 08-0567
09-0511 10-0161
10-0376 11-0191
11-0201 11-0343
11-0482 12-0136
12-0242 12-0370
+idiotypisch
02-0248
+ifn-effekt 05-0204
+ihn 09-0138
+ihnv 05-0099
+ihv 04-0138
04-0139 04-0140
ikterus 12-0530
ilt-virus 02-0465
07-0332 07-0396
08-0367 08-0376
immission 05-0318
08-0624
+immunantwort
04-0494 05-0196
+immunblot 01-0189
07-0187
+immunblotting
01-0188 01-0516
06-0176 07-0353
08-0185
+immunchemie
05-0427
+immundiagnostiku.
m 12-0160
+immundiffusion
02-0215 03-0423
04-0395 10-0318
10-0356 12-0361
+immundiffusions-e
nzymassay
08-0328
+immundiffusionstes
t 12-0423
+immunfermentanaly
se 06-0172
immungenetik
02-0219 05-0162
05-0193 06-0176
12-0192
immunglobulin
01-0187 01-0195
01-0200 01-0201
01-0203 01-0204
01-0208 01-0210
01-0211 01-0212
01-0214 01-0218
01-0220 01-0220
01-0221 01-0225
01-0234 01-0235
01-0237 01-0239
01-0366 01-0370
01-0421 01-0429
01-0502 01-0509
01-0514 01-0602
01-0603 02-0197
02-0198 02-0204
02-0209 02-0210
02-0213 02-0215
02-0216 02-0218
02-0219 02-0220
02-0221 02-0225
02-0231 02-0232
02-0234 02-0235
02-0246 02-0247
02-0249 02-0255
02-0369 02-0397
02-0422 02-0476
02-0507 03-0173
03-0189 03-0204
03-0206 03-0214
03-0215 03-0217
03-0218 03-0219
03-0221 03-0233
03-0258 03-0312
03-0388 03-0443
04-0216 04-0219
04-0221 04-0230
04-0236 04-0238
04-0239 04-0240
04-0241 04-0243
04-0342 04-0344
04-0386 04-0401
04-0436 04-0446
04-0500 04-0521
04-0528 04-0601
04-0604 04-0615
05-0168 05-0172
05-0173 05-0179
05-0183 05-0184
05-0186 05-0187
05-0190 05-0199
05-0212 05-0213
05-0214 05-0222
05-0269 05-0378
05-0393 05-0409
05-0418 05-0467
05-0490 05-0574
immunglobulin
05-0593 05-0630
05-0640 06-0105
06-0177 06-0187
06-0190 06-0192
06-0199 06-0201
06-0207 06-0217
06-0325 06-0362
06-0392 06-0394
06-0398 06-0540
06-0590 06-0592
06-0606 06-0609
07-0166 07-0200
07-0208 07-0216
07-0218 07-0219
07-0221 07-0222
07-0223 07-0353
07-0428 07-0452
07-0494 07-0504
07-0515 08-0136
08-0154 08-0161
08-0169 08-0174
08-0180 08-0181
08-0191 08-0271
08-0342 08-0390
08-0527 08-0528
09-0228 09-0242
09-0247 09-0256
09-0412 09-0505
09-0564 09-0565
10-0142 10-0171
10-0179 10-0180
10-0192 10-0326
10-0332 10-0333
10-0409 10-0453
10-0523 10-0555
11-0200 11-0202
11-0338 11-0360
11-0372 11-0436
11-0470 11-0478
12-0131 12-0145
12-0158 12-0160
12-0175 12-0177
12-0182 12-0183
12-0189 12-0193
12-0302 12-0311
12-0350 12-0553
+immunhistologie
08-0362
immunisierung
01-0162 01-0175
01-0206 01-0212
01-0479 01-0523
02-0193 02-0195
02-0201 02-0221
02-0225 02-0230
02-0298 02-0369
02-0378 02-0447
02-0472 02-0513
02-0617 03-0240
03-0270 03-0316
03-0357 03-0416
03-0421 03-0426
03-0469 04-0125
04-0126 04-0128
04-0130 04-0221
04-0331 04-0341
04-0351 04-0366
04-0372 04-0380
04-0386 04-0426
04-0437 04-0458
04-0460 04-0502
04-0505 05-0326
05-0430 05-0443
06-0325 06-0360
immunisierung
06-0505 06-0511
06-0536 06-0599
06-0623 06-0625
07-0123 07-0191
07-0330 07-0339
07-0391 07-0397
07-0438 07-0495
08-0104 08-0146
08-0159 08-0173
08-0176 08-0187
08-0270 08-0271
08-0298 08-0302
08-0343 08-0356
08-0437 08-0534
08-0540 09-0126
09-0328 09-0379
09-0402 09-0431
09-0448 09-0463
09-0476 09-0568
10-0187 10-0273
10-0335 10-0346
10-0367 10-0369
10-0459 10-0584
11-0192 11-0218
11-0222 11-0228
11-0334 11-0355
11-0360 11-0389
11-0390 11-0404
11-0427 11-0434
11-0442 11-0471
11-0474 11-0476
11-0557 11-0575
12-0137 12-0249
12-0250 12-0293
12-0302 12-0320
12-0322 12-0334
12-0345 12-0371
12-0372 12-0373
12-0376 12-0394
12-0556 12-0576
12-0580 12-0584
immunitaet 01-0102
01-0375 01-0431
01-0435 01-0446
01-0451 01-0505
01-0514 01-0540
01-0545 01-0604
01-0618 01-0664
02-0221 02-0228
02-0257 02-0363
02-0378 02-0397
02-0425 02-0462
02-0466 02-0471
02-0494 02-0509
02-0621 03-0198
03-0222 03-0240
03-0253 03-0287
03-0305 03-0309
03-0331 03-0334
03-0350 03-0359
03-0370 03-0381
03-0388 03-0416
03-0471 03-0502
04-0111 04-0123
04-0142 04-0162
04-0223 04-0232
04-0237 04-0350
04-0358 04-0360
04-0370 04-0377
04-0449 04-0497
04-0606 05-0106
05-0110 05-0176
05-0185 05-0208
05-0334 05-0358

immunitaet 05-0363
05-0367 05-0395
05-0421 05-0435
05-0440 05-0459
05-0461 05-0492
06-0105 06-0399
06-0433 06-0461
06-0463 06-0505
06-0510 06-0599
06-0600 06-0606
06-0608 06-0623
06-0625 06-0626
07-0338 07-0371
07-0376 07-0379
07-0383 07-0410
07-0412 07-0413
07-0509 08-0044
08-0132 08-0153
08-0161 08-0312
08-0360 08-0379
09-0223 09-0226
09-0235 09-0254
09-0407 09-0470
09-0556 09-0588
09-0594 09-0595
10-0157 10-0167
10-0304 10-0325
10-0380 10-0430
10-0585 11-0288
11-0317 11-0328
11-0421 11-0422
11-0425 11-0456
11-0508 12-0156
12-0178 12-0334
12-0403 12-0405
12-0422 12-0553

+immunkomplex
02-0198 02-0234

+immunkomplex-glo merulopathie
09-0450

+immunmangelkrank heit 12-0192

+immunmodulation
08-0388 10-0188
11-0215

+immunmodulator
08-0132 10-0595

+immunogenese
10-0184

immunologie
01-0150 01-0170
01-0194 01-0195
01-0197 01-0202
01-0209 01-0212
01-0217 01-0226
01-0227 01-0228
01-0229 01-0239
01-0391 01-0406
01-0433 01-0459
01-0469 01-0501
01-0502 01-0513
01-0562 01-0580
02-0059 02-0166
02-0190 02-0194
02-0196 02-0197
02-0198 02-0200
02-0202 02-0203
02-0207 02-0208
02-0209 02-0211
02-0213 02-0214
02-0225 02-0226
02-0229 02-0231
02-0234 02-0235
02-0237 02-0242

immunologie
02-0251 02-0266
02-0389 02-0402
02-0409 02-0410
02-0424 02-0434
02-0445 02-0453
02-0536 02-0596
02-0626 03-0014
03-0189 03-0190
03-0191 03-0193
03-0196 03-0197
03-0199 03-0203
03-0207 03-0215
03-0225 03-0226
03-0280 03-0348
03-0356 03-0363
03-0369 03-0423
03-0443 04-0114
04-0115 04-0117
04-0120 04-0222
04-0223 04-0226
04-0229 04-0232
04-0233 04-0237
04-0238 04-0242
04-0250 04-0252
04-0259 04-0333
04-0347 04-0350
04-0383 04-0416
04-0442 04-0467
04-0472 04-0482
04-0493 04-0512
05-0146 05-0153
05-0168 05-0171
05-0172 05-0190
05-0191 05-0192
05-0193 05-0202
05-0204 05-0206
05-0208 05-0209
05-0211 05-0213
05-0215 05-0306
05-0352 05-0353
05-0417 05-0427
05-0445 05-0559
06-0011 06-0183
06-0205 06-0206
06-0208 06-0211
06-0221 06-0296
06-0313 06-0388
06-0395 06-0408
06-0419 06-0426
06-0475 06-0624
07-0015 07-0086
07-0156 07-0205
07-0207 07-0208
07-0209 07-0211
07-0212 07-0216
07-0218 07-0224
07-0225 07-0231
07-0358 07-0366
07-0369 07-0398
07-0436 07-0515
07-0537 07-0559
08-0133 08-0151
08-0158 08-0160
08-0163 08-0169
08-0174 08-0175
08-0186 08-0187
08-0190 08-0191
08-0193 08-0276
08-0277 08-0315
08-0352 08-0369
08-0380 08-0381
08-0388 08-0440
08-0440 08-0470
08-0472 08-0482

immunologie
09-0013 09-0014
09-0039 09-0205
09-0220 09-0225
09-0226 09-0227
09-0230 09-0231
09-0233 09-0234
09-0236 09-0237
09-0242 09-0245
09-0248 09-0249
09-0251 09-0254
09-0255 09-0331
09-0350 09-0358
09-0385 09-0407
09-0414 09-0422
09-0437 09-0453
09-0568 09-0596
09-0616 10-0020
10-0122 10-0135
10-0147 10-0160
10-0169 10-0170
10-0172 10-0173
10-0177 10-0190
10-0281 10-0365
10-0396 10-0447
10-0484 10-0522
10-0593 11-0095
11-0185 11-0191
11-0196 11-0200
11-0202 11-0203
11-0205 11-0206
11-0207 11-0212
11-0213 11-0215
11-0216 11-0227
11-0237 11-0392
11-0433 11-0463
12-0007 12-0031
12-0133 12-0147
12-0153 12-0155
12-0156 12-0157
12-0158 12-0159
12-0161 12-0166
12-0167 12-0168
12-0169 12-0170
12-0174 12-0177
12-0181 12-0182
12-0191 12-0192
12-0314 12-0323
12-0355 12-0382
12-0436 12-0551

+immunpathologie
05-0218 09-0407

+immunperoxidasete chnik 05-0394

+immunperoxydaset echnik 01-0213

+immunprophylaxe
05-0626

immunreaktion
01-0131 01-0132
01-0162 01-0163
01-0175 01-0188
01-0192 01-0193
01-0196 01-0197
01-0198 01-0199
01-0211 01-0214
01-0215 01-0216
01-0222 01-0223
01-0224 01-0226
01-0230 01-0233
01-0235 01-0238
01-0239 01-0282
01-0372 01-0456
01-0459 01-0491
01-0509 01-0541

immunreaktion
02-0050 02-0112
02-0191 02-0194
02-0195 02-0196
02-0203 02-0204
02-0205 02-0208
02-0212 02-0229
02-0232 02-0234
02-0237 02-0244
02-0250 02-0252
02-0254 02-0257
02-0262 02-0288
02-0355 02-0356
02-0361 02-0369
02-0447 02-0460
02-0462 02-0494
02-0504 02-0524
02-0579 02-0622
03-0185 03-0193
03-0195 03-0198
03-0200 03-0216
03-0217 03-0218
03-0219 03-0222
03-0223 03-0376
03-0394 03-0396
03-0403 03-0412
03-0426 03-0526
03-0529 04-0001
04-0027 04-0085
04-0112 04-0113
04-0127 04-0131
04-0148 04-0202
04-0205 04-0212
04-0221 04-0224
04-0226 04-0228
04-0230 04-0231
04-0234 04-0235
04-0242 04-0243
04-0244 04-0245
04-0246 04-0247
04-0248 04-0249
04-0251 04-0252
04-0256 04-0353
04-0361 04-0377
04-0400 04-0401
04-0456 04-0461
04-0470 04-0497
04-0500 04-0505
04-0528 04-0594
04-0601 04-0638
04-0648 05-0019
05-0173 05-0175
05-0177 05-0178
05-0180 05-0181
05-0182 05-0183
05-0184 05-0186
05-0187 05-0188
05-0192 05-0194
05-0195 05-0196
05-0198 05-0199
05-0200 05-0201
05-0203 05-0204
05-0216 05-0218
05-0219 05-0220
05-0221 05-0222
05-0223 05-0269
05-0345 05-0409
05-0461 05-0474
05-0490 05-0498
05-0506 05-0599
05-0627 05-0630
05-0652 06-0165
06-0183 06-0184
06-0188 06-0189
06-0191 06-0192

immunreaktion
06-0193 06-0195
06-0196 06-0197
06-0199 06-0201
06-0202 06-0203
06-0204 06-0209
06-0210 06-0213
06-0315 06-0325
06-0330 06-0342
06-0407 06-0412
06-0419 06-0511
06-0558 06-0570
06-0645 07-0184
07-0186 07-0188
07-0192 07-0205
07-0207 07-0209
07-0210 07-0213
07-0214 07-0215
07-0219 07-0224
07-0301 07-0417
07-0428 07-0525
07-0526 08-0039
08-0146 08-0153
08-0160 08-0167
08-0171 08-0173
08-0175 08-0177
08-0178 08-0179
08-0180 08-0182
08-0186 08-0188
08-0190 08-0191
08-0192 08-0199
08-0273 08-0301
08-0343 08-0388
08-0407 08-0437
08-0440 08-0443
08-0516 08-0524
08-0540 09-0057
09-0098 09-0126
09-0145 09-0215
09-0225 09-0227
09-0236 09-0237
09-0238 09-0239
09-0240 09-0241
09-0242 09-0243
09-0244 09-0253
09-0263 09-0329
09-0353 09-0379
09-0405 09-0407
09-0414 09-0419
09-0441 09-0450
09-0463 09-0464
09-0485 09-0486
09-0513 09-0577
09-0592 10-0056
10-0154 10-0165
10-0167 10-0170
10-0171 10-0173
10-0178 10-0182
10-0183 10-0184
10-0185 10-0188
10-0189 10-0191
10-0333 10-0357
10-0359 10-0366
10-0369 10-0390
10-0396 10-0402
10-0405 10-0414
10-0431 10-0444
10-0535 10-0555
10-0588 10-0595
10-0622 10-0623
11-0096 11-0182
11-0184 11-0192
11-0201 11-0207
11-0209 11-0210
11-0213 11-0214

immunreaktion
11-0221 11-0222
11-0223 11-0228
11-0229 11-0231
11-0232 11-0233
11-0234 11-0235
11-0237 11-0238
11-0334 11-0353
11-0360 11-0375
11-0386 11-0387
11-0409 11-0412
11-0419 11-0436
11-0455 11-0456
11-0461 11-0477
11-0479 11-0504
11-0556 11-0560
11-0565 11-0579
11-0590 12-0017
12-0021 12-0131
12-0155 12-0157
12-0163 12-0164
12-0169 12-0173
12-0178 12-0180
12-0183 12-0184
12-0185 12-0186
12-0190 12-0193
12-0217 12-0333
12-0346 12-0349
12-0350 12-0371
12-0378 12-0381
12-0387 12-0390
12-0577 12-0581
12-0584 12-0586
12-0593 12-0600
+immunregulation
02-0194 02-0203
11-0422, 12-0156
12-0173
immunserum
04-0119 04-0119
06-0405 06-0452
08-0299 09-0245
09-0388 09-0399
09-0408 09-0590
10-0307 10-0318
10-0377 10-0459
10-0585 11-0184
11-0264 11-0338
11-0493 12-0017
12-0092 12-0093
+immunstimulation
01-0224 12-0586
+immunstimulator
11-0207
+immunstimulator fk
-565 04-0127
+immunsuppression
01-0193 01-0196
01-0197 01-0207
01-0211 01-0215
01-0233 01-0349
01-0691 01-0694
02-0191 02-0250
02-0375 02-0453
02-0471 02-0475
02-0561 02-0626
03-0348 03-0394
04-0221 04-0223
04-0226 04-0252
04-0330 04-0482
04-0594 05-0188
05-0198 05-0199
05-0221 05-0457
05-0630 06-0165
06-0209 06-0466
+immunsuppression
07-0086 07-0214
07-0224 07-0417
07-0509 07-0537
08-0180 08-0379
08-0388 08-0527
09-0014 09-0241
09-0419 09-0423
10-0154 10-0189
10-0190 10-0191
10-0365 10-0366
10-0396 10-0535
11-0216 11-0223
11-0229 11-0387
11-0412 11-0421
11-0463 12-0164
12-0174 12-0188
12-0333 12-0378
12-0390 12-0593
+immunsystem
01-0578 03-0223
05-0630 07-0209
08-0333 10-0167
10-0191 11-0215
12-0156
+immuntechnik
02-0469 02-0507
04-0227 04-0537
06-0172 06-0184
06-0191 06-0196
06-0207 06-0208
06-0212 06-0213
06-0216 06-0357
06-0359 06-0405
06-0413 06-0418
06-0425 06-0450
06-0704 07-0198
07-0200 07-0220
07-0222 07-0500
08-0148 08-0164
08-0191 08-0192
08-0222 08-0418
08-0436 09-0221
09-0226 09-0257
09-0413 10-0159
10-0161 10-0169
10-0177 10-0397
11-0385 11-0388
11-0394 11-0433
+immuntoleranz
01-0239
+immuntoxizitaet
02-0564
+immunzytochemie
02-0493
+impfdurchbruch
04-0453

impfen (tier)
01-0275 01-0343
01-0357 01-0375
01-0383 01-0395
01-0451 01-0455
01-0464 01-0468
01-0475 01-0479
01-0604 01-0636
01-0641 01-0664
02-0363 02-0425
02-0622 03-0137
03-0253 03-0329
03-0334 03-0338
03-0344 03-0350
03-0351 03-0351
03-0354 03-0359
03-0369 03-0370
impfen (tier)
03-0376 03-0381
03-0384 03-0396
03-0415 03-0430
03-0498 03-0528
03-0530 03-0532
04-0129 04-0132
04-0302 04-0322
04-0338 04-0358
04-0367 04-0370
04-0400 04-0431
04-0458 04-0459
04-0463 04-0481
04-0606 04-0645
05-0106 05-0314
05-0339 05-0348
05-0370 05-0373
05-0375 05-0398
05-0416 05-0417
05-0421 05-0422
05-0424 05-0428
05-0435 05-0440
05-0446 05-0447
05-0459 05-0484
05-0506 05-0626
05-0627 06-0185
06-0302 06-0327
06-0361 06-0362
06-0366 06-0399
06-0403 06-0406
06-0432 06-0442
06-0461 06-0463
06-0466 06-0470
06-0504 06-0626
07-0186 07-0329
07-0337 07-0338
07-0365 07-0371
07-0383 07-0385
07-0389 07-0393
07-0472 07-0509
07-0525 07-0526
08-0301 08-0357
08-0539 09-0107
09-0235 09-0252
09-0360 09-0366
09-0395 09-0409
09-0411 09-0433
09-0445 09-0455
09-0492 09-0588
09-0591 09-0592
09-0638 10-0059
10-0332 10-0355
10-0361 10-0372
10-0373 10-0374
10-0375 10-0385
10-0388 10-0390
10-0392 10-0406
10-0570 10-0586
10-0587 11-0318
11-0344 11-0391
11-0395 11-0405
11-0539 11-0555
11-0557 12-0184
12-0353 12-0368
12-0381 12-0386
12-0387 12-0404
12-0413 12-0417
12-0579 12-0580
12-0581 12-0401
impfpockenvirus
12-0404 12-0405
impfstoff 01-0357
01-0406 01-0408
01-0410 01-0417
01-0452 01-0453
impfstoff 01-0475
01-0636 02-0162
02-0195 02-0233
02-0248 02-0250
02-0279 02-0378
02-0408 02-0411
02-0446 02-0462
02-0616 03-0190
03-0329 03-0330
03-0331 03-0376
03-0378 03-0384
03-0415 03-0419
03-0430 03-0446
03-0483 03-0498
03-0528 03-0530
03-0531 03-0532
04-0126 04-0185
04-0208 04-0229
04-0341 04-0347
04-0358 04-0370
04-0404 04-0419
04-0428 04-0431
04-0453 04-0458
04-0459 04-0475
04-0483 04-0497
04-0515 04-0612
04-0636 04-0637
04-0638 04-0679
04-0680 05-0175
05-0210 05-0348
05-0370 05-0375
05-0395 05-0412
05-0427 05-0437
05-0443 05-0625
05-0626 05-0662
06-0302 06-0311
06-0332 06-0360
06-0395 06-0399
06-0419 06-0424
06-0436 06-0459
06-0463 06-0464
06-0470 06-0481
06-0490 06-0504
06-0623 06-0626
06-0627 06-0663
07-0184 07-0318
07-0337 07-0376
07-0383 07-0411
07-0412 07-0413
07-0414 07-0415
07-0423 07-0525
07-0526 07-0565
08-0173 08-0273
08-0298 08-0306
08-0312 08-0343
08-0354 08-0356
08-0357 08-0369
08-0379 08-0534
08-0539 08-0555
08-0587 09-0132
09-0229 09-0235
09-0244 09-0398
09-0402 09-0409
09-0441 09-0448
09-0455 09-0492
09-0560 09-0568
09-0588 09-0589
09-0591 09-0592
09-0593 09-0594
09-0595 09-0637
09-0638 09-0639
09-0640 10-0335
10-0365 10-0366
10-0370 10-0372
10-0373 10-0374
impfstoff 10-0388
10-0397 10-0445
10-0461 10-0583
10-0584 10-0585
10-0586 10-0595
10-0622 10-0623
11-0184 11-0205
11-0344 11-0356
11-0357 11-0383
11-0395 11-0407
11-0475 11-0556
11-0601 12-0147
12-0297 12-0320
12-0322 12-0328
12-0334 12-0353
12-0370 12-0373
12-0376 12-0381
12-0387 12-0395
12-0402 12-0403
12-0412 12-0417
12-0549 12-0556
12-0575 12-0576
12-0577 12-0578
12-0579 12-0581
12-0582 12-0583
12-0607 12-0626
+impfstoffpruefung
05-0395
+implantat 05-0690
implantation
01-0077 01-0635
02-0304 02-0322
02-0608 02-0635
03-0198 04-0199
04-0690 05-0278
06-0054 07-0074
07-0279 08-0234
08-0597 09-0018
09-0034 09-0114
09-0240 09-0651
10-0232 10-0592
12-0628
import 01-0413
04-0110 05-0401
08-0203 12-0432
in vitro 01-0235
01-0308 01-0483
02-0014 02-0027
02-0244 02-0246
02-0490 03-0022
03-0222 03-0398
03-0401 03-0541
04-0081 04-0209
04-0266 04-0402
04-0457 04-0511
05-0070 05-0367
05-0403 05-0618
06-0043 06-0191
06-0219 06-0256
06-0257 06-0260
06-0263 06-0267
06-0536 06-0646
07-0031 07-0055
07-0179 07-0192
07-0194 07-0198
07-0220 07-0273
07-0344 07-0418
07-0421 07-0438
08-0040 08-0072
08-0150 08-0191
08-0201 08-0228
08-0229 08-0237
08-0398 08-0444
09-0018 09-0025
09-0073 09-0116

in vitro 09-0253
09-0279 09-0313
09-0319 09-0483
10-0024 10-0175
10-0235 10-0265
10-0274 10-0439
10-0458 10-0575
10-0598 11-0067
11-0224 11-0300
11-0402 11-0466
11-0481 11-0563
11-0566 11-0592
12-0169 12-0310
12-0433
06-0088
in vivo 02-0014
02-0015 03-0398
04-0069 04-0360
05-0481 07-0055
07-0323 09-0040
10-0439 11-0041
11-0224 11-0402
+in-vitro-technik
01-0065 01-0208
01-0228 01-0499
01-0508 01-0517
02-0082 02-0097
02-0111 02-0411
03-0022 03-0245
03-0246 03-0262
03-0321 03-0340
03-0394 03-0413
04-0220 05-0009
05-0034 05-0060
05-0067 05-0076
05-0164 06-0048
06-0049 06-0214
06-0215 06-0256
06-0258 06-0267
06-0331 06-0370
06-0373 07-0221
07-0273 07-0424
07-0438 08-0069
08-0227 08-0228
08-0229 08-0237
08-0239 08-0240
08-0242 08-0398
09-0013 09-0017
09-0026 09-0034
09-0065 09-0067
09-0078 09-0099
09-0241 09-0317
09-0589 10-0024
10-0071 10-0251
11-0204 11-0556
12-0022 12-0132
12-0239 12-0241
12-0242 12-0243
12-0253
+in-vivo-verf
10-0611
inaktivierung
01-0357 01-0393
02-0142 04-0580
06-0347 06-0348
08-0258 08-0273
08-0334 09-0640
inaktivitaet 02-0191
+incosan-w 07-0117
+indikan 02-0523
+indikation 02-0593
02-0659 03-0536
05-0639 07-0604
indikator 01-0570
02-0523 03-0209
indikator 03-0275
03-0604 03-0607
03-0613 03-0614
07-0148 08-0252
indol 11-0125
+indospizin 11-0532
industrie 02-0280
02-0590 11-0148
industriemaess pro
duktionsmethode
01-0324 02-0281
02-0340 02-0599
03-0532 03-0596
05-0260 05-0520
06-0279 06-0322
06-0679 06-0682
07-0036 07-0309
07-0441 10-0269
10-0300 10-0421
11-0250 11-0268
12-0217 12-0276
12-0287
+inertance 08-0051
+infarkt 03-0488
04-0015
+infektabwehr
01-0210 01-0216
01-0483 02-0262
02-0355 02-0356
+infektioese bovine
keratokonjunktivitis
04-0404
+infektioese bursitis
huhn 07-0378
infektion 01-0107
01-0175 01-0192
01-0207 01-0322
01-0347 01-0377
01-0386 01-0390
01-0397 01-0401
01-0407 01-0425
01-0426 01-0446
01-0448 01-0449
01-0475 01-0489
01-0491 01-0504
01-0510 01-0512
01-0519 01-0521
01-0525 01-0534
01-0535 01-0538
01-0539 01-0540
01-0541 01-0546
01-0547 01-0551
01-0562 01-0585
01-0605 01-0606
01-0620 01-0638
01-0652 01-0673
02-0188 02-0221
02-0354 02-0370
02-0376 02-0391
02-0392 02-0413
02-0503 02-0507
02-0514 02-0524
02-0577 02-0616
02-0632 03-0185
03-0202 03-0223
03-0251 03-0260
03-0293 03-0305
03-0310 03-0314
03-0318 03-0324
03-0328 03-0344
03-0348 03-0350
03-0351 03-0364
03-0384 03-0392
03-0398 03-0401
03-0404 03-0412
infektion 03-0417
03-0432 03-0434
03-0436 03-0441
03-0442 03-0444
03-0448 03-0502
03-0510 03-0543
03-0553 04-0137
04-0146 04-0189
04-0247 04-0252
04-0330 04-0331
04-0332 04-0341
04-0353 04-0361
04-0369 04-0373
04-0374 04-0377
04-0379 04-0385
04-0388 04-0393
04-0397 04-0398
04-0425 04-0434
04-0438 04-0446
04-0452 04-0457
04-0462 04-0464
04-0469 04-0485
04-0494 04-0508
04-0510 04-0511
04-0520 04-0521
04-0536 04-0540
04-0583 04-0601
04-0615 04-0626
05-0101 05-0184
05-0207 05-0268
05-0341 05-0343
05-0367 05-0369
05-0375 05-0376
05-0379 05-0390
05-0409 05-0410
05-0456 05-0465
05-0474 05-0490
05-0498 05-0507
05-0508 05-0509
05-0651 05-0685
05-0687 06-0107
06-0181 06-0246
06-0323 06-0330
06-0335 06-0343
06-0351 06-0352
06-0354 06-0356
06-0368 06-0379
06-0386 06-0387
06-0391 06-0467
06-0499 06-0508
06-0516 06-0520
06-0525 06-0526
06-0529 06-0535
06-0591 06-0596
06-0597 06-0610
06-0645 06-0646
06-0685 06-0709
07-0040 07-0146
07-0196 07-0206
07-0263 07-0264
07-0265 07-0289
07-0317 07-0319
07-0322 07-0328
07-0329 07-0331
07-0343 07-0380
07-0381 07-0388
07-0390 07-0391
07-0392 07-0405
07-0412 07-0413
07-0417 07-0432
07-0440 08-0156
08-0172 08-0185
08-0270 08-0274
08-0278 08-0281
08-0284 08-0293
infektion 08-0299
08-0309 08-0356
08-0361 08-0385
08-0386 08-0402
08-0404 08-0406
08-0407 08-0415
08-0416 08-0421
08-0425 08-0468
08-0469 08-0527
08-0531 09-0204
09-0352 09-0355
09-0365 09-0373
09-0378 09-0382
09-0386 09-0398
09-0399 09-0400
09-0401 09-0402
09-0405 09-0421
09-0425 09-0440
09-0443 09-0445
09-0449 09-0450
09-0451 09-0452
09-0465 09-0466
09-0469 09-0470
09-0474 09-0475
09-0481 09-0491
09-0496 09-0497
09-0499 09-0500
09-0504 09-0505
09-0507 09-0556
09-0558 09-0560
09-0574 09-0581
09-0588 09-0591
09-0595 09-0613
09-0639 10-0110
10-0214 10-0302
10-0310 10-0319
10-0320 10-0325
10-0328 10-0330
10-0333 10-0342
10-0343 10-0344
10-0346 10-0363
10-0364 10-0376
10-0379 10-0380
10-0395 10-0396
10-0402 10-0416
10-0432 10-0434
10-0435 10-0456
10-0462 10-0463
10-0467 10-0470
10-0472 10-0487
10-0526 10-0555
10-0569 10-0588
10-0602 11-0151
11-0160 11-0184
11-0265 11-0270
11-0328 11-0331
11-0333 11-0334
11-0336 11-0347
11-0349 11-0350
11-0352 11-0358
11-0371 11-0382
11-0386 11-0389
11-0395 11-0397
11-0403 11-0405
11-0406 11-0411
11-0415 11-0416
11-0419 11-0421
11-0422 11-0425
11-0439 11-0442
11-0456 11-0457
11-0458 11-0461
11-0462 11-0474
11-0475 11-0477
11-0478 11-0480
11-0484 11-0495
infektion 11-0508
11-0539 11-0543
11-0547 11-0548
11-0584 11-0604
11-0605 11-0621
11-0624 12-0110
12-0224 12-0268
12-0302 12-0305
12-0315 12-0328
12-0336 12-0364
12-0365 12-0387
12-0389 12-0415
12-0438 12-0447
12-0478 12-0486
12-0539 12-0542
12-0544 12-0547
12-0565 12-0567
12-0570 12-0580
12-0581 12-0627
12-0661
+infektionsabwehr
04-0247
infektionskrankheit
01-0142 01-0281
01-0330 01-0342
01-0346 01-0383
01-0387 01-0410
01-0468 01-0481
01-0599 01-0622
01-0648 02-0194
02-0299 02-0341
02-0351 02-0360
02-0374 02-0386
02-0398 02-0400
02-0401 02-0402
02-0403 02-0404
02-0457 02-0557
02-0587 02-0596
02-0603 03-0129
03-0158 03-0237
03-0287 04-0222
04-0318 04-0410
04-0669 05-0171
05-0238 05-0329
05-0330 05-0332
05-0347 05-0348
05-0378 05-0388
05-0396 05-0411
05-0412 05-0586
05-0618 05-0644
05-0654 05-0673
06-0185 06-0313
06-0369 06-0386
06-0396 06-0494
06-0507 07-0182
07-0203 07-0306
07-0311 07-0312
07-0352 07-0488
07-0518 08-0102
08-0203 08-0256
08-0266 08-0304
09-0221 09-0391
09-0408 09-0426
09-0464 09-0555
10-0489 11-0323
11-0324 11-0387
11-0408 11-0433
12-0095 12-0202
12-0262 12-0322
12-0324 12-0352
12-0384 12-0484
+infektionsrate
10-0095
influenzavirus ente
04-0429

influenzavirus geflu egel 02-0422 03-0353 04-0429 08-0330 09-0429 09-0593 12-0369 12-0581
influenzavirus huma n 06-0184 06-0427 12-0160
influenzavirus pferd 01-0431 03-0350
influenzavirus schw ein 04-0430 06-0427
information 01-0336 07-0238 09-0282 11-0252
informationsmittel 01-0341 02-0285 02-0464 04-0273 04-0274 04-0460 04-0642 05-0336 05-0524 07-0039 08-0496 09-0182 09-0638 10-0044 10-0347 40-045v
informationssystem 07-0234 07-0239 07-0240 07-0243 07-0244 11-0248 12-0203
informationstaetigkei t 07-0239
infusion 01-0283 01-0571 02-0042 02-0088 03-0041 03-0056 04-0665 05-0548 06-0013 06-0055 08-0535 09-0060 10-0491 10-0604 12-0030
+inhalation 01-0662 05-0574 10-0512 12-0621
inhaltsstoff 06-0305 07-0034 08-0068 08-0579 09-0572 12-0195
inhibierung 01-0181 01-0436 01-0439 02-0193 03-0195 04-0083 04-0226 05-0209 06-0041 06-0076 06-0175 06-0578 06-0657 07-0220 07-0358 08-0071 08-0080 08-0368 09-0196 09-0328 10-0024 10-0062 10-0071 10-00[illegible] 10-0157 10-0186 10-0325 11-0517 11-0550 11-0551 12-0500
+inhibin 04-0266 12-0063
+inhibition 08-0295 10-0154
injektion 01-0243 01-0266 01-0677 03-0358 03-0531 04-0270 04-0646 06-0017 06-0034 07-0034 07-0530 07-0553 08-0082
injektion 09-0101 09-0288 09-0448 10-0037 10-0491 10-0603 11-0063 11-0086 11-0436 11-0602 12-0331 02-0654
+inkarzeration 03-0576
+inkontinenz 03-0482
inkubationszeit 06-0483 10-0384
insecta 02-0515 04-0541 05-0621 07-0129 07-0209 08-0341 08-0463 08-0508 09-0254 09-0516 10-0482 11-0418 12-0475 12-0479 03-0547
insektizid 01-0555 01-0627 02-0159 02-0515 05-0126 07-0564 08-0125 08-0432 09-0514 09-0518 10-0488 11-0152 11-0223 11-0533 12-0479 12-0482
institut 02-0276
+insuffizienz 01-0354 03-0481
insulin 01-0037 02-0034 02-0069 02-0081 03-0014 03-0092 03-0203 04-0027 06-0012 06-0017 06-0128 06-0547 07-0312 07-0375 08-0008 08-0032 08-0079 08-0516 09-0026 09-0266 10-0037 10-0050 10-0056 11-0095 11-0104 11-0500 12-0589
intensivierung 05-0235 10-0254
interaktion 01-0023 01-0045 01-0194 01-0490 01-0517 01-0524 02-0196 02-0203 02-0264 03-0214 03-0603 04-0256 04-0328 04-0390 04-0403 04-0531 04-0655 05-0334 05-0448 06-0198 06-0200 06-0209 06-0213 06-0460 07-0046 07-0391 07-0484 07-0545 08-0055 08-0185 09-0117 09-0223 09-0370 09-0526 10-0041 11-0180 11-0228 11-0362
+interferenz 01-0407
+interferenzmikrosk opie 12-0081
interferon 01-0229
interferon 01-0230 01-0436 01-0450 01-0625 02-0199 02-0205 02-0206 02-0238 02-0240 02-0241 02-0245 02-0253 02-0254 02-0356 02-0371 03-0199 03-0200 03-0224 03-0358 03-0382 04-0246 04-0247 04-0248 04-0332 04-0361 04-0427 04-0432 04-0442 04-0467 04-0668 05-0153 05-0174 05-0202 05-0203 05-0204 05-0206 05-0207 05-0208 05-0209 05-0364 05-0481 06-0171 06-0210 06-0212 06-0213 07-0198 07-0213 08-0171 08-0179 08-0305 08-0315 08-0333 08-0346 08-0356 08-0357 08-0378 08-0557 09-0213 09-0231 09-0233 09-0237 09-0486 10-0154 10-0177 10-0190 10-0365 10-0593 11-0196 11-0202 11-0217 12-0171 12-0172 12-0176 12-0187
+interleukin 01-0232 02-0199 03-0200 03-0309 03-0363 04-0205 04-0231 04-0668 05-0454 07-0212 07-0312 08-0157 08-0163 12-0596
+interleukin-2 01-0203 03-0068 10-0390
intermediaerstoffwe chsel 02-0642 03-0201 05-0056
+intermittierendes h inken 11-0517
+interstitium 03-0473 05-0048 12-0065
intoxikation 01-0152 01-0322 01-0558 01-0591 01-0594 01-0596 01-0597 01-0684 02-0555 02-0559 02-0560 02-0563 02-0627 03-0489 03-0496 03-0560 03-0561 03-0601 04-0337 04-0588 04-0591 04-0592 04-0598 04-0599 04-0661 04-0673 05-0134 05-0564 05-0565 05-0566 05-0567 05-0571 05-0572 05-0573 05-0615
intoxikation 05-0650 05-0659 06-0579 06-0580 06-0581 06-0582 06-0583 06-0585 06-0587 06-0589 06-0662 06-0696 06-0709 07-0453 07-0475 07-0476 07-0477 07-0478 07-0482 07-0483 07-0546 07-0563 07-0572 08-0276 08-0517 08-0521 08-0522 08-0623 09-0548 09-0549 09-0552 09-0553 09-0630 09-0631 09-0632 09-0669 09-0670 09-0678 10-0105 10-0191 10-0306 10-0530 10-0531 10-0532 10-0533 10-0534 10-0536 10-0537 10-0538 10-0539 10-0540 10-0541 11-0313 11-0509 11-0511 11-0529 11-0530 11-0532 11-0532 11-0533 11-0576 11-0599 11-0625 12-0094 12-0507 12-0527 12-0623 12-0655
+intrakutantest 04-0235
+intratracheal 05-0631
+intravaginal 11-0304
+intravenoes 10-0491
+invagination 11-0616
+invasivitaet 08-0282
+involution 06-0617 08-0060
inzucht 05-0128 07-0272 09-0296
inzuchtlinie 01-0390
ion 08-0043 09-0024 09-0033
ionenaustausch 02-0040 04-0155 06-0124
ionenaustauschchro matographie 01-0204 02-0215
+ionophor 12-0572 12-0573
+ipn 12-0089
ir-strahlen 01-0328 05-0058
iridovirus 07-0111 10-0097
+iris 10-0627
+irisatrophie 01-0589
+ischaemie 02-0041 02-0076 04-0015 09-0038
+isoelektrischer pun kt 07-0061
isoenzym 01-0500 03-0154 08-0417 10-0282
+isoerythrolysis neo natorum 07-0233
isolieren 08-0367
isolierung 01-0026 01-0036 01-0039 01-0094 01-0098 01-0104 01-0353 01-0361 01-0362 01-0369 01-0482 02-0014 02-0265 02-0376 02-0584 02-0669 03-0300 03-0323 03-0401 04-0083 04-0335 04-0362 04-0402 04-0407 05-0285 05-0344 06-0331 06-0338 06-0352 06-0372 06-0375 06-0376 06-0377 06-0496 06-0593 06-0594 06-0615 06-0709 06-0716 07-0053 07-0190 07-0328 07-0334 07-0348 07-0356 08-0040 08-0157 08-0198 08-0275 08-0287 08-0291 08-0292 08-0549 09-0129 09-0130 09-0135 09-022[illegible] 09-0356 09-036[illegible] 09-0371 09-037[illegible] 09-0386 09-039[illegible] 09-0395 09-039[illegible] 09-0397 09-040[illegible] 10-0094 10-009[illegible] 10-0152 10-0330 10-0337 10-0378 10-0386 11-0118 11-0186 11-018[illegible] 11-0210 11-021[illegible] 11-0343 11-034[illegible] 11-0354 11-036[illegible] 11-0367 11-037[illegible] 11-0377 11-037[illegible] 11-0399 11-062[illegible] 11-0633 12-009[illegible] 12-0133 12-0142 12-0241 12-0242 12-0253 12-0340 12-0344 12-0423 12-0425 12-0666
isomerase 07-0021
+isoniazid 10-0615
isospora 05-0479 12-0555
isotop 01-0631 04-0083 04-0345 04-0640 08-0295 11-0459
isotopenverduennun g 12-0194
+ivermectin 01-0647 02-0605 02-0619 03-0549 04-0530 05-0642 06-0527 07-0542 08-0580 09-0494 09-0495 09-0515 09-0556 11-0494

+ivomec 05-0637
ixodes 11-0491
11-0492 11-0493
ixodidae 01-0549
02-0513 04-0390
04-0508 04-0509
08-0302 09-0511
11-0488 11-0490
jagd 01-0259
01-0261 03-0171
10-0481 12-0568
jahreszeit 01-0070
01-0118 02-0115
02-0582 03-0117
03-0148 03-0418
03-0435 03-0478
04-0095 04-0300
05-0123 05-0278
05-0517 05-0534
05-0594 06-0069
06-0077 06-0085
06-0091 06-0241
06-0510 07-0073
07-0087 07-0149
07-0292 08-0492
08-0508 09-0029
09-0077 09-0084
09-0299 09-0496
09-0512 09-0539
09-0563 10-0247
10-0464 10-0465
11-0019 11-0020
11-0032 11-0112
11-0156 11-0246
11-0403 12-0026
12-0226 12-0277
jauche 02-0137
02-0341 12-0354
jod 02-0500
04-0310 05-0411
05-0499 10-0500
11-0504 12-0587
+jodagglutinationstes
t 10-0409
+joghurt 06-0175
+john"sche krankhei
t 05-0398
+josamycin 03-0143
jungbulle 05-0080
06-0090
jungeber 02-0006
02-0120 10-0273
jungrind 02-0087
03-0437 04-0516
07-0430 07-0431
09-0293 10-0069
10-0081 12-0268
jungsau 02-0302
04-0091 04-0300
04-0400 05-0061
05-0664 06-0231
06-0280 07-0226
08-0080 10-0268
10-0269
jungtier 01-0211
03-0561 04-0502
04-0617 04-0630
05-0656 08-0097
09-0419 10-0554
11-0448 12-0325
+kachexie 04-0583
10-0196
kadaverin 11-0471
kadmium 03-0616
04-0582 06-0126
kadmium 07-0148
07-0625 09-0157
09-0158 09-0159
09-0160 10-0105
12-0524 12-0532
kaefighaltung
01-0084 01-0338
04-0329 05-0026
05-0227 06-0100
11-0488 12-0047
+kaelberhuette
05-0584
kaeltebehandlung
03-0608 09-0493
+kaenguruh
11-0437
kaese 02-0668
03-0613 03-0614
03-0615 06-0716
06-0717 07-0622
12-0654 12-0657
12-0659
kalb 01-0153
01-0160 01-0167
01-0178 01-0198
01-0331 01-0397
01-0425 01-0438
01-0523 01-0567
01-0598 01-0599
01-0600 01-0601
01-0602 01-0603
01-0604 01-0631
01-0679 02-0029
02-0215 02-0220
02-0258 02-0352
02-0353 02-0359
02-0363 02-0415
02-0425 02-0470
02-0484 02-0524
02-0568 02-0569
02-0570 02-0571
02-0572 02-0573
02-0574 02-0575
02-0576 02-0577
02-0608 02-0661
03-0037 03-0192
03-0203 03-0207
03-0208 03-0229
03-0280 03-0300
03-0319 03-0338
03-0339 03-0341
03-0357 03-0386
03-0409 03-0435
03-0475 03-0492
03-0498 03-0499
03-0500 03-0501
03-0502 03-0530
03-0534 04-0042
04-0188 04-0235
04-0236 04-0237
04-0239 04-0240
04-0298 04-0302
04-0335 04-0339
04-0368 04-0373
04-0404 04-0411
04-0431 04-0450
04-0499 04-0520
04-0550 04-0588
04-0602 04-0603
04-0604 04-0605
04-0606 04-0607
04-0608 04-0609
04-0610 04-0611
04-0653 04-0671
05-0040 05-0189
kalb 05-0388
05-0412 05-0426
05-0428 05-0486
05-0502 05-0567
05-0575 05-0576
05-0577 05-0578
05-0579 05-0580
05-0581 05-0582
05-0583 05-0584
05-0585 05-0638
05-0639 05-0640
06-0013 06-0032
06-0179 06-0232
06-0234 06-0304
06-0335 06-0363
06-0407 06-0410
06-0414 06-0449
06-0481 06-0482
06-0525 06-0526
06-0533 06-0580
06-0592 06-0593
06-0594 06-0595
06-0596 06-0597
06-0598 06-0599
06-0600 06-0601
06-0602 06-0603
06-0626 06-0705
07-0023 07-0024
07-0026 07-0268
07-0303 07-0305
07-0318 07-0319
07-0325 07-0326
07-0412 07-0418
07-0494 07-0495
07-0496 07-0497
07-0498 07-0499
07-0500 07-0501
07-0529 08-0159
08-0160 08-0161
08-0230 08-0251
08-0340 08-0452
08-0522 08-0528
08-0529 08-0530
08-0531 08-0532
08-0533 08-0534
08-0535 08-0536
08-0537 08-0538
08-0539 09-0042
09-0115 09-0197
09-0198 09-0229
09-0257 09-0262
09-0360 09-0405
09-0408 09-0438
09-0440 09-0472
09-0474 09-0475
09-0479 09-0499
09-0502 09-0533
09-0554 09-0555
09-0556 09-0557
09-0558 09-0559
09-0560 09-0561
09-0562 09-0563
09-0564 09-0565
09-0566 09-0586
09-0608 09-0609
09-0611 09-0623
09-0624 10-0007
10-0175 10-0194
10-0256 10-0257
10-0292 10-0391
10-0432 10-0454
10-0476 10-0532
10-0550 10-0551
10-0552 10-0553
10-0555 10-0556
kalb 10-0580
10-0585 11-0021
11-0113 11-0172
11-0222 11-0242
11-0282 11-0285
11-0314 11-0331
11-0332 11-0333
11-0403 11-0426
11-0428 11-0430
11-0475 11-0476
11-0530 11-0536
11-0537 11-0538
11-0539 11-0540
11-0541 11-0542
11-0595 11-0604
11-0605 12-0009
12-0025 12-0038
12-0119 12-0177
12-0178 12-0195
12-0240 12-0277
12-0278 12-0279
12-0298 12-0299
12-0300 12-0336
12-0364 12-0460
12-0464 12-0495
12-0498 12-0539
12-0542 12-0543
12-0544 12-0545
12-0546 12-0547
12-0548 12-0549
12-0550 12-0551
12-0603 12-0618
kalium 01-0018
01-0039 01-0143
02-0041 02-0056
02-0072 02-0583
04-0164 04-0565
05-0056 07-0028
11-0021 12-0039
12-0196
+kaliumdichromat
04-0163
+kaliumpermanganat
03-0147
+kalkbrut 01-0144
01-0145 02-0152
05-0138 07-0150
09-0175
kalkduenger
07-0115
kallus 02-0631
+kaltblut 02-0024
kalzium 01-0023
01-0039 01-0051
01-0583 02-0525
03-0034 03-0038
03-0064 03-0092
04-0164 04-0275
04-0548 04-0582
05-0045 05-0057
05-0084 05-0125
05-0527 05-0530
05-0572 06-0188
07-0019 07-0033
07-0055 07-0132
07-0533 08-0043
08-0295 09-0024
09-0156 10-0025
11-0003 11-0048
11-0058 12-0039
12-0503 12-0504
12-0505 12-0596
+kamel 03-0027
04-0016 04-0017
05-0470 06-0356
+kamel 06-0384
06-0487 08-0016
10-0019 11-0001
kamille 10-0579
kaninchen 01-0004
01-0006 01-0012
01-0030 01-0031
01-0032 01-0033
01-0056 01-0151
01-0208 01-0209
01-0305 01-0344
01-0345 01-0357
01-0472 01-0480
01-0550 01-0552
01-0655 01-0659
02-0044 02-0045
02-0046 02-0047
02-0048 02-0049
02-0108 02-0232
02-0233 02-0261
02-0324 02-0325
02-0361 02-0472
02-0488 02-0595
03-0021 03-0052
03-0053 03-0083
03-0084 03-0085
03-0103 03-0122
03-0127 03-0214
03-0317 03-0407
03-0414 03-0430
03-0539 03-0540
03-0596 03-0599
04-0008 04-0023
04-0024 04-0050
04-0051 04-0093
04-0241 04-0306
04-0349 04-0377
04-0396 04-0469
04-0476 04-0528
04-0657 05-0035
05-0036 05-0055
05-0056 05-0229
05-0257 05-0302
05-0409 05-0410
05-0459 05-0507
05-0649 05-0653
06-0188 06-0189
06-0220 06-0332
06-0373 06-0451
06-0459 06-0470
06-0490 06-0515
06-0552 06-0575
06-0588 07-0040
07-0086 07-0094
07-0208 07-0219
07-0329 07-0330
07-0331 07-0415
07-0526 08-0008
08-0041 08-0043
08-0067 08-0087
08-0146 08-0167
08-0201 08-0395
08-0477 08-0487
09-0006 09-0018
09-0038 09-0096
09-0244 09-0272
09-0281 09-0306
09-0327 09-0363
09-0366 09-0453
09-0454 09-0513
09-0552 10-0014
10-0015 10-0021
10-0035 10-0036
10-0060 10-0061
10-0078 10-0180

kaninchen 10-0280 10-0320 10-0472 10-0484 10-0604 11-0011 11-0124 11-0284 11-0306 11-0307 11-0328 11-0348 11-0373 11-0392 11-0435 11-0436 11-0623 12-0012 12-0023 12-0029 12-0035 12-0064 12-0150 12-0179 12-0197 12-0253 12-0257 12-0504 12-0523 12-0612
kannibalismus 04-0504
+kanzerogenese 10-0617
kapazitation 09-0606
kapillare 01-0354 01-0579 03-0054 04-0072 04-0078 06-0008 06-0030 09-0022 10-0005 11-0082 12-0012
+kapsel 07-0099 09-0370
+kapselantigen 11-0343
+kapselbildung 11-0351
+kapsid 02-0409 04-0467
karakulschaf 06-0488 07-0181
+karbimazol 04-0655
+karbocholin 02-0039
karbonat 08-0506
+karbophos 03-0130
+kardiologie 01-0491 05-0556
karenzzeit 05-0655 06-0298 10-0589
karotin 01-0196 02-0301 04-0080 04-0275 04-0277 04-0549 06-0252 09-0029 11-0090 12-0225
karpfen 01-0089 01-0090 01-0092 01-0093 01-0094 01-0096 01-0105 01-0111 01-0120 01-0122 01-0123 01-0124 01-0130 02-0136 02-0137 02-0150 03-0132 03-0147 04-0110 04-0113 04-0114 04-0118 04-0120 04-0121 04-0130 04-0133 04-0135 04-0162 05-0089 05-0110 05-0124 05-0130 05-0131 06-0103 06-0107 06-0108 06-0109 06-0110 06-0111 06-0119 06-0120
karpfen 06-0129 07-0109 07-0110 07-0111 07-0112 07-0115 07-0116 07-0117 07-0119 07-0120 07-0121 07-0122 07-0124 07-0125 07-0130 07-0132 07-0134 07-0135 07-0136 07-0138 08-0104 08-0110 08-0111 08-0118 08-0264 09-0145 09-0153 10-0092 10-0097 11-0136 11-0143 11-0144 12-0073 12-0074 12-0075 12-0076 12-0077 12-0078 12-0087 12-0088 12-0090 12-0092 12-0093 12-0096 12-0098 12-0100 12-0102 12-0103
kartoffel 04-0600
karzinogen 12-0122
karzinom 01-0158 01-0161 01-0592 01-0691 02-0658 04-0196 04-0197 04-0204 04-0229 05-0132 07-0164 07-0165 07-0175 08-0134 08-0141 08-0321 09-0209 11-0168 12-0120 12-0640
kastrat 05-0664
kastration 01-0080 02-0116 02-0230 02-0399 02-0645 03-0109 03-0111 04-0644 05-0023 05-0676 05-0677 05-0678 07-0570 07-0571 08-0607 10-0055 10-0217 11-0027 11-0616 12-0639
+kastrationsbuegel 05-0678
katabolismus 03-0220
katalase 01-0240 03-0039 03-0176 04-0605 06-0182 12-0197
+katheter 02-0542 02-0659 05-0020 07-0053 07-0616 11-0163
kation 07-0015
katze 01-0155 01-0164 01-0165 01-0268 01-0420 01-0503 01-0576 01-0587 01-0590 01-0653 01-0654 02-0002 02-0009 02-0042 02-0043 02-0177 02-0178 02-0288 02-0385 02-0392 02-0411 02-0416 02-0449
katze 02-0495 02-0511 02-0550 02-0554 02-0637 02-0638 02-0639 03-0009 03-0020 03-0056 03-0231 03-0336 03-0347 03-0348 03-0362 03-0363 03-0370 03-0385 03-0440 03-0445 03-0450 03-0460 03-0482 03-0487 03-0553 03-0591 04-0022 04-0426 04-0427 04-0474 04-0556 04-0578 04-0638 04-0675 04-0704 05-0051 05-0160 05-0250 05-0251 05-0280 05-0429 05-0438 05-0493 05-0542 05-0556 05-0558 05-0560 05-0561 05-0666 05-0667 05-0678 05-0690 06-0046 06-0163 06-0164 06-0187 06-0423 06-0424 06-0425 06-0426 06-0476 06-0541 06-0544 06-0557 06-0558 06-0570 06-0571 06-0666 06-0668 06-0669 06-0692 07-0006 07-0007 07-0042 07-0154 07-0174 07-0175 07-0176 07-0177 07-0178 07-0227 07-0231 07-0247 07-0347 07-0362 07-0442 07-0455 07-0468 07-0469 07-0470 07-0471 07-0472 07-0482 07-0483 07-0549 07-0557 07-0564 07-0572 07-0573 07-0582 07-0583 08-0021 08-0063 08-0140 08-0195 08-0338 08-0359 08-0361 08-0392 08-0394 08-0426 08-0429 08-0439 08-0445 08-0454 08-0459 08-0476 08-0489 08-0515 08-0562 08-0574 08-0591 08-0597 08-0607 09-0008 09-0039 09-0208 09-0209 09-0264 09-0351 09-0420 09-0423 09-0457 09-0458 09-0509 09-0520 09-0617 09-0643 10-0022 10-0138 10-0143 10-0235 10-0365 10-0366 10-0404 10-0411 10-0419 10-0420 10-0433
katze 10-0443 10-0480 10-0486 10-0525 10-0526 10-0527 10-0635 10-0636 10-0646 10-0666 11-0076 11-0077 11-0078 11-0079 11-0080 11-0170 11-0375 11-0408 11-0413 11-0443 11-0511 11-0513 11-0526 11-0527 11-0533 11-0560 11-0586 11-0599 11-0607 11-0608 11-0609 11-0610 12-0200 12-0308 12-0332 12-0343 12-0355 12-0356 12-0379 12-0396 12-0398 12-0399 12-0406 12-0414 12-0474 12-0482 12-0521 12-0522 12-0566 12-0592 12-0611 12-0634 12-0637 12-0642
kauakt 10-0015 11-0007 11-0078
+kauffmann-white-schema 04-0207 11-0329
+kbr 04-0390
kehlkopf 03-0569 05-0151 05-0670 06-0669
+kehlkopfpfeifer 05-0670
keimdruese 04-0095 06-0102 06-0160 07-0094 07-0111 07-0170 09-0016 09-0064 11-0014
keimdruesenhormon 03-0442 04-0266 05-0275 08-0232 09-0086 09-0259 09-0281 12-0025 12-0055 12-0062 12-0069 12-0250
keimgehalt 01-0335 01-0688 01-0693 02-0347 03-0124 04-0305 05-0249 05-0307 05-0320 06-0308 08-0253 08-0626 09-0674 09-0676 09-0685 09-0689 11-0334 11-0629 12-0562 12-0564
keimling 04-0028
keimzahl 02-0670 03-0611 03-0614 06-0697 06-0703 06-0712 06-0713 06-0716 06-0725 07-0322 09-0673 10-0242 10-0297 10-0310 11-0316 12-0648 12-0663
keimzahlbestimmung 02-0665
keimzahlbestimmung 12-0663
kennziffer 02-0274 02-0275 04-0565 04-0710 07-0051 07-0062 08-0194 08-0196 08-0483 09-0005 09-0269 12-0003 12-0339
keratin 01-0163 05-0017
+keratitis 01-0389
+keratokonjunktivitis 02-0577 12-0337
+keratokonjunktivitis sicca 10-0517 02-0549
+keratom 11-0618
ketose 03-0463 08-0492 08-0493 09-0523 10-0501 11-0507
+khawia sinensis 07-0125
+khawiosis 06-0110
+kiefer 10-0011 12-0637
+kiefergelenk 12-0637
+kieferorthopaedie 03-0572
+kieme 01-0127 04-0144 05-0120 05-0121 05-0130 06-0124 06-0127 06-0129 06-0133 07-0132 07-0136 08-0115 09-0149 09-0152 09-0157 10-0103 10-0104 10-0106
+kiemengewebe 01-0129
+kiemenmyxozoose 10-0098
+kiemennekrose 12-0088 12-0089 12-0098
+killerzelle 02-0241 03-0195 04-0246 08-0357
kind 06-0696 11-0486
kinderernahrung 09-0674
kinetik 01-0043 01-0477 01-0649 01-0653 01-0659 05-0649 05-0653 06-0622 07-0485 09-0621 09-0622 11-0571 11-0586 11-0590 11-0591 12-0617
klassifizierung 01-0166 02-0482 03-0368 05-0329 05-0365 05-0404 05-0414 05-0452 06-0178 06-0340 06-0500 07-0047 07-0340 07-0341 07-0357 07-0399 07-0425 08-0279

klassifizierung
08-0310 08-0311
08-0517 10-0121
10-0155 11-0183
11-0188 11-0196
11-0255 11-0256
11-0329 11-0417
11-0424 11-0464
12-0132 12-0144
12-0213 12-0450
+klassische schwein
epest 06-0457
09-0415
klassisches geflueg
elpestvirus
03-0351
klaue 01-0678
02-0651 04-0702
05-0339 05-0685
05-0686 06-0406
06-0549 06-0563
06-0633 06-0678
06-0680 06-0682
06-0684 07-0555
08-0615 09-0656
09-0657 10-0291
10-0655 11-0621
12-0493 12-0645
+klauenbad 04-0702
+klaueneisen
02-0651
klauenpflege
03-0589 06-0679
06-0680 09-0411
09-0613 11-0621
klebsiella 04-0231
04-0663 05-0603
07-0184 07-0202
07-0357 09-0409
10-0163 10-0244
11-0628 12-0135
12-0344 01-0404
+klebsiella pneumon
iae 12-0344
+kleinhirn 03-0064
kleintierhaltung
04-0074 04-0684
06-0687 07-0249
08-0400 08-0589
11-0598
+kleintierpraxis
08-0618
klima 02-0342
04-0334 06-0142
07-0073 07-0082
07-0083 08-0545
08-0554 11-0317
11-0472
klimatisieren
05-0273
+klitoris 04-0003
kloake 09-0009
klon 01-0205
01-0208 01-0418
01-0420 02-0078
02-0219 02-0454
03-0047 03-0208
03-0299 03-0347
04-0220 04-0473
05-0184 06-0050
06-0497 07-0182
07-0197 07-0217
08-0148 08-0164
08-0331 09-0221
klon 09-0257
09-0356 09-0637
10-0187 10-0308
10-0573 11-0203
11-0388 11-0394
11-0441 12-0168
12-0182
04-0356
+klonierung
02-0437 05-0285
08-0335 08-0336
09-0315
knoblauch 01-0658
knochen 01-0004
01-0012 01-0155
01-0207 01-0221
01-0580 01-0583
01-0683 02-0008
02-0055 02-0267
02-0352 02-0416
02-0541 02-0600
02-0646 02-0647
03-0062 03-0232
03-0565 03-0572
03-0592 03-0600
04-0032 04-0041
04-0050 04-0191
04-0205 04-0551
04-0644 04-0699
04-0701 04-0703
05-0008 05-0465
05-0541 05-0687
05-0688 06-0004
06-0009 06-0016
06-0018 06-0023
06-0153 06-0155
06-0163 06-0422
06-0423 06-0554
06-0570 06-0591
06-0683 07-0170
07-0453 07-0462
07-0488 07-0493
07-0548 07-0588
07-0589 07-0590
07-0599 07-0602
07-0612 07-0617
08-0001 08-0010
08-0018 08-0029
08-0139 08-0170
08-0196 08-0503
08-0573 09-0006
09-0197 09-0208
09-0210 09-0529
09-0654 10-0056
10-0129 10-0138
10-0360 10-0510
10-0513 10-0540
10-0582 10-0652
11-0004 11-0585
11-0623 12-0002
12-0003 12-0016
12-0019 12-0117
12-0505 12-0644
+knochenhaut
10-0510
+knochenmark
02-0240 02-0252
10-0188 10-0193
+knochenmarkstam
mzelle 09-0504
+knochensequester
02-0632
+knoetchen 09-0131
knorpel 01-0004
01-0012 02-0653
knorpel 03-0568
04-0050 05-0691
06-0163 07-0490
07-0591 08-0001
08-0491 09-0647
10-0603 10-0661
10-0665 11-0042
12-0267 12-0643
+koagglutination
04-0208
kobalt 01-0570
03-0467 07-0523
09-0524
kochwurst 03-0618
kodierung 03-0196
11-0255 11-0256
11-0257
koeffizient 06-0087
koernermais
05-0276
koerper 05-0046
11-0032 11-0057
12-0621
koerperfluessigkeit
07-0442 08-0430
10-0031
koerpermass
03-0132
+koerperwanderung
03-0449
+koerperzustand
08-0225
koffein 01-0086
kohlendioxid
01-0159 03-0151
03-0468 03-0608
04-0048 04-0066
04-0682 05-0049
05-0052 06-0045
07-0044 10-0194
11-0136 12-0046
kohlenhydrat
01-0506 05-0472
07-0201 07-0299
09-0510 12-0456
kohlenhydratstoffwe
chsel 02-0019
02-0479 05-0095
08-0120 09-0034
11-0500 11-0515
11-0590
kohlenwasserstoff
06-0167
+koinfektion
12-0415
kokzidiose 01-0487
01-0494 01-0495
01-0497 03-0405
03-0407 05-0237
05-0478 05-0480
06-0598 06-0610
08-0409 09-0471
10-0426 10-0428
10-0429 10-0430
11-0425 11-0427
11-0428 11-0429
12-0438 12-0439
12-0442 12-0573
12-0574
+kolienterotoxaemie
11-0338
kolik 01-0298
01-0668 02-0539
02-0640 03-0577
03-0578 04-0197
kolik 05-0549
05-0550 06-0561
06-0619 06-0620
07-0164 07-0577
07-0578 08-0483
08-0500 08-0561
08-0601 09-0224
09-0266 10-0506
10-0641 11-0518
11-0614 12-0509
+kolitis 02-0603
kollagen 01-0010
01-0151 04-0032
04-0251 06-0009
08-0026 09-0214
10-0437 11-0351
+kollateralband
10-0654
kolloid 01-0006
+kolloidal-gold-tech
nik 01-0013
+kolobom 02-0171
kolonie 12-0142
+kolonobstruktion
07-0609
kolostrum 01-0211
01-0355 01-0604
02-0218 02-0257
03-0202 03-0280
03-0287 03-0293
04-0236 04-0237
04-0240 04-0603
04-0615 05-0352
06-0410 06-0592
06-0599 06-0606
08-0154 08-0155
08-0159 08-0161
09-0229 09-0235
09-0439 09-0564
09-0565 10-0557
11-0398 12-0177
12-0178 12-0328
12-0546 12-0553
kombinat fleischwirt
schaft 01-0350
08-0262 09-0660
09-0661 09-0662
kombination
01-0364 05-0665
06-0095 08-0560
08-0579 09-0582
10-0613 11-0406
kombinationseignun
g 07-0532
10-0610 11-0574
11-0611
+kommunikation
08-0126
kompatibilitaet
01-0061 03-0560
04-0507 05-0180
09-0013 12-0572
12-0573
+komplement
01-0225 01-0234
01-0237 01-0370
01-0505 01-0514
01-0541 01-0665
02-0079 02-0112
02-0197 02-0198
02-0204 02-0216
02-0217 02-0235
02-0266 03-0186
03-0189 03-0209
03-0216 03-0223
+komplement
03-0226 03-0328
03-0381 03-0399
04-0230 04-0242
04-0256 04-0319
04-0326 04-0355
04-0495 05-0162
05-0185 05-0187
05-0193 05-0199
06-0207 06-0221
07-0015 07-0207
07-0208 07-0211
07-0218 07-0419
08-0329 08-0443
08-0502 09-0215
09-0220 09-0379
10-0180 10-0349
10-0366 10-0438
11-0209 11-0210
11-0227 11-0335
11-0360 11-0386
12-0154 12-0164
12-0217 12-0447
12-0546
+komplementbindun
gsreaktion
04-0414
+komplikation
03-0564
kondition 01-0067
06-0117 07-0126
07-0268 08-0507
+konjunktivitis
03-0486 11-0408
konservieren
01-0116 01-0242
01-0339 02-0117
03-0125 03-0279
03-0608 04-0101
05-0328 06-0270
06-0592 07-0229
07-0532 08-0240
08-0453 08-0456
09-0493 10-0424
11-0135 11-0283
12-0430
konservierungsmitte
l 05-0328
07-0099 08-0244
+konstriktion
05-0025
konstruktion
05-0669
konstruktion
03-0052
+kontagioese agalak
tie 01-0389
+kontagioese equine
metritis 09-0304
+kontaktinsektizid
01-0633
kontamination
01-0127 01-0688
01-0689 01-0692
02-0502 03-0283
03-0374 03-0604
03-0612 03-0615
04-0419 04-0622
05-0101 06-0207
06-0352 06-0700
06-0711 06-0713
06-0722 07-0139
07-0478 07-0569
07-0577 07-0625
08-0523 08-0628

kontamination
09-0545 09-0589
09-0678 09-0679
09-0683 10-0297
10-0300 10-0311
10-0359 10-0451
10-0669 11-0320
11-0447 11-0449
11-0546 11-0602
11-0605 12-0106
12-0526 12-0627
12-0651 12-0661
12-0662
kontraktion 01-0031
01-0058 02-0027
03-0079 03-0084
04-0059 05-0045
06-0290 07-0017
07-0047 07-0052
08-0027 08-0039
09-0076 09-0290
10-0079 10-0262
11-0525
+kontrastmittel
03-0597 07-0614
+kontrazeption
09-0328
+kontrazeptivum
05-0210
kontrolle 01-0050
01-0414 01-0693
02-0345 02-0377
05-0254 05-0293
06-0131 06-0291
06-0310 07-0448
08-0207 09-0169
10-0209 10-0210
10-0213 11-0139
11-0311 11-0390
11-0555 11-0601
11-0607 12-0147
12-0207 12-0210
konzentrat 01-0269
01-0695
konzentration
01-0051 01-0360
01-0567 01-0595
01-0608 02-0045
02-0152 03-0257
04-0057 04-0063
04-0084 04-0268
05-0020 05-0041
05-0069 05-0525
05-0526 05-0531
06-0139 06-0362
07-0044 07-0302
07-0480 08-0030
08-0043 08-0124
08-0154 08-0290
09-0066 09-0067
09-0084 09-0113
09-0583 09-0612
10-0539 11-0018
11-0019 11-0020
11-0022 11-0060
11-0092 11-0112
11-0391 11-0407
11-0481 11-0550
11-0551 11-0566
11-0568 12-0039
12-0050 12-0057
12-0059 12-0060
12-0061 12-0063
12-0130 12-0589
12-0600

konzeption 06-0067
08-0231 09-0367
kooperation
02-0280 02-0281
10-0220 12-0235
+koprologisch
05-0478 06-0513
+kopulation 05-0281
+koronargefaess
12-0008
korrelation 01-0272
01-0319 03-0119
03-0332 03-0464
03-0509 04-0084
04-0090 04-0646
06-0087 06-0107
06-0381 07-0100
08-0161 08-0217
08-0225 08-0297
08-0339 09-0005
10-0115 10-0480
11-0491
korrosion 10-0296
+kortikalstrom
03-0033
kortikosteron
01-0641 05-0058
+kortisol 10-0032
11-0018
kosten 02-0167
02-0525 05-0433
06-0472 09-0324
kostenanalyse
08-0577 10-0224
11-0620
kostenrechnung
09-0265
kot 01-0051
01-0172 02-0348
02-0388 03-0038
03-0436 04-0327
04-0384 04-0385
04-0387 04-0411
04-0533 04-0575
04-0590 05-0387
05-0566 06-0326
06-0372 06-0449
06-0530 07-0373
07-0500 08-0306
09-0394 09-0403
09-0436 09-0438
09-0441 10-0492
11-0447 11-0449
11-0472 12-0329
12-0330 12-0332
12-0343 12-0446
12-0450 12-0458
12-0461
+kraehen 03-0078
+krausesche endkol
ben 03-0019
kreatin 06-0222
10-0028 11-0026
kreatinin 10-0127
+kreislaufanlage
01-0123
+kreuzimmunitaet
07-0412 11-0456
+kreuzreaktion
04-0333 04-0347
kreuzung 02-0113
03-0342 03-0434
07-0280 09-0120
09-0271

+krippensetzen
04-0681
kristall 03-0395
+kroneton 04-0600
kropf 05-0161
+kryochirurgie
10-0625 12-0512
+kryoprotektivum
08-0240
+kryotechnik
05-0675
+kryptorchid
02-0644 02-0645
+kryptorchismus
01-0671 02-0173
02-0307 02-0308
03-0598
+kryptosporidia
09-0472
+kryptosporidiose
02-0483 02-0484
10-0426
kuechenabfall
09-0550
kuehlfahrzeug
01-0696
kuehlverf 06-0099
kueken 01-0476
01-0496 01-0521
01-0573 01-0606
02-0038 02-0432
02-0433 02-0434
02-0478 02-0622
03-0079 03-0381
03-0406 03-0494
03-0554 04-0554
04-0595 04-0616
05-0008 05-0192
05-0313 05-0320
05-0351 05-0480
05-0494 06-0328
06-0372 06-0428
06-0438 06-0445
06-0446 06-0501
06-0502 06-0503
06-0504 06-0608
06-0609 06-0611
07-0061 07-0332
07-0365 07-0479
07-0506 07-0507
07-0508 07-0509
07-0510 08-0018
08-0184 08-0376
08-0386 08-0438
09-0123 09-0204
09-0248 09-0249
09-0251 09-0268
09-0344 09-0350
09-0362 09-0401
09-0450 09-0461
09-0469 09-0492
09-0500 09-0551
09-0599 10-0193
10-0289 10-0310
10-0342 10-0364
10-0370 10-0380
10-0563 11-0064
11-0406 11-0412
11-0514 11-0581
12-0020 12-0438
12-0445 12-0583
12-0616 12-0617
+kueken-anamie-ag
ens 02-0432
02-0433

+kuemmerwuchssyn
drom 01-0606
kuenstliche besamu
ng 01-0083
01-0084 01-0305
02-0117 02-0131
02-0132 02-0284
02-0322 03-0126
03-0264 04-0096
04-0102 04-0105
04-0106 05-0293
06-0087 06-0097
07-0091 07-0092
07-0098 07-0101
07-0102 07-0108
07-0289 08-0097
08-0098 08-0099
08-0221 08-0235
09-0119 09-0120
09-0121 09-0122
09-0440 10-0091
10-0228 11-0126
11-0127 11-0130
11-0134 11-0159
11-0265 11-0274
11-0290 12-0072
12-0124 12-0216
+kuenstliche vagina
07-0093
kuh 01-0051
01-0069 01-0087
01-0269 01-0270
01-0271 01-0278
01-0279 01-0280
01-0284 01-0286
01-0290 01-0292
01-0299 01-0300
01-0301 01-0310
01-0317 01-0318
01-0319 01-0369
01-0425 01-0568
01-0607 01-0608
01-0611 01-0620
01-0650 01-0660
02-0001 02-0026
02-0029 02-0061
02-0062 02-0064
02-0088 02-0107
02-0217 02-0296
02-0297 02-0311
02-0312 02-0313
02-0330 02-0332
02-0333 02-0346
02-0375 02-0393
02-0523 02-0525
02-0578 02-0581
02-0582 02-0583
02-0598 02-0607
02-0648 02-0660
03-0066 03-0252
03-0257 03-0258
03-0265 03-0268
03-0274 03-0275
03-0463 03-0476
03-0492 03-0509
03-0512 03-0519
03-0520 03-0524
03-0525 03-0545
04-0059 04-0060
04-0078 04-0079
04-0080 04-0093
04-0192 04-0236
04-0253 04-0269
04-0273 04-0274
04-0275 04-0276

kuh 04-0277
04-0284 04-0297
04-0347 04-0354
04-0364 04-0366
04-0367 04-0368
04-0369 04-0452
04-0498 04-0548
04-0549 04-0569
04-0584 04-0585
04-0619 04-0620
04-0640 04-0671
04-0673 04-0692
04-0703 05-0018
05-0019 05-0024
05-0041 05-0042
05-0069 05-0156
05-0157 05-0261
05-0267 05-0268
05-0269 05-0273
05-0275 05-0277
05-0308 05-0309
05-0387 05-0525
05-0566 05-0591
05-0593 05-0594
05-0597 05-0620
05-0639 05-0673
06-0014 06-0031
06-0228 06-0235
06-0238 06-0249
06-0251 06-0253
06-0266 06-0272
06-0289 06-0290
06-0293 06-0294
06-0305 06-0358
06-0492 06-0563
06-0600 06-0613
06-0614 06-0615
06-0631 06-0681
06-0683 07-0026
07-0053 07-0071
07-0072 07-0074
07-0223 07-0260
07-0262 07-0274
07-0282 07-0291
07-0293 07-0317
07-0348 07-0379
07-0450 07-0459
07-0512 07-0513
07-0514 07-0515
07-0531 07-0580
08-0054 08-0071
08-0083 08-0098
08-0099 08-0134
08-0155 08-0159
08-0210 08-0211
08-0217 08-0218
08-0219 08-0221
08-0224 08-0226
08-0246 08-0247
08-0252 08-0301
08-0492 08-0506
08-0544 08-0551
09-0023 09-0027
09-0072 09-0073
09-0103 09-0271
09-0275 09-0284
09-0287 09-0290
09-0291 09-0310
09-0311 09-0332
09-0336 09-0337
09-0338 09-0342
09-0359 09-0372
09-0523 09-0562
09-0574 09-0580
09-0582 09-0598

kuh 09-0657
10-0091 10-0179
10-0240 10-0241
10-0243 10-0245
10-0246 10-0260
10-0261 10-0264
10-0283 10-0324
10-0391 10-0401
10-0500 10-0534
10-0567 10-0568
11-0020 11-0090
11-0092 11-0094
11-0221 11-0240
11-0241 11-0254
11-0258 11-0260
11-0262 11-0268
11-0269 11-0277
11-0311 11-0312
11-0497 11-0502
11-0504 11-0507
11-0544 11-0547
11-0548 11-0588
11-0595 12-0003
12-0025 12-0038
12-0041 12-0055
12-0124 12-0175
12-0217 12-0219
12-0220 12-0223
12-0224 12-0225
12-0237 12-0244
12-0259 12-0261
12-0493 12-0494
12-0525 12-0560
12-0561 12-0563
12-0564 12-0587
+kuhtrainer 10-0283
kultur 01-0307
10-0148 12-0248
+kulturmedium
09-0134
kulturverf 01-0020
01-0190 01-0352
01-0508 01-0517
02-0014 03-0232
03-0394 03-0395
03-0413 03-0428
03-0541 04-0023
04-0211 04-0217
04-0292 05-0164
05-0165 05-0381
05-0385 05-0495
06-0048 06-0049
06-0050 06-0168
06-0173 06-0263
06-0331 06-0339
06-0351 06-0354
06-0389 06-0497
06-0530 06-0635
06-0655 07-0025
07-0189 07-0195
07-0251 07-0341
07-0345 07-0381
07-0406 07-0421
08-0071 08-0177
08-0237 08-0239
08-0286 08-0398
08-0438 09-0074
09-0134 09-0372
09-0400 09-0403
09-0636 10-0071
10-0272 10-0282
10-0329 10-0352
10-0376 10-0415
10-0425 10-0431
10-0439 10-0540
kulturverf 11-0030
11-0186 11-0194
11-0284 11-0345
11-0548 12-0140
12-0144 12-0148
12-0241 12-0242
12-0243 12-0575
+kumuluszelle
08-0072
+kunststoff 08-0598
kupfer 01-0041
01-0127 01-0128
02-0536 02-0559
03-0074 03-0467
03-0496 05-0029
05-0529 05-0535
05-0536 05-0566
06-0127 06-0549
07-0451 07-0477
07-0490 08-0263
08-0491 08-0494
09-0154 10-0504
11-0019 11-0512
12-0557
+kupffersche sternz
elle 02-0022
11-0206 12-0166
+kupieren 06-0671
+kutikula 11-0473
labmagen 01-0672
01-0673 03-0015
03-0476 03-0477
03-0500 04-0012
04-0571 04-0696
05-0503 05-0582
06-0033 06-0493
07-0024 08-0604
09-0531 10-0644
11-0519 11-0542
+labmagenverlageru
ng 01-0674
10-0644
labor 09-0661
10-0111 10-0214
10-0220 10-0296
10-0493
labordiagnostik
01-0376 01-0596
02-0024 02-0175
02-0427 02-0484
02-0643 03-0030
04-0547 04-0556
05-0305 05-0343
05-0392 05-0456
05-0481 06-0341
06-0349 06-0357
06-0360 06-0442
06-0495 06-0530
06-0538 06-0541
06-0543 06-0651
06-0711 07-0207
07-0351 07-0460
07-0465 07-0472
07-0473 08-0017
08-0144 08-0339
08-0412 08-0418
08-0422 08-0431
08-0436 08-0466
08-0472 08-0483
08-0484 09-0426
09-0661 10-0031
10-0416 10-0462
10-0490 10-0666
10-0672 11-0361
11-0529 12-0410
laborgeraet 03-0001
03-0030 03-0450
04-0546
laborverf 01-0010
01-0047 01-0170
01-0172 01-0177
01-0180 01-0187
01-0189 01-0265
01-0356 01-0374
01-0376 01-0377
01-0388 01-0396
01-0411 01-0414
01-0416 01-0424
01-0438 01-0499
01-0611 01-0616
02-0218 02-0231
02-0299 02-0368
02-0381 02-0388
02-0412 02-0613
02-0624 02-0666
02-0667 03-0120
03-0191 03-0194
03-0206 03-0212
03-0231 03-0234
03-0365 03-0415
03-0420 03-0427
03-0444 03-0481
03-0617 04-0041
04-0208 04-0254
04-0257 04-0286
04-0305 04-0341
04-0362 04-0379
04-0395 04-0433
04-0468 04-0500
04-0506 04-0664
05-0012 05-0018
05-0071 05-0166
05-0212 05-0225
05-0323 05-0324
05-0325 05-0346
05-0382 05-0383
05-0394 05-0397
05-0437 05-0599
05-0604 06-0172
06-0194 06-0271
06-0333 06-0349
06-0411 06-0425
06-0432 06-0513
06-0538 06-0542
06-0616 06-0706
07-0012 07-0223
07-0225 07-0231
07-0320 07-0346
07-0419 08-0142
08-0151 08-0157
08-0166 08-0288
08-0343 08-0551
09-0070 09-0145
09-0227 09-0234
09-0237 09-0255
09-0258 09-0331
09-0381 09-0382
09-0422 09-0436
09-0447 09-0486
09-0546 09-0575
09-0577 10-0148
10-0201 10-0294
10-0295 10-0358
10-0372 10-0383
10-0423 10-0442
10-0461 10-0506
10-0554 10-0618
10-0671 11-0126
11-0187 11-0191
11-0199 11-0210
laborverf 11-0215
11-0309 11-0371
11-0438 11-0447
11-0550 11-0562
11-0563 12-0136
12-0139 12-0140
12-0143 12-0147
12-0154 12-0158
12-0185 12-0222
12-0294 12-0314
12-0321 12-0327
12-0330 12-0348
12-0394 12-0423
12-0571 12-0657
12-0658 12-0659
12-0663 12-0666
+lachsschinken
12-0653
lactat 03-0061
05-0539
lactobacillus
12-0134
lactobacillus bifidus
09-0559
+lactobacillus piscic
ola 09-0135
lactose 05-0598
06-0003 09-0216
laenge 02-0578
03-0024
laerm 01-0327
01-0331
laesion 01-0367
01-0669 02-0420
02-0646 03-0313
08-0602
laeufer 01-0332
12-0605
lagerdauer 08-0579
lagern 04-0311
07-0229 08-0084
09-0675 10-0090
10-0619 11-0407
12-0071 12-0377
12-0458 12-0650
lahmheit 01-0676
01-0677 02-0541
02-0648 02-0651
02-0652 03-0565
03-0588 03-0589
05-0675 05-0681
05-0682 05-0683
06-0681 06-0685
07-0470 07-0490
07-0587 07-0590
07-0594 07-0600
07-0601 07-0603
08-0609 08-0610
08-0611 09-0532
09-0657 10-0006
10-0647 10-0648
10-0649 10-0651
10-0652 10-0654
10-0656 10-0659
10-0663 11-0517
11-0620 12-0493
12-0645
laktase 02-0533
10-0088
laktatdehydrogenase
12-0049
laktation 01-0069
01-0299 01-0621
02-0009 02-0216
03-0094 04-0237
laktation 04-0279
04-0364 04-0587
04-0642 04-0651
05-0018 05-0042
05-0177 05-0290
05-0601 06-0014
06-0631 07-0059
08-0050 08-0054
08-0068 09-0275
09-0288 09-0525
09-0578 09-0598
09-0617 10-0080
10-0227 10-0231
11-0047 11-0101
11-0267 11-0507
12-0026 12-0041
+laktoferrin 07-0331
+lama 03-0377
lamellibranchia
01-0121 06-0704
+lamina propria
03-0013
+laminektomie
12-0636
+laminin 02-0236
lamm 01-0426
01-0448 01-0494
01-0502 01-0605
02-0035 02-0068
02-0069 02-0502
02-0505 02-0528
03-0041 03-0300
04-0061 04-0065
04-0270 04-0613
04-0614 04-0615
05-0043 05-0190
05-0478 05-0536
05-0588 05-0589
05-0590 06-0527
06-0532 06-0549
07-0270 07-0314
07-0325 07-0433
07-0434 07-0501
07-0505 07-0544
08-0004 08-0055
08-0450 08-0484
08-0509 08-0542
08-0543 09-0049
09-0100 09-0361
09-0382 09-0395
09-0439 09-0488
09-0495 09-0524
09-0570 09-0590
10-0054 10-0055
10-0602 11-0050
11-0052 11-0368
11-0434 11-0540
11-0543 11-0577
11-0589 12-0358
12-0413 12-0462
12-0556 12-0589
+lampetra fluviatilis
06-0123
+lanassa nordenskio
eldi 10-0101
landschwein
05-0150
+langerhans-zelle
06-0211 10-0172
+langerhanssche ins
el 02-0016
08-0011
+lapakoskopie
08-0617

+laparotomie
01-0672 02-0544
03-0180 03-0577
03-0580 03-0582
03-0583
+lararotomie
03-0476
+larva migrans-visc
eralis-syndrom
02-0501
larve 01-0512
01-0523 01-0527
01-0528 01-0529
01-0556 01-0558
03-0435 04-0160
05-0519 06-0122
06-0144 06-0519
06-0530 06-0531
07-0143 07-0427
08-0438 08-0453
08-0455 08-0456
09-0151 09-0501
09-0504 09-0507
09-0510 09-0518
10-0452 10-0467
10-0468 10-0487
11-0157 11-0472
11-0473 11-0561
11-0631 12-0430
12-0459 12-0461
12-0463
+laryngoskopie
06-0539
laserstrahlen
01-0159 02-0660
06-0270 10-0668
12-0628
+lasolocid 07-0556
latent 01-0461
01-0471 04-0368
04-0477
+latex-agglutination
02-0140
lathyrus 10-0503
laubgehoelz
03-0490
laufstallhaltung
07-0450 09-0657
12-0271
+lavioidae 01-0391
lcm-virus 04-0482
ldh-virus 01-0611
lebendmasse
01-0003 01-0011
01-0198 01-0273
01-0390 01-0448
01-0597 02-0258
02-0570 03-0009
03-0057 03-0072
03-0261 03-0290
03-0506 03-0538
04-0099 04-0676
05-0085 05-0480
05-0571 05-0589
06-0303 06-0531
07-0038 07-0268
07-0301 07-0310
07-0433 08-0530
08-0592 09-0502
09-0515 09-0626
10-0077 10-0196
11-0061 11-0531
11-0582 12-0045
12-0047 12-0072
12-0385 12-0442
lebendmasse
12-0502 12-0559
12-0594
lebensdauer
06-0065 06-0722
09-0500 11-0158
11-0491
lebensfaehigkeit
02-0117 02-0575
05-0190 05-0259
05-0540 06-0270
08-0233 08-0241
09-0118 09-0340
lebensmittel
01-0337 01-0684
01-0694 02-0665
02-0668 03-0242
03-0601 03-0602
03-0604 03-0605
03-0617 04-0628
05-0141 06-0225
06-0345 06-0346
06-0384 06-0658
06-0694 06-0695
06-0696 06-0697
06-0698 06-0699
06-0700 06-0705
06-0708 06-0709
06-0710 06-0711
07-0624 07-0625
08-0278 08-0287
08-0558 08-0566
08-0623 09-0546
09-0628 09-0670
09-0677 09-0678
09-0679 09-0681
10-0212 10-0617
10-0669 11-0594
11-0624 11-0625
11-0628 12-0102
12-0656 12-0660
lebensmittelhygiene
01-0538 01-0685
01-0686 01-0692
01-0693 02-0162
02-0270 02-0506
02-0662 02-0664
02-0666 02-0667
03-0242 03-0601
03-0606 03-0615
03-0617 04-0307
04-0587 04-0589
04-0640 04-0671
04-0706 04-0707
04-0708 05-0344
06-0311 06-0329
06-0573 06-0656
06-0694 06-0695
06-0698 06-0699
06-0702 06-0703
06-0710 06-0711
06-0712 06-0721
06-0722 06-0723
06-0724 06-0725
07-0620 07-0621
07-0622 07-0623
07-0627 08-0457
08-0584 08-0622
08-0625 09-0185
09-0189 09-0191
09-0491 09-0660
09-0661 09-0662
09-0663 09-0665
09-0666 09-0667
09-0668 09-0669
lebensmittelhygiene
09-0676 09-0678
09-0679 09-0684
10-0204 10-0210
11-0164 11-0624
11-0625 11-0626
12-0292 12-0536
12-0550 12-0648
12-0649 12-0651
12-0652 12-0655
12-0656 12-0657
12-0658 12-0659
12-0660 12-0663
12-0665 12-0668
+lebenszyklus
07-0128 08-0475
leber 01-0014
01-0025 01-0041
01-0047 01-0127
01-0128 01-0134
01-0152 01-0218
01-0219 01-0234
01-0695 02-0010
02-0011 02-0022
02-0023 02-0044
02-0063 02-0067
02-0149 02-0418
02-0422 02-0519
02-0522 02-0533
02-0534 02-0559
02-0618 02-0628
03-0050 03-0070
03-0085 03-0092
03-0148 03-0154
03-0155 03-0175
03-0449 03-0461
03-0465 03-0496
03-0540 04-0154
04-0397 04-0444
04-0490 04-0519
04-0524 04-0595
04-0597 04-0599
04-0600 05-0014
05-0029 05-0039
05-0129 05-0148
05-0218 05-0491
05-0526 05-0546
05-0652 06-0113
06-0129 06-0566
06-0582 06-0589
06-0598 06-0628
07-0003 07-0021
07-0030 07-0111
07-0133 07-0135
07-0136 07-0139
07-0140 07-0163
07-0171 07-0321
07-0336 07-0465
07-0625 08-0012
08-0019 08-0035
08-0036 08-0101
08-0129 08-0188
08-0464 08-0494
08-0496 08-0510
08-0512 09-0035
09-0041 09-0045
09-0133 09-0147
09-0150 09-0157
09-0159 09-0202
09-0263 09-0289
09-0587 09-0630
09-0633 10-0038
10-0057 10-0096
10-0126 10-0166
10-0191 10-0344
leber 10-0378
10-0504 10-0532
10-0539 10-0546
10-0547 10-0591
11-0036 11-0081
11-0231 11-0324
11-0379 11-0415
11-0422 11-0459
11-0466 11-0471
11-0502 11-0509
11-0512 11-0514
11-0523 11-0532
11-0534 11-0554
12-0094 12-0104
12-0166 12-0531
12-0533 12-0535
12-0536 12-0604
12-0625 12-0640
leder 05-0468
07-0300 07-0349
legehenne 03-0046
03-0359 04-0322
05-0656 06-0306
06-0432 06-0501
07-0371 09-0443
10-0373 10-0374
11-0318 12-0057
12-0286
legeleistung
04-0655 04-0656
05-0083 06-0306
09-0456 10-0503
legen (ei) 04-0480
05-0622
legezyklus 11-0105
leguminosae
08-0522 10-0545
+leibeshoehle
06-0115
+leiostomus xanthur
us 09-0125
leishmania 01-0492
03-0398 03-0399
03-0408 03-0562
04-0494 04-0500
05-0475 06-0497
06-0498 08-0408
12-0435 12-0436
leistung 01-0332
01-0578 01-0603
02-0013 02-0058
02-0502 02-0533
04-0388 05-0042
05-0189 05-0286
05-0446 06-0239
06-0501 07-0108
08-0048 08-0195
08-0231 09-0023
10-0031 10-0284
11-0127 11-0251
11-0288 12-0339
12-0439
leistungspruefung
01-0244 03-0061
08-0122 11-0046
leistungsvergleich
10-0564
leitfaehigkeit
01-0609 05-0057
05-0592 10-0049
11-0003
leitung 11-0311
lektin 01-0506
02-0485 05-0472
09-0214 11-0182
lektin 11-0184
12-0138
05-0418
+lentillektin 02-0206
+lentivirus 06-0421
07-0399 07-0403
07-0404 07-0405
08-0321 08-0384
09-0420 09-0457
10-0353 11-0387
12-0355
+lepeophtheirus eur
opaensis 06-0118
leporidae 08-0600
leptospira 01-0393
01-0394 01-0395
02-0395 03-0311
03-0321 03-0322
03-0323 03-0324
03-0325 04-0399
04-0400 04-0401
05-0402 06-0392
06-0393 06-0394
07-0193 07-0200
07-0354 08-0310
08-0311 08-0540
10-0346 11-0193
12-0341
+leptospira pomona
12-0341
+leuciscus cephalus
02-0141
+leukaemie 09-0423
+leukopenie
03-0152
leukose 01-0423
01-0424 01-0428
01-0429 02-0412
02-0413 02-0414
02-0415 02-0416
03-0342 03-0344
03-0345 04-0321
04-0417 04-0418
04-0423 04-0424
04-0426 05-0418
05-0419 06-0186
06-0410 06-0412
06-0413 06-0414
06-0416 06-0417
06-0418 06-0419
06-0422 06-0423
06-0424 07-0225
07-0361 08-0264
08-0320 08-0326
09-0201 09-0422
09-0589 10-0136
10-0354 10-0355
10-0356 10-0357
10-0359 10-0361
10-0362 10-0363
10-0622 12-0175
12-0360 12-0362
12-0363 12-0365
leukosevirus
10-0360
+leukotrien 01-0193
05-0034 08-0038
10-0411
+leukotrien b4
04-0047
+leukotrien d4
09-0051
leukozyt 01-0081
01-0094 01-0225
01-0227 01-0347

leukozyt 01-0370
01-0459 01-0490
02-0049 02-0057
02-0197 02-0200
02-0201 02-0202
02-0206 02-0207
02-0263 02-0393
03-0210 03-0211
03-0221 03-0230
03-0231 03-0426
03-0509 03-0590
04-0115 04-0118
04-0120 04-0146
04-0218 04-0226
04-0257 04-0260
04-0470 04-0505
04-0512 04-0536
05-0180 05-0203
05-0229 05-0230
05-0599 06-0130
06-0179 06-0202
06-0210 06-0217
06-0412 07-0011
07-0137 07-0158
07-0390 08-0150
08-0162 08-0167
08-0168 08-0183
08-0188 08-0199
08-0200 08-0201
08-0305 08-0329
08-0362 09-0230
09-0296 09-0577
10-0180 10-0198
10-0324 10-0357
11-0037 11-0082
11-0201 11-0218
11-0224 11-0225
11-0565 12-0051
12-0081 12-0118
12-0126 12-0166
12-0181 12-0191
12-0197 12-0198
12-0199 12-0200
leuzin 03-0095
04-0678
+levamisol 02-0505
02-0619 04-0072
04-0114 04-0249
11-0207
+levamisol-bolus
06-0525 06-0526
+lexikon 01-0341
+leydigsche zelle
02-0307 04-0014
05-0079 06-0226
08-0088
lezithin 02-0051
lh 01-0067
01-0072 01-0236
01-0291 01-0292
01-0295 01-0651
02-0085 02-0088
02-0089 02-0090
02-0091 02-0095
02-0097 02-0099
02-0100 02-0101
02-0105 02-0230
02-0307 03-0058
03-0059 03-0080
03-0098 03-0103
03-0276 03-0537
04-0044 04-0079
04-0080 04-0082
04-0280 05-0021
05-0022 05-0023
lh 05-0080
05-0268 05-0277
05-0278 05-0282
05-0645 06-0052
06-0059 06-0060
06-0062 06-0063
06-0064 06-0078
06-0091 06-0103
06-0248 06-0252
06-0297 07-0073
07-0076 07-0077
07-0080 07-0271
07-0286 07-0550
08-0065 08-0077
09-0040 09-0077
09-0080 09-0081
09-0082 09-0083
09-0095 09-0099
09-0100 09-0102
09-0107 09-0272
09-0288 09-0305
09-0604 09-0610
10-0046 10-0073
10-0074 10-0078
10-0086 10-0264
10-0268 10-0273
10-0275 11-0098
11-0100 11-0105
11-0107 11-0113
11-0119 11-0230
11-0558 12-0059
12-0063 12-0245
12-0597 12-0606
+lhrh 02-0038
05-0080
li-virus 08-0348
libido 02-0115
07-0530 08-0085
licht 09-0018
09-0298 10-0054
10-0077
lichtintensitaet
01-0333 02-0343
07-0089 07-0269
07-0270 09-0300
09-0604 12-0227
+ligatur 04-0697
+ligulose 07-0127
+limanda limanda
01-0126
lindan 04-0162
linde 05-0134
+linguatula 04-0519
linienzucht 10-0395
+linkomyzin
01-0648
lipase 01-0062
12-0604
lipid 02-0517
03-0074 03-0175
03-0424 04-0513
06-0517 07-0133
08-0028 08-0042
09-0028 09-0043
11-0006 11-0193
11-0572 12-0050
+lipidperoxid
03-0301
+lipomatose
10-0498
+lipopolysaccharid
01-0188 01-0224
05-0048 08-0313
10-0052 10-0543
lipoproteid 05-0018
lipoproteid 12-0523
+liposom 03-0040
03-0430 04-0669
06-0646
+liposuszinose
06-0574
liquor 03-0056
04-0478 04-0550
05-0028 05-0555
05-0695 08-0166
12-0038
listeria 01-0369
01-0370 02-0355
02-0375 03-0309
03-0613 03-0614
03-0615 03-0618
04-0356 04-0357
04-0358 04-0359
04-0360 04-0361
04-0362 04-0626
05-0363 05-0364
05-0365 05-0366
05-0367 05-0368
05-0369 05-0370
06-0176 06-0342
06-0343 06-0344
06-0345 06-0346
06-0347 06-0348
06-0645 06-0646
06-0710 06-0716
07-0192 07-0336
07-0337 07-0622
08-0278 08-0279
08-0280 08-0281
08-0282 08-0283
08-0284 08-0285
08-0286 08-0287
09-0218 09-0379
09-0679 10-0157
10-0328 11-0356
11-0357 11-0563
12-0007 12-0315
12-0316 12-0317
12-0648 12-0654
12-0656 12-0658
12-0659 12-0660
+litomosoides carinii
01-0546
+livoneca sp
02-0148
lockmittel 04-0460
08-0478 10-0385
10-0388 12-0401
12-0404
+lockstoff 12-0403
loesung (physikal)
03-0030 03-0169
+logistische regress
ion 01-0612
+lokalanaesthesie
12-0629 12-0630
12-0631
lokalisation 01-0062
01-0113 01-0115
01-0117 02-0211
03-0146 04-0031
04-0496 04-0538
06-0051 06-0174
08-0338 09-0387
11-0060 11-0116
11-0465
lueftung 06-0304
09-0346 10-0292
luft 02-0031
02-0364 03-0039
luft 04-0334
05-0313 05-0318
05-0320 05-0342
05-0562 12-0274
12-0539
luftfeuchtigkeit
01-0334 04-0046
04-0308 04-0309
05-0137 05-0501
09-0044 12-0274
12-0275 12-0280
luftsack 07-0576
lufttemperatur
12-0184
+lumbale radikulopa
thie 04-0192
lunge 01-0019
01-0030 01-0032
01-0206 01-0358
01-0399 01-0579
01-0601 02-0012
02-0031 02-0051
02-0066 02-0073
02-0264 02-0361
03-0029 03-0035
03-0039 03-0040
03-0042 03-0052
03-0053 03-0057
03-0068 03-0088
03-0176 03-0207
03-0301 03-0438
03-0473 03-0563
03-0567 04-0065
04-0069 04-0073
04-0226 04-0241
04-0339 04-0353
04-0387 04-0514
04-0574 04-0584
04-0661 04-0681
04-0688 04-0691
05-0036 05-0049
05-0052 05-0053
05-0182 05-0408
05-0552 05-0568
05-0569 05-0636
06-0005 06-0034
06-0035 06-0036
06-0043 06-0046
06-0375 06-0388
06-0408 06-0537
06-0562 06-0641
07-0013 07-0023
07-0041 07-0042
07-0050 07-0051
07-0064 07-0167
07-0334 07-0404
07-0435 07-0458
07-0464 08-0009
08-0031 08-0038
08-0048 08-0051
08-0129 08-0149
08-0321 08-0504
08-0520 09-0037
09-0048 09-0051
09-0059 09-0060
09-0200 09-0348
09-0397 09-0460
10-0051 10-0174
10-0327 10-0343
10-0457 10-0507
10-0512 10-0615
10-0645 11-0011
11-0015 11-0035
11-0037 11-0041
11-0049 11-0050
lunge 11-0051
11-0052 11-0066
11-0067 11-0068
11-0073 11-0074
11-0075 11-0080
11-0081 11-0082
11-0226 11-0244
11-0340 11-0341
11-0379 11-0391
11-0520 12-0044
12-0051 12-0115
12-0179 12-0180
12-0198 12-0338
12-0358 12-0420
12-0473 12-0638
+lungenadenomatos
e 06-0408
lupine 11-0509
+luteolyse 09-0285
09-0597 12-0056
+luxabendazol
11-0561
+luxation 03-0591
06-0687 10-0646
12-0637
luzerne 09-0175
+lyme disease
09-0384
+lymphadenitis
09-0393
+lymphangiektasie
05-0544
+lymphangiom
08-0005
lymphe 02-0032
02-0119 02-0222
02-0354 02-0369
03-0039 03-0301
05-0048 05-0544
05-0568 06-0035
06-0053 08-0027
08-0031
lymphgefaess
01-0018 02-0027
02-0369 03-0016
05-0002 05-0005
08-0005 09-0025
09-0201 09-0207
10-0020 11-0009
11-0033
lymphknoten
01-0160 02-0005
02-0352 03-0007
03-0016 03-0094
03-0216 03-0575
04-0005 05-0177
07-0011 07-0216
07-0517 08-0005
08-0181 08-0337
08-0550 09-0203
09-0488 11-0208
11-0232 12-0165
12-0188
+lymphoblast
07-0063
+lymphocystis
01-0126 05-0102
+lymphokin 03-0197
03-0200 05-0172
07-0212 08-0158
11-0208
+lympholeukose
12-0175
+lymphom 05-0420

+lymphosarkom
12-0118
lymphozyt 01-0186
01-0202 01-0203
01-0209 01-0214
01-0223 01-0230
01-0231 01-0232
01-0233 01-0235
01-0282 01-0391
01-0427 01-0429
01-0433 01-0505
01-0607 02-0192
02-0199 02-0202
02-0203 02-0208
02-0213 02-0214
02-0222 02-0226
02-0227 02-0228
02-0237 02-0238
02-0239 02-0254
02-0255 02-0256
02-0352 02-0414
02-0475 02-0508
02-0564 02-0626
03-0025 03-0026
03-0094 03-0195
03-0196 03-0198
03-0199 03-0211
03-0222 03-0340
03-0353 03-0379
03-0394 03-0398
03-0421 04-0001
04-0020 04-0085
04-0212 04-0223
04-0238 04-0249
04-0250 04-0272
04-0416 04-0427
04-0494 04-0511
05-0172 05-0174
05-0177 05-0178
05-0186 05-0188
05-0191 05-0202
05-0207 05-0211
05-0212 05-0213
05-0214 05-0224
05-0231 05-0418
05-0420 05-0474
06-0177 06-0186
06-0190 06-0193
06-0197 06-0199
06-0200 06-0202
06-0203 06-0204
06-0205 06-0218
06-0229 06-0415
07-0059 07-0062
07-0063 07-0208
07-0210 07-0213
07-0215 07-0216
07-0217 07-0358
07-0366 07-0504
08-0043 08-0060
08-0157 08-0158
08-0160 08-0163
08-0164 08-0165
08-0174 08-0176
08-0178 08-0182
08-0186 08-0189
08-0190 08-0197
08-0198 08-0323
08-0324 08-0349
08-0369 08-0407
08-0422 08-0499
08-0550 09-0223
09-0228 09-0229
09-0230 09-0236
09-0238 09-0240
lymphozyt 09-0247
09-0255 09-0278
09-0451 10-0019
10-0154 10-0159
10-0170 10-0178
10-0182 10-0185
10-0193 10-0357
10-0358 10-0390
10-0535 11-0197
11-0208 11-0211
11-0212 11-0213
11-0214 11-0215
11-0216 11-0222
11-0231 11-0232
11-0236 11-0237
11-0387 11-0388
11-0419 11-0421
11-0422 11-0468
11-0474 12-0014
12-0164 12-0168
12-0169 12-0170
12-0173 12-0175
12-0180 12-0182
12-0183 12-0187
12-0188 12-0346
12-0360 12-0364
+lymphozytenprolife
rationstest 05-0599
+lymphstrom
02-0042
lymphsystem
01-0126 01-0164
01-0202 01-0209
01-0218 01-0421
02-0032 02-0210
03-0443 05-0048
05-0059 06-0363
07-0225 08-0027
08-0031 08-0183
08-0320 09-0009
10-0360 11-0009
11-0168 11-0207
11-0419 12-0013
07-0210
lysin 06-0176
08-0282 11-0114
+lysotypie 01-0362
05-0355
lysozym 01-0184
01-0219 01-0482
05-0634 06-0104
06-0571 08-0423
10-0550 10-0563
12-0344
02-0208
07-0207
+lytocestus parvulus
01-0117
+macvicaria pennelli
03-0146
maedivirus 02-0419
05-0608 07-0406
08-0327 09-0425
10-0353 10-0367
+maesten 04-0316
12-0464
maeusehepatitisvirus
03-0220 04-0481
magen 01-0001
01-0016 01-0533
01-0674 02-0035
02-0068 03-0041
03-0408 03-0583
03-0584 03-0585
magen 04-0566
06-0122 07-0014
07-0031 07-0056
07-0492 07-0541
08-0005 08-0450
09-0479 10-0008
10-0108 10-0452
10-0467 10-0494
10-0496 10-0606
10-0628 10-0657
11-0582 12-0027
12-0459
magnesium 02-0056
02-0527 03-0038
03-0092 03-0462
04-0064 04-0550
09-0156 10-0197
12-0196
+magnetismus
10-0578
+magnetit 10-0578
mais 07-0480
+makrophage
01-0213 01-0218
01-0226 01-0227
01-0370 01-0401
01-0459 01-0483
01-0490 01-0513
02-0079 02-0201
02-0207 02-0208
02-0241 02-0243
02-0247 02-0355
02-0356 02-0445
02-0494 03-0023
03-0040 03-0212
03-0216 03-0223
03-0232 03-0356
03-0363 03-0412
03-0526 04-0107
04-0125 04-0204
04-0225 04-0226
04-0231 04-0330
04-0361 04-0403
04-0505 04-0592
05-0192 05-0194
05-0201 05-0219
05-0230 05-0345
05-0394 05-0481
06-0179 06-0183
06-0210 06-0342
06-0344 06-0388
06-0646 06-0693
07-0059 07-0192
07-0198 07-0204
07-0225 07-0372
07-0403 07-0404
07-0405 07-0406
07-0537 07-0548
08-0149 08-0168
08-0182 08-0183
08-0193 08-0305
08-0309 08-0347
08-0362 08-0407
08-0416 08-0468
08-0499 09-0233
09-0473 09-0486
10-0019 10-0020
10-0125 10-0157
10-0188 10-0200
10-0328 10-0431
11-0037 11-0081
11-0082 11-0184
11-0192 11-0197
11-0201 11-0206
11-0217 11-0225
+makrophage
11-0226 11-0235
11-0422 11-0572
12-0016 12-0165
12-0166 12-0167
12-0173 12-0181
12-0183 12-0186
12-0191 12-0310
12-0435 12-0596
+malabsorptionssyn
drom 02-0471
03-0469
+malachitgruen
01-0106 05-0112
11-0137
+maladehydrogenas
e 08-0101
+malaria 05-0625
+malassezia pachyd
ermatis 12-0425
+maligne histiozytos
e 06-0571
+maligne hyperther
mie 01-0571
01-0572 02-0071
11-0510
+mallophage
04-0541
mammalia 01-0015
01-0347 01-0497
01-0623 02-0080
04-0097 04-0333
04-0541 05-0081
06-0065 06-0071
06-0150 06-0256
07-0009 07-0047
07-0209 08-0037
08-0082 08-0485
09-0002 09-0222
09-0273 09-0518
09-0636 11-0121
12-0015 12-0069
+mandibula 05-0158
mangan 03-0074
03-0092 04-0162
mangel 01-0041
01-0042 01-0524
01-0567 01-0570
01-0573 02-0520
02-0536 02-0537
02-0576 03-0057
03-0093 03-0215
03-0275 03-0471
04-0515 04-0549
04-0554 04-0559
05-0014 05-0222
07-0267 07-0271
07-0451 08-0059
08-0063 08-0087
08-0491 08-0495
08-0507 11-0036
11-0062 11-0070
11-0357 11-0501
11-0503 11-0504
11-0515 12-0193
mangelkrankheit (ti
er) 01-0089
01-0569 01-0577
01-0580 02-0528
03-0469 04-0277
04-0555 04-0557
04-0613 05-0240
05-0358 05-0523
05-0529 05-0530
05-0531 05-0535
mangelkrankheit (ti
er) 05-0536
05-0537 05-0538
06-0550 06-0551
07-0132 08-0527
09-0048 09-0524
09-0526 09-0528
10-0499 11-0172
11-0242 12-0500
12-0557 12-0561
05-0534
mann 03-0244
10-0087 11-0218
mannose 12-0297
+mannosidose
04-0556
+mantelzelle
08-0620
+mapping 02-0421
07-0387
+marder 03-0439
marek disease virus
01-0637 03-0378
04-0475 05-0448
06-0475 07-0203
09-0450 10-0402
11-0406 12-0417
marek disease virus
09-0451
marekache gefluege
llaehme 01-0476
04-0616 05-0449
07-0509 11-0407
12-0417 12-0583
marekvakzin
01-0637
+marken 01-0112
01-0113
+marker 01-0496
03-0406 12-0191
+markieren 03-0420
+markierung
09-0125
+marmorweis-virose
03-0135
+mascagnia rigida
06-0581
maschine 12-0633
masernvirus
01-0437 08-0335
masse 01-0582
02-0285 03-0024
03-0167 04-0095
04-0180 05-0503
07-0286 08-0055
09-0688
masszahl 01-0458
mast 01-0332
01-0599 04-0611
05-0290 05-0297
06-0603 06-0654
11-0530 12-0282
12-0608
mastbulle 01-0051
02-0457 02-0542
04-0561 04-0639
06-0564 09-0201
10-0291 10-0499
mastdarm 12-0359
+masthilfsmittel
10-0212
mastigophora
01-0493
mastitis 01-0389

mastitis 01-0543
01-0568 01-0607
01-0608 01-0609
01-0610 01-0611
01-0612 01-0613
01-0614 01-0615
01-0616 01-0617
01-0618 01-0619
01-0621 02-0265
02-0358 02-0368
02-0375 02-0578
02-0581 02-0582
02-0583 02-0585
03-0185 03-0241
03-0508 03-0509
03-0510 03-0511
03-0512 03-0513
03-0514 03-0515
03-0516 03-0517
03-0518 03-0519
03-0520 03-0521
03-0522 03-0523
03-0524 03-0525
03-0526 03-0545
03-0554 04-0347
04-0619 04-0623
04-0624 04-0625
04-0626 04-0627
05-0388 05-0591
05-0592 05-0596
05-0597 05-0598
05-0599 05-0601
05-0602 05-0603
05-0604 05-0605
05-0606 05-0608
05-0609 05-0610
05-0611 06-0494
06-0600 06-0612
06-0614 06-0615
06-0616 07-0511
07-0513 07-0514
07-0515 07-0516
07-0517 07-0623
08-0545 08-0546
08-0547 08-0548
08-0550 08-0551
08-0552 08-0553
08-0554 08-0555
08-0556 08-0557
08-0583 09-0295
09-0361 09-0571
09-0572 09-0573
09-0575 09-0576
09-0577 09-0578
09-0579 09-0580
09-0581 09-0582
10-0323 10-0324
10-0353 10-0566
10-0567 10-0568
10-0569 11-0351
11-0519 11-0544
11-0545 11-0546
11-0547 11-0548
11-0572 12-0269
12-0560 12-0561
12-0562 12-0563
12-0564 12-0565
mastlamm 03-0507
05-0024
mastleistung
01-0531 05-0242
05-0340 06-0507
08-0290 09-0348
12-0602
mastrind 02-0277
mastrind 03-0264
05-0237 05-0241
09-0680 10-0338
11-0559 12-0263
mastschwein
01-0348 01-0443
04-0640 06-0315
07-0302 09-0343
maststall 09-0346
+mastzelle 01-0216
03-0204 05-0205
11-0169 12-0258
materialeinsatz
06-0307 08-0598
08-0599
materialoekonomie
10-0296
maternal 03-0331
04-0368
math methode
01-0273 04-0603
05-0242 05-0577
05-0597 07-0294
07-0519 08-0012
09-0005 11-0476
11-0555 12-0114
12-0211 12-0270
12-0563
math modell
01-0228 01-0346
02-0504 05-0592
06-0109 08-0552
09-0269 09-0489
math statistik
12-0649
maul- und klauense
uche 01-0417
03-0330 04-0263
04-0414 04-0709
06-0406 06-0625
09-0415 12-0352
12-0353 12-0354
maul-/rachenhoehle
01-0590 03-0020
03-0333 03-0478
04-0007 04-0029
06-0164 06-0429
08-0501 08-0597
09-0141 09-0208
10-0011 10-0637
10-0660 11-0004
11-0168 11-0327
11-0623 12-0517
12-0540
+maultier 11-0046
mauser 11-0106
mbp 02-0278
03-0069 06-0659
11-0559
mcf-virus 04-0472
05-0444 05-0456
+mebendazol
01-0532 02-0509
02-0619 09-0601
mechanisierung
06-0725
+medamin 02-0509
+mediator 11-0220
medikament
01-0024 01-0072
01-0090 01-0249
01-0284 01-0285
01-0298 01-0306
01-0318 01-0364
01-0380 01-0588
medikament
01-0590 01-0622
01-0624 01-0626
01-0638 01-0640
01-0644 01-0646
01-0649 01-0650
01-0651 01-0660
01-0661 01-0663
02-0020 02-0068
02-0071 02-0167
02-0279 02-0290
02-0366 02-0512
02-0539 02-0548
02-0550 02-0585
02-0588 02-0591
02-0596 02-0600
02-0602 02-0612
02-0615 02-0618
02-0622 02-0625
02-0626 02-0630
03-0029 03-0040
03-0046 03-0068
03-0076 03-0264
03-0292 03-0396
03-0482 03-0490
03-0540 03-0544
03-0545 03-0547
03-0554 03-0555
03-0556 03-0557
03-0558 03-0574
04-0057 04-0077
04-0096 04-0247
04-0248 04-0335
04-0385 04-0461
04-0498 04-0540
04-0573 04-0624
04-0634 04-0635
04-0647 04-0648
04-0649 04-0651
04-0653 04-0654
04-0659 04-0661
04-0668 04-0669
04-0675 04-0678
04-0679 04-0684
05-0065 05-0097
05-0140 05-0192
05-0262 05-0356
05-0391 05-0397
05-0512 05-0513
05-0569 05-0573
05-0580 05-0611
05-0616 05-0617
05-0619 05-0620
05-0622 05-0624
05-0628 05-0630
05-0632 05-0635
05-0636 05-0639
05-0642 05-0645
05-0655 05-0665
05-0677 06-0010
06-0027 06-0071
06-0165 06-0233
06-0495 06-0558
06-0591 06-0619
06-0628 06-0633
06-0639 06-0658
06-0660 06-0698
07-0242 07-0250
07-0372 07-0418
07-0426 07-0429
07-0431 07-0467
07-0497 07-0506
07-0521 07-0522
07-0529 07-0533
07-0539 07-0542
medikament
07-0544 07-0546
07-0548 07-0555
07-0556 07-0567
07-0570 07-0608
07-0614 08-0124
08-0193 08-0215
08-0265 08-0376
08-0377 08-0399
08-0411 08-0424
08-0433 08-0462
08-0464 08-0466
08-0467 08-0477
08-0482 08-0493
08-0500 08-0561
08-0562 08-0563
08-0576 09-0059
09-0137 09-0503
09-0515 09-0519
09-0520 09-0530
09-0562 09-0585
09-0587 09-0602
09-0607 09-0616
09-0618 09-0619
09-0620 09-0626
09-0630 09-0631
09-0634 09-0636
09-0656 10-0045
10-0121 10-0173
10-0177 10-0212
10-0316 10-0321
10-0429 10-0443
10-0460 10-0517
10-0544 10-0578
10-0589 10-0591
10-0595 10-0600
10-0606 10-0611
10-0614 10-0615
10-0617 11-0217
11-0260 11-0278
11-0402 11-0430
11-0494 11-0531
11-0549 11-0552
11-0553 11-0569
11-0581 11-0594
11-0619 12-0107
12-0177 12-0206
12-0230 12-0231
12-0232 12-0268
12-0299 12-0303
12-0414 12-0427
12-0462 12-0477
12-0509 12-0515
12-0534 12-0538
12-0580 12-0601
12-0603 12-0605
12-0609 12-0611
12-0612 12-0613
12-0616 12-0622
12-0623 12-0641
medizin 01-0047
04-0171 04-0207
05-0163 05-0169
medizinalfuttermittel
11-0339
meerrettich
01-0658
+meerwasseradaptati
on 05-0123
+megachile rotundat
a 09-0175
09-0180
+megakolon
03-0580
+megaoesophagus
02-0566 03-0574
mehl 05-0139
mehrling 01-0309
01-0310 02-0295
02-0322 04-0269
06-0261 06-0262
06-0263 06-0264
08-0226 09-0019
09-0115 09-0315
10-0130 10-0253
11-0258 11-0281
12-0219 12-0248
12-0497
+melanin 03-0023
12-0126
+melanom 06-0164
+melanomakrophage
04-0154 04-0163
+melatonin 06-0057
06-0058 06-0061
06-0070 06-0077
06-0078 11-0109
11-0267 12-0245
+melengestrol
09-0312
+melittiphis alveariu
s 06-0136
07-0152
melkanlage 02-0580
12-0266
melkbecher
12-0040
melken 02-0346
03-0520 06-0612
07-0513 08-0548
09-0342 09-0581
10-0564 10-0567
12-0040
+melkhygiene
06-0614 06-0702
07-0513
melkmaschine
04-0622 05-0596
06-0612 09-0581
11-0546
membran 01-0008
01-0182 01-0184
01-0241 01-0354
01-0360 01-0485
01-0507 02-0011
02-0093 02-0099
02-0476 03-0064
03-0175 03-0424
04-0009 04-0018
04-0024 04-0026
04-0049 04-0072
04-0089 04-0256
04-0357 04-0457
04-0492 05-0013
05-0015 05-0039
05-0054 05-0057
05-0170 05-0231
05-0346 05-0410
06-0014 06-0027
06-0029 06-0040
06-0094 06-0196
06-0197 06-0199
06-0202 06-0203
06-0250 07-0018
07-0220 08-0015
08-0043 08-0150
08-0280 08-0413
09-0357 09-0370
09-0374 10-0035

membran 10-0151
10-0309 10-0336
11-0003 11-0017
11-0121 11-0173
11-0174 11-0181
11-0219 11-0226
11-0270 11-0350
11-0356 11-0510
11-0572 12-0162
12-0183
+menhaden 05-0132
+meningiom
07-0177
+meningitis 02-0375
02-0611 03-0289
+meningo-angiomat
ose 06-0154
+meningoencephalo
ventriculitis
07-0326
+mennige 07-0478
mensch 01-0001
01-0002 01-0007
01-0015 01-0017
01-0045 01-0148
01-0158 01-0193
01-0194 01-0231
01-0265 01-0266
01-0282 01-0356
01-0395 01-0484
01-0486 01-0517
01-0538 01-0544
01-0553 01-0592
01-0666 01-0684
02-0262 02-0371
02-0376 02-0469
02-0476 02-0488
02-0489 02-0501
02-0534 02-0555
02-0663 03-0090
03-0204 03-0213
03-0218 03-0219
03-0233 03-0243
03-0288 03-0303
03-0383 03-0394
03-0401 03-0403
03-0444 04-0097
04-0190 04-0327
04-0406 04-0416
04-0456 04-0459
04-0483 04-0626
05-0052 05-0178
05-0188 05-0203
05-0204 05-0247
05-0363 05-0393
05-0461 05-0463
05-0479 05-0484
05-0564 05-0633
05-0634 06-0012
06-0217 06-0221
06-0354 06-0365
06-0368 06-0369
06-0381 06-0386
06-0391 06-0421
06-0428 06-0486
06-0498 06-0577
06-0653 06-0710
06-0723 07-0015
07-0090 07-0200
07-0208 07-0349
07-0351 07-0624
07-0627 08-0065
08-0078 08-0133
08-0177 08-0186
08-0204 08-0278
mensch 08-0281
08-0293 08-0342
08-0345 08-0364
08-0402 08-0414
08-0448 08-0457
08-0490 08-0517
08-0623 09-0037
09-0062 09-0094
09-0226 09-0237
09-0417 09-0419
09-0507 09-0586
09-0670 10-0042
10-0187 10-0317
10-0326 10-0330
10-0410 10-0415
10-0479 10-0615
11-0177 11-0190
11-0211 11-0214
11-0270 11-0353
11-0440 11-0447
11-0468 11-0486
11-0586 12-0121
12-0123 12-0158
12-0159 12-0167
12-0172 12-0173
12-0174 12-0199
12-0272 12-0325
12-0395 12-0396
12-0397 12-0436
12-0446 12-0448
12-0457 12-0470
12-0471 12-0491
12-0567
+menthol 06-0138
+mepacrin 01-0179
merinoschaf
05-0519 06-0006
08-0236 11-0355
meristem 02-0108
merkmal 01-0319
02-0331 08-0085
09-0356 11-0464
+merops bullockoid
es 03-0171
+mesenterial
07-0158
+mesenterium
09-0025
+mesonephros
03-0028
+mesotheliom
07-0175
messen 01-0017
01-0641 02-0025
03-0030 03-0112
04-0058 04-0065
05-0006 05-0061
05-0681 05-0682
05-0683 06-0036
06-0039 06-0544
07-0023 07-0054
07-0062 07-0295
07-0474 08-0611
09-0037 10-0669
11-0129 12-0044
messgeraet 01-0053
01-0527 01-0683
02-0334 04-0619
05-0592 08-0254
11-0498 11-0550
messwert 08-0049
10-0669
metabolit 02-0518
02-0534 04-0084
04-0487 04-0526
metabolit 05-0619
06-0055 07-0075
09-0583 09-0641
10-0618
metall 10-0296
11-0501
+metallothionein
09-0159 09-0160
+metastase 01-0164
05-0156 07-0167
07-0171 08-0134
08-0140
metastrongylidae
01-0536
metastrongylus
05-0485
+metazerkarie
03-0423
meteorologie
04-0337 10-0293
+methaemoglobinae
mie 12-0087
methan 10-0301
12-0285
methanol 08-0624
methionin 09-0522
methode 01-0047
01-0077 01-0094
01-0099 01-0180
01-0268 01-0304
01-0309 01-0315
01-0378 01-0393
01-0482 01-0508
01-0556 01-0564
01-0602 01-0657
01-0674 01-0682
02-0117 02-0319
02-0518 02-0625
02-0638 02-0645
02-0646 03-0433
03-0547 04-0044
04-0187 04-0210
04-0235 04-0623
04-0667 04-0696
05-0028 05-0081
05-0146 05-0372
05-0669 05-0670
05-0675 06-0102
06-0141 06-0146
06-0157 06-0206
06-0227 06-0247
06-0268 06-0285
06-0425 06-0542
06-0546 06-0663
06-0671 06-0691
06-0703 06-0721
07-0063 07-0149
07-0274 07-0284
08-0205 08-0286
08-0287 08-0304
08-0328 08-0403
08-0428 08-0500
08-0543 08-0589
08-0606 09-0188
09-0193 09-0308
09-0431 10-0564
10-0625 10-0642
10-0653 10-0654
11-0149 11-0154
11-0161 11-0171
11-0308 11-0384
11-0397 11-0607
12-0200 12-0233
12-0486 12-0521
12-0635 12-0636
methode 12-0649
12-0653
+methylenblau
03-0147
+methylmalonsaeure
01-0570
+methylquecksilber
02-0537
+methylquecksilberc
hlorid 03-0493
+metritis 02-0299
03-0492 07-0255
07-0357 10-0401
+metyrapon
01-0131
+mhc 10-0196
+mhc region
02-0211
micrococcus
03-0510 06-0717
+microcotylidae
05-0116
+microfilarie
01-0545
+micropterus salmoi
des 03-0149
microsporum
04-0488 07-0410
07-0411 08-0108
microtus apodemus
04-0484
migration 04-0259
07-0528 12-0167
12-0170
+mikro verf
05-0323
+mikro-verduennun
gstest 03-0521
+mikroagglutination
01-0187
mikrobiol 05-0323
06-0173 06-0317
07-0202 09-0357
10-0308 11-0173
11-0174 11-0175
11-0183 11-0188
11-0191 11-0193
11-0329 11-0340
11-0346 11-0370
12-0134 12-0657
12-0660
mikrobiologie
01-0172 01-0174
01-0184 01-0189
01-0190 01-0340
01-0344 01-0363
01-0378 01-0396
02-0163 02-0189
02-0357 02-0384
02-0479 02-0665
03-0184 03-0293
03-0295 03-0486
03-0607 03-0617
03-0619 04-0229
04-0382 04-0706
05-0163 05-0164
05-0165 05-0167
05-0170 05-0171
05-0354 06-0178
06-0311 06-0355
06-0389 06-0703
07-0187 07-0189
08-0107 08-0142
08-0143 08-0269
08-0285 08-0423
mikrobiologie
08-0499 09-0211
09-0219 09-0224
09-0292 09-0355
09-0358 09-0661
09-0670 10-0148
10-0149 10-0294
10-0295 10-0322
10-0546 10-0559
11-0337 11-0356
11-0376 11-0376
11-0547 11-0548
12-0128 12-0129
12-0130 12-0140
12-0144 12-0145
12-0146 12-0297
12-0313 12-0481
12-0501 12-0649
+mikrochirurgie
07-0586
+mikroflora 05-0338
+mikrokalorimetrie
05-0368 12-0130
+mikrokapselaggluti
nationstest
06-0392
mikroklima 06-0304
+mikromanipulation
06-0261 11-0296
+mikromanipulator
01-0266
+mikromelie
10-0539
mikroorganismus
01-0168 01-0339
02-0350 02-0366
03-0603 05-0313
06-0396 06-0397
06-0709 06-0711
06-0714 06-0715
08-0144 08-0217
09-0678 10-0214
10-0573 12-0128
12-0262 12-0276
mikrorechner
06-0708
mikroskop 04-0019
04-0041 06-0211
mikroskopie
01-0009 01-0109
01-0539 06-0008
07-0005 08-0010
09-0143 09-0146
09-0403 09-0474
10-0010 10-0104
10-0122 10-0345
10-0433 11-0007
12-0443
+mikrosom 08-0035
mikroverf 06-0260
06-0261
+mikrovilli 05-0507
07-0327
+milbemycin d
10-0469
milbenseuche
03-0157
milch 01-0320
01-0608 01-0611
01-0616 01-0619
01-0660 01-0695
02-0068 02-0216
02-0217 02-0257
02-0326 02-0335
02-0346 02-0368

milch 02-0458
02-0574 02-0583
02-0584 02-0624
02-0670 03-0230
03-0275 03-0513
03-0516 03-0610
04-0060 04-0102
04-0225 04-0310
04-0362 04-0364
04-0420 04-0421
04-0423 04-0471
04-0502 04-0585
04-0587 04-0707
04-0710 05-0024
05-0069 05-0419
05-0508 05-0576
05-0592 05-0597
05-0598 05-0602
05-0607 06-0012
06-0021 06-0289
06-0305 06-0340
06-0540 06-0616
06-0713 06-0714
07-0059 07-0223
07-0293 07-0379
07-0560 08-0068
08-0222 08-0246
08-0556 08-0583
08-0584 08-0628
09-0029 09-0118
09-0294 09-0333
09-0334 09-0422
09-0561 09-0572
09-0576 09-0580
09-0622 09-0671
10-0286 10-0324
10-0500 11-0020
11-0537 11-0544
11-0545 12-0055
12-0222 12-0259
12-0411 12-0599
12-0620 12-0649
12-0651 12-0658
12-0659 12-0661
12-0663
milchaustauscher
06-0603 10-0557
milchbrustgang
02-0508
milchdruese
01-0313 02-0075
02-0180 02-0216
02-0228 02-0368
03-0066 03-0069
03-0094 03-0095
03-0179 04-0279
05-0159 05-0160
05-0600 06-0029
06-0162 07-0034
07-0173 08-0054
09-0209 10-0026
11-0043 11-0092
12-0040
milcherzeugnis
01-0692 01-0693
03-0612 06-0175
06-0348 06-0714
08-0629 09-0216
09-0217 09-0671
12-0654 12-0661
12-0662
milchfett 01-0695
02-0573 10-0053
+milchfieber
02-0525
milchleistung
01-0069 01-0269
01-0299 01-0317
01-0618 02-0061
02-0062 02-0064
02-0292 02-0580
03-0239 03-0525
04-0318 04-0621
05-0041 05-0621
06-0232 06-0293
06-0679 07-0034
07-0291 08-0079
08-0322 08-0577
09-0291 09-0522
09-0523 09-0563
10-0238 10-0601
10-0644 11-0254
11-0266 11-0505
12-0244 12-0266
12-0494
milchproduktion
02-0580 03-0241
04-0621 05-0297
07-0277 07-0304
07-0511 08-0252
08-0546 09-0571
11-0254 12-0264
12-0265 12-0266
12-0560 12-0656
milchprotein
12-0256
milchpulver
09-0674 09-0683
milchrind 01-0087
01-0395 01-0673
02-0331 02-0584
03-0241 03-0513
03-0514 03-0515
04-0237 04-0560
04-0587 04-0621
05-0236 05-0254
05-0600 05-0601
06-0236 06-0406
06-0638 06-0679
07-0052 07-0294
08-0050 08-0495
08-0523 09-0289
09-0294 09-0371
09-0522 09-0576
09-0578 10-0237
10-0284 10-0501
10-0644 11-0047
11-0127 11-0181
11-0505 11-0519
11-0620 12-0228
12-0236 12-0499
milchsaeure
02-0156 03-0168
07-0543 11-0153
milchsaeurebakterie
n 03-0603
04-0324 09-0216
09-0217 11-0593
+milchsaugen
04-0567
milchviehanlage
01-0316 08-0250
10-0553 12-0215
milchwirtschaft
08-0261 12-0648
12-0651
+milchzellgehalt
07-0450
+milieu 02-0500
milz 01-0125
milz 01-0215
01-0234 01-0370
02-0199 02-0244
02-0245 02-0251
02-0255 02-0352
03-0025 03-0070
03-0139 03-0217
03-0221 03-0319
03-0484 04-0112
04-0125 04-0127
04-0163 04-0205
04-0243 04-0246
04-0252 04-0350
05-0038 05-0198
05-0219 05-0454
06-0040 06-0107
06-0114 06-0117
06-0161 06-0189
06-0209 07-0111
07-0171 07-0199
07-0210 07-0217
07-0322 07-0336
08-0138 08-0170
08-0181 08-0182
08-0284 09-0147
09-0202 09-0206
09-0243 09-0253
09-0477 09-0488
09-0504 10-0183
10-0184 10-0193
11-0141 11-0208
11-0211 11-0227
11-0232 12-0015
12-0188 12-0190
12-0317
+milzmassetest
07-0322
mineral 11-0410
mineralduenger
04-0586
+mineralisation
01-0683
mineralisierung
03-0596 04-0032
06-0009 08-0018
10-0603
mineraloel 01-0129
03-0494
mineralstoff
01-0089 01-0143
01-0289 02-0559
03-0117 04-0063
04-0520 04-0550
05-0256 05-0528
05-0532 07-0131
07-0455 11-0020
11-0028 11-0243
11-0426 11-0513
12-0065 12-0223
12-0493 12-0495
12-0498 12-0499
mineralstoffgemisch
04-0551
+mineralstoffwechse
l 01-0027
02-0168
+minimale hemmko
nzentration
11-0562
mischfutter 07-0138
12-0075 12-0076
12-0079
mischfutterproduktio
n 06-0658
+mischinfektion
11-0561 12-0616
mischsilage
05-0328
mitochondrie
01-0014 03-0017
03-0175 03-0390
10-0129 10-0442
11-0085 12-0524
+mitogen 05-0027
+mitogenitaet
02-0485
+mitose index
09-0444
mitosegift 04-0020
mittelhirn 03-0078
08-0064
+mittelohr 03-0078
12-0120
mks-impfstoff
01-0414 01-0416
06-0403 06-0407
mks-virus 01-0414
01-0415 01-0416
01-0417 02-0408
02-0409 02-0410
02-0411 03-0329
03-0331 03-0332
03-0333 03-0334
05-0415 05-0416
05-0417 06-0401
06-0402 06-0404
06-0405 08-0319
09-0414 09-0416
10-0352
+mma-syndrom
05-0611 09-0295
mobilitaet 05-0084
modell 01-0229
01-0233 01-0382
01-0545 01-0579
02-0480 03-0472
05-0476 05-0547
05-0617 06-0020
06-0214 06-0343
06-0719 07-0244
07-0424 08-0280
08-0398 09-0411
09-0417 09-0419
09-0625 10-0004
10-0060 10-0581
11-0184 11-0235
11-0328 11-0422
11-0440 12-0586
modellsystem
03-0389 04-0309
11-0316
+moderhinke
02-0374 05-0339
07-0555 08-0312
09-0411
+mohn 02-0589
molekuel 01-0485
02-0198 02-0223
02-0224 03-0036
04-0216 04-0483
06-0167 06-0197
06-0201 07-0520
08-0200 10-0171
11-0382 12-0141
molekularbiologie
01-0418 01-0419
01-0420 01-0422
01-0430 01-0437
01-0440 01-0442
molekularbiologie
01-0454 01-0457
01-0458 01-0460
01-0462 01-0465
01-0471 01-0477
01-0480 02-0080
02-0405 02-0408
02-0411 02-0421
02-0423 02-0426
02-0437 02-0443
02-0454 02-0456
02-0467 02-0468
03-0333 03-0340
03-0347 03-0352
03-0382 03-0383
03-0508 04-0038
05-0365 05-0414
05-0425 05-0427
05-0451 05-0452
05-0457 06-0404
06-0420 06-0440
06-0441 06-0443
06-0448 06-0451
06-0452 06-0453
06-0471 06-0476
07-0323 07-0387
07-0401 07-0402
08-0152 08-0345
08-0359 08-0370
08-0381 08-0382
08-0387 09-0427
09-0454 10-0147
10-0358 10-0361
10-0398 10-0447
11-0171 12-0257
12-0340 12-0626
+molekulargenetik
02-0080
molekulargewicht
01-0073 02-0209
03-0112 03-0363
04-0633 05-0027
05-0215 06-0217
07-0061 07-0202
07-0212 08-0418
09-0434 10-0423
11-0178 12-0134
12-0141 12-0146
12-0304 12-0326
12-0335
molinat 03-0131
09-0153
molke 04-0635
07-0034 07-0478
09-0218
molkenprotein
09-0672
molkerei 03-0610
mollusca 01-0111
03-0427 03-0428
04-0664 05-0122
07-0123
molluskizid 03-0133
06-0629 07-0116
+molva molva
06-0104
+monensin 01-0223
05-0659 10-0544
11-0531
moniezia 12-0458
+moniliformes monil
iformis 03-0456

+monogenea
07-0425 12-0105
+monohydroxysaeure 04-0047
+monokin 01-0032
+monoklonal
01-0010 01-0156
01-0188 01-0202
01-0213 01-0214
01-0218 01-0220
01-0226 01-0236
01-0237 01-0239
01-0320 01-0370
01-0371 01-0391
01-0422 01-0432
01-0437 01-0509
02-0011 02-0199
02-0200 02-0201
02-0209 02-0213
02-0214 02-0223
02-0224 02-0226
02-0228 02-0233
02-0236 02-0245
02-0246 02-0247
02-0248 02-0249
02-0266 02-0388
02-0409 02-0410
02-0418 02-0421
02-0430 02-0440
02-0448 02-0452
02-0454 02-0455
02-0459 02-0462
02-0465 02-0488
02-0508 03-0025
03-0026 03-0083
03-0091 03-0183
03-0191 03-0193
03-0194 03-0195
03-0197 03-0205
03-0208 03-0210
03-0211 03-0217
03-0218 03-0219
03-0220 03-0221
03-0321 03-0337
03-0352 03-0355
03-0366 03-0421
03-0446 04-0085
04-0185 04-0216
04-0220 04-0222
04-0227 04-0228
04-0229 04-0230
04-0232 04-0243
04-0245 04-0250
04-0261 04-0342
04-0344 04-0379
04-0412 04-0415
04-0435 04-0481
04-0495 04-0496
04-0537 04-0646
05-0171 05-0209
05-0210 05-0211
05-0212 05-0213
05-0214 05-0215
05-0216 05-0217
05-0224 05-0225
05-0230 05-0385
05-0386 05-0392
05-0418 05-0421
05-0425 05-0427
05-0434 05-0436
05-0445 05-0464
05-0467 05-0481
05-0662 06-0184
06-0186 06-0188
06-0196 06-0202
+monoklonal
06-0205 06-0206
06-0208 06-0211
06-0393 06-0394
06-0404 06-0418
06-0428 06-0429
06-0448 06-0465
06-0721 07-0090
07-0182 07-0191
07-0197 07-0198
07-0202 07-0208
07-0218 07-0220
07-0221 07-0355
07-0363 07-0369
07-0382 07-0394
07-0424 08-0148
08-0162 08-0164
08-0183 08-0186
08-0187 08-0188
08-0189 08-0190
08-0191 08-0192
08-0200 08-0310
08-0334 08-0338
08-0349 08-0355
08-0362 08-0363
08-0364 08-0380
08-0382 08-0407
08-0418 08-0436
09-0094 09-0221
09-0226 09-0234
09-0240 09-0242
09-0244 09-0245
09-0248 09-0256
09-0257 09-0400
09-0422 10-0042
10-0084 10-0157
10-0172 10-0176
10-0181 10-0186
10-0187 10-0193
10-0326 10-0327
10-0352 10-0383
10-0397 10-0423
10-0437 10-0438
10-0439 10-0446
10-0459 11-0121
11-0178 11-0185
11-0191 11-0193
11-0200 11-0201
11-0202 11-0203
11-0204 11-0205
11-0237 11-0353
11-0385 11-0388
11-0394 11-0399
11-0421 11-0427
11-0431 11-0433
11-0478 12-0132
12-0137 12-0149
12-0158 12-0162
12-0163 12-0179
12-0181 12-0185
12-0321 12-0322
12-0370 12-0374
12-0375 12-0383
12-0401 12-0422
12-0435 12-0481
12-0626
+monozyt 01-0179
01-0200 01-0225
01-0226 02-0200
03-0232 04-0512
06-0342 09-0220
10-0415 11-0218
12-0168 12-0181
12-0191 12-0316
+monte-carlo-prozedur 05-0657
montmorillonit
05-0317
moraxella 02-0401
04-0373 04-0404
05-0412 05-0638
12-0322 12-0323
+morbillivirus
08-0336
+morone americana
01-0128
+morone saxatilis
05-0101 05-0105
+morphin 06-0621
+morphogenese
03-0094 03-0366
06-0441
morphologie
01-0003 01-0007
01-0008 01-0068
01-0112 01-0166
01-0456 01-0525
01-0556 01-0680
01-0683 02-0009
02-0012 02-0390
02-0482 02-0571
02-0649 02-0650
03-0006 03-0007
03-0011 03-0022
03-0202 03-0230
03-0369 03-0455
04-0002 04-0003
04-0004 04-0006
04-0013 04-0014
04-0030 04-0071
04-0538 04-0600
05-0006 05-0009
05-0059 05-0079
06-0008 06-0083
06-0084 06-0102
06-0370 06-0441
07-0001 07-0004
07-0005 07-0006
07-0009 07-0014
07-0047 07-0071
07-0099 07-0161
07-0162 07-0165
07-0181 07-0229
07-0262 08-0004
08-0005 08-0007
08-0023 08-0024
08-0046 08-0060
08-0108 08-0127
08-0162 08-0340
08-0444 08-0564
09-0004 09-0006
09-0009 09-0039
09-0091 09-0096
09-0107 09-0168
09-0300 09-0313
09-0350 09-0508
09-0688 10-0003
10-0004 10-0013
10-0043 10-0314
10-0436 10-0473
10-0547 11-0001
11-0002 11-0004
11-0005 11-0006
11-0008 11-0011
11-0012 11-0013
11-0030 11-0167
12-0003 12-0005
12-0011 12-0012
12-0013 12-0031
morphologie
12-0082 12-0351
12-0357 12-0365
12-0469 12-0516
12-0646
+morphometrie
03-0473
+mortierella wolfii
06-0492
+morula 04-0036
moschusente
06-0447 09-0058
09-0344 09-0345
+motilitaetsstoerung
10-0045
+motorik 07-0085
11-0094 11-0262
+ms 222 04-0167
mucor 03-0386
muellerius 01-0537
+mufflon 01-0533
08-0003
+mugil cephalus
01-0129 05-0120
+mugil curema
05-0127 09-0147
10-0100
+mugil liza 09-0147
10-0102
+multivalent
09-0593
+mupirocin 05-0643
mus 01-0013
01-0073 01-0082
01-0175 01-0188
01-0191 01-0218
01-0219 01-0220
01-0221 01-0222
01-0223 01-0224
01-0232 01-0234
01-0237 01-0313
01-0370 01-0372
01-0373 01-0432
01-0439 01-0483
01-0489 01-0493
01-0509 01-0514
01-0534 01-0539
01-0545 01-0638
01-0656 02-0003
02-0016 02-0056
02-0057 02-0075
02-0118 02-0176
02-0179 02-0180
02-0190 02-0201
02-0245 02-0246
02-0247 02-0248
02-0249 02-0250
02-0251 02-0252
02-0253 02-0254
02-0255 02-0355
02-0356 02-0424
02-0430 02-0445
02-0453 02-0461
02-0468 02-0488
02-0494 02-0537
02-0564 02-0565
03-0023 03-0095
03-0096 03-0183
03-0187 03-0217
03-0218 03-0219
03-0220 03-0221
03-0222 03-0223
03-0224 03-0232
03-0309 03-0364
03-0379 03-0392
mus 03-0398
03-0408 03-0412
03-0418 03-0426
03-0432 03-0441
03-0442 03-0443
03-0552 03-0554
04-0027 04-0028
04-0036 04-0191
04-0205 04-0225
04-0231 04-0244
04-0246 04-0247
04-0248 04-0249
04-0250 04-0251
04-0252 04-0307
04-0330 04-0331
04-0332 04-0350
04-0355 04-0359
04-0360 04-0361
04-0390 04-0481
04-0494 04-0495
04-0502 04-0505
04-0507 04-0514
04-0536 04-0537
04-0559 04-0663
04-0678 05-0057
05-0061 05-0175
05-0186 05-0194
05-0195 05-0196
05-0197 05-0198
05-0199 05-0200
05-0214 05-0216
05-0217 05-0219
05-0220 05-0221
05-0222 05-0223
05-0227 05-0296
05-0345 05-0395
05-0405 05-0428
05-0454 05-0476
05-0481 05-0498
05-0652 06-0010
06-0021 06-0165
06-0184 06-0192
06-0193 06-0207
06-0330 06-0342
06-0343 06-0344
06-0350 06-0397
06-0516 06-0536
06-0645 06-0646
06-0647 07-0089
07-0179 07-0191
07-0199 07-0202
07-0210 07-0214
07-0215 07-0217
07-0222 07-0225
07-0322 07-0336
07-0344 07-0398
07-0402 07-0417
07-0426 07-0438
07-0551 08-0028
08-0106 08-0141
08-0145 08-0149
08-0171 08-0172
08-0173 08-0174
08-0177 08-0178
08-0179 08-0180
08-0181 08-0182
08-0190 08-0239
08-0240 08-0241
08-0274 08-0281
08-0284 08-0294
08-0299 08-0352
08-0356 08-0357
08-0378 08-0379
08-0396 08-0397
08-0407 08-0437

mus 08-0443
08-0446 08-0469
08-0575 09-0011
09-0239 09-0240
09-0241 09-0243
09-0244 09-0245
09-0248 09-0257
09-0329 09-0352
09-0353 09-0379
09-0392 09-0407
09-0463 09-0477
09-0486 09-0504
09-0505 09-0513
09-0588 09-0620
09-0627 10-0042
10-0043 10-0156
10-0157 10-0164
10-0183 10-0184
10-0185 10-0186
10-0187 10-0188
10-0189 10-0190
10-0282 10-0325
10-0328 10-0335
10-0390 10-0405
10-0412 10-0459
10-0471 10-0474
10-0535 10-0543
10-0544 10-0545
10-0582 10-0591
10-0592 10-0593
10-0607 11-0117
11-0118 11-0125
11-0135 11-0176
11-0178 11-0192
11-0197 11-0203
11-0206 11-0214
11-0231 11-0232
11-0233 11-0234
11-0235 11-0236
11-0237 11-0285
11-0331 11-0334
11-0349 11-0353
11-0381 11-0414
11-0415 11-0416
11-0419 11-0420
11-0421 11-0435
11-0439 11-0457
11-0458 11-0556
11-0587 12-0019
12-0049 12-0137
12-0167 12-0184
12-0185 12-0186
12-0187 12-0188
12-0189 12-0190
12-0239 12-0257
12-0305 12-0311
12-0317 12-0323
12-0346 12-0422
12-0434 12-0447
12-0455 12-0468
12-0477 12-0533
12-0538 12-0584
12-0593 12-0594
12-0595 12-0596
musca 04-0545
muscidae 05-0635
12-0480
+muskarin 03-0073
muskel 01-0002
01-0010 01-0018
01-0031 01-0044
01-0059 01-0097
01-0129 01-0572
02-0017 02-0019
02-0071 02-0147
muskel 02-0261
02-0499 02-0519
03-0017 03-0018
03-0061 03-0071
03-0078 03-0079
03-0089 03-0154
03-0501 03-0551
04-0007 04-0008
04-0056 04-0155
04-0157 04-0164
05-0036 05-0044
05-0045 05-0054
05-0132 05-0279
05-0659 06-0188
06-0215 06-0485
06-0506 06-0691
07-0004 07-0017
07-0018 07-0049
07-0052 07-0140
07-0470 07-0566
07-0585 07-0619
08-0007 08-0008
08-0025 08-0032
08-0033 08-0047
08-0066 08-0101
08-0113 08-0127
08-0486 08-0590
08-0620 09-0140
09-0150 09-0191
09-0488 09-0587
09-0641 10-0015
10-0048 10-0128
10-0131 10-0433
11-0029 11-0046
11-0058 11-0064
11-0067 11-0325
11-0483 11-0510
11-0525 11-0602
11-0623 12-0021
12-0022 12-0040
12-0094 12-0102
12-0465 12-0469
12-0489
muskel-skelett-syst
em 03-0011
03-0047 03-0335
muskelfaser
02-0597 03-0079
06-0152 07-0047
08-0026 08-0620
09-0004 10-0005
10-0023 10-0028
10-0063
muskelrelaxans
05-0068
muskulatur 02-0045
mutagen 01-0687
03-0047 06-0167
06-0578 12-0536
mutation 01-0013
01-0028 01-0365
01-0407 01-0408
01-0418 01-0454
02-0118 02-0443
02-0467 03-0349
03-0378 04-0196
05-0457 06-0168
06-0182 06-0448
07-0330 07-0350
08-0176 08-0379
08-0397 09-0374
10-0162 10-0329
11-0335
mutationszuechtung
07-0217
+mutterkuhhaltung
11-0288
mutterschaf
01-0377 02-0092
02-0095 02-0131
02-0317 02-0334
02-0502 04-0525
04-0642 06-0037
06-0505 06-0617
06-0623 08-0271
09-0298 10-0053
10-0072 10-0233
10-0632 11-0100
11-0302 11-0575
12-0249 12-0250
muttertier 02-0263
05-0428 06-0599
07-0279 08-0097
08-0126 08-0530
10-0127 10-0236
12-0178 12-0467
mycobacterium
01-0391 01-0555
02-0190 02-0393
02-0394 03-0139
03-0320 03-0514
04-0393 04-0394
04-0395 04-0398
05-0397 05-0398
05-0399 05-0400
05-0401 06-0179
06-0385 06-0386
06-0387 06-0389
06-0390 06-0391
07-0198 07-0199
07-0352 08-0305
08-0307 08-0308
08-0309 08-0564
08-0565 09-0220
09-0221 09-0403
09-0404 09-0405
09-0407 09-0637
10-0345 11-0189
11-0190 11-0191
11-0192 11-0374
11-0375 12-0152
+mycobacterium bo
vis 02-0394
mycoplasma
01-0358 01-0387
01-0388 01-0389
01-0390 01-0614
02-0189 02-0389
02-0390 02-0391
03-0318 03-0357
03-0498 03-0507
03-0515 05-0388
05-0389 05-0390
05-0391 05-0629
06-0178 06-0375
06-0376 06-0377
06-0379 06-0596
06-0685 07-0353
08-0216 08-0301
09-0396 09-0397
09-0398 09-0399
09-0401 09-0402
09-0609 10-0160
10-0161 10-0341
10-0342 10-0343
10-0350 10-0598
11-0187 11-0341
11-0371 11-0372
12-0286 12-0335
12-0336 12-0337
mycoplasma
12-0339 12-0340
12-0542 12-0565
12-0616
+mycoplasma iowae
02-0391
mycoplasmataceae
06-0378 06-0637
07-0348 07-0518
09-0400 12-0338
+mycoplasmid
07-0196
mycotoxin 01-0322
01-0326 01-0593
01-0690 01-0691
02-0474 02-0475
02-0556 02-0562
02-0564 02-0630
02-0668 03-0279
03-0490 03-0491
04-0589 04-0590
04-0594 04-0596
05-0217 05-0276
05-0570 05-0571
06-0491 06-0577
06-0589 07-0138
07-0446 07-0480
08-0368 08-0518
08-0519 08-0520
08-0523 09-0461
09-0550 09-0551
09-0681 10-0304
10-0416 10-0418
10-0542 10-0543
11-0412 11-0589
11-0630 12-0263
12-0424 12-0438
+myeloblast
02-0416
+myeloblastose
05-0465
+myelofibrose
06-0423
+myelographie
07-0491
+myelom 10-0142
+myeloproliferatives
sarkomvirus
01-0418
+myiasis 01-0557
05-0518 09-0517
+mykobakteriose
08-0307
+mykologie 08-0269
mykose (tier)
01-0144 02-0477
03-0140 03-0386
03-0491 04-0109
04-0488 05-0135
05-0195 05-0558
06-0113 06-0114
06-0486 06-0491
06-0492 06-0493
06-0495 07-0416
08-0269 08-0391
08-0392 08-0393
08-0394 08-0395
09-0147 09-0350
09-0458 09-0459
09-0460 09-0461
09-0578 10-0099
10-0304 10-0413
10-0419 10-0420
10-0584 11-0413
11-0415 11-0416
mykose (tier)
12-0073 12-0076
12-0083 12-0097
12-0098 12-0425
12-0426 12-0427
12-0484
+myocarditis
12-0407
+myofibrogranuloma
04-0164
+myogenese
01-0044
myokard 02-0041
02-0046 02-0072
03-0045 03-0054
03-0084 04-0015
04-0025 04-0572
05-0556 06-0152
10-0067 11-0024
11-0036 11-0368
+myometrium
03-0104 12-0062
+myopathie 07-0470
07-0566
+myosin 01-0044
03-0047
+mystus bleekeri
09-0154
+mystus vittatus
09-0152
+myxidium 11-0146
+myxobolus
06-0117 10-0102
+myxobolus pavlov
skii 07-0118
myxomvirus
02-0472 05-0234
05-0459 09-0454
+myxosoma funduli
05-0121
+myxosporea
12-0100
myxovirus 04-0263
myzel 04-0488
11-0198
+n-methylformamid
12-0533
+nabel 02-0543
03-0576 11-0543
nachkommenschaft
12-0467
nachmelken
02-0580 04-0621
nachweis 01-0015
01-0051 01-0063
01-0099 01-0109
01-0163 01-0177
01-0320 01-0358
01-0397 01-0447
01-0478 01-0482
01-0506 01-0595
01-0689 02-0379
02-0383 02-0388
02-0394 02-0441
02-0469 02-0624
02-0625 02-0634
03-0026 03-0209
03-0248 03-0281
03-0296 03-0303
03-0305 03-0374
03-0411 03-0427
03-0436 03-0444
03-0555 03-0556
03-0557 03-0602
03-0605 03-0612

nachweis 03-0618
04-0010 04-0119
04-0208 04-0237
04-0254 04-0311
04-0325 04-0327
04-0354 04-0364
04-0385 04-0392
04-0398 04-0399
04-0433 04-0446
04-0471 04-0491
04-0500 04-0538
04-0575 04-0585
04-0590 04-0594
04-0707 05-0062
05-0066 05-0152
05-0166 05-0174
05-0225 05-0346
05-0359 05-0363
05-0376 05-0379
05-0381 05-0385
05-0388 05-0390
05-0394 05-0408
05-0417 05-0453
05-0458 05-0460
05-0521 05-0607
05-0609 06-0187
06-0212 06-0218
06-0221 06-0289
06-0336 06-0338
06-0346 06-0353
06-0427 06-0516
06-0520 06-0535
06-0540 06-0571
06-0596 06-0648
06-0652 06-0657
06-0704 06-0706
06-0707 06-0713
06-0720 07-0196
07-0198 07-0339
07-0475 07-0508
07-0622 07-0623
08-0041 08-0107
08-0142 08-0199
08-0245 08-0247
08-0260 08-0267
08-0286 08-0288
08-0289 08-0300
08-0332 08-0383
08-0393 08-0412
08-0421 08-0422
08-0423 08-0474
08-0480 08-0494
08-0504 08-0629
09-0035 09-0098
09-0133 09-0135
09-0144 09-0167
09-0237 09-0258
09-0258 09-0317
09-0333 09-0336
09-0349 09-0354
09-0380 09-0400
09-0404 09-0436
09-0458 09-0473
09-0474 09-0483
09-0484 09-0629
09-0632 09-0677
09-0681 09-0682
09-0683 10-0081
10-0085 10-0290
10-0348 10-0376
10-0391 10-0423
10-0426 10-0442
10-0461 10-0468
10-0471 10-0492
10-0506 10-0671

nachweis 10-0672
11-0143 11-0185
11-0193 11-0319
11-0330 11-0371
11-0372 11-0416
11-0482 11-0570
11-0629 11-0630
12-0033 12-0153
12-0259 12-0261
12-0301 12-0316
12-0321 12-0332
12-0424 12-0448
12-0569 12-0654
12-0657 12-0658
12-0659 12-0662
12-0666
naehragar 07-0356
naehrboden
05-0357 05-0368
07-0340
naehrloesung
02-0325 08-0518
12-0241
naehrmedium
01-0150 01-0359
02-0082 02-0187
02-0368 03-0245
04-0216 04-0354
04-0363 04-0382
04-0399 04-0487
05-0061 05-0165
05-0169 05-0383
06-0346 08-0070
08-0286 08-0291
08-0296 08-0444
09-0671 10-0152
10-0176 10-0303
10-0425 11-0186
11-0189 11-0352
11-0376 12-0035
12-0654 12-0662
naehrstoff 10-0111
11-0513
naehrstoffaufnahme
06-0214
+nagelfixation
02-0647
nahrungsgueterwirtschaft 02-0662
12-0656
+naht 07-0585
12-0635
+nalidixinsaeure
05-0104
narkose 01-0030
01-0572 01-0634
01-0666 01-0668
01-0670 02-0060
02-0222 02-0539
02-0544 02-0633
02-0636 03-0055
03-0056 03-0544
03-0563 03-0564
03-0567 04-0681
04-0683 04-0684
04-0685 04-0686
04-0687 05-0050
05-0052 05-0665
05-0666 05-0667
05-0668 05-0669
06-0045 06-0643
06-0668 07-0042
07-0056 07-0064
07-0077 07-0573
08-0064 08-0590

narkose 08-0591
08-0592 09-0055
09-0056 09-0188
09-0641 09-0642
09-0643 09-0644
09-0652 10-0628
11-0024 11-0071
11-0078 11-0606
11-0607 11-0608
11-0609 11-0610
11-0611 12-0632
12-0633
narkotikum 02-0589
02-0633 04-0681
04-0683 04-0685
05-0623 05-0665
05-0666 05-0667
05-0668 06-0066
06-0643 08-0574
09-0188 11-0040
12-0629 12-0631
nase 01-0052
02-0655 03-0313
05-0403 06-0003
06-0153 06-0155
06-0337 08-0390
08-0396 08-0501
08-0594 09-0207
09-0349 09-0418
09-0646 10-0139
10-0140 10-0660
11-0084 11-0343
11-0363 12-0516
+nasenausfluss
08-0501
+nasenring 08-0594
natantia 09-0131
natrium 01-0143
02-0040 03-0086
04-0164 05-0056
06-0125 07-0028
07-0043 11-0058
11-0243 12-0039
12-0196
natriumchlorid
04-0270 04-0565
09-0297 10-0541
+natriumhyaluronat
01-0677
+natriumpyrosulfit
05-0328
+natriumsorbat
02-0669
natronlauge
02-0345
+natuerliche killeraktivitaet 01-0203
+natuerliche killerzelle 01-0215
01-0230 02-0203
10-0402 10-0405
12-0169 12-0170
12-0174
naturwissenschaft
10-0579
nebenhoden
01-0377 02-0285
03-0006 03-0113
03-0116 04-0019
06-0008 09-0106
10-0085 10-0334
11-0116 11-0118
11-0120 11-0121
11-0122 11-0123
11-0271 12-0043

nebenniere 01-0222
01-0577 02-0030
02-0083 02-0543
04-0016 04-0082
04-0201 04-0705
05-0038 06-0032
06-0555 06-0556
07-0025 07-0060
07-0067 07-0573
08-0034 08-0184
09-0616 10-0034
10-0043 10-0072
10-0136 10-0143
10-0412 11-0038
11-0039 11-0087
11-0204
nebennierenhormon
01-0024 01-0306
01-0575 01-0590
01-0649 02-0019
02-0050 02-0057
02-0081 02-0083
02-0239 02-0393
03-0045 03-0055
03-0091 04-0011
04-0038 04-0045
04-0072 04-0075
04-0270 04-0698
05-0030 05-0131
05-0555 06-0013
06-0021 06-0022
06-0063 06-0556
06-0644 06-0670
07-0036 07-0070
07-0254 07-0432
07-0528 07-0554
08-0014 09-0027
09-0529 09-0598
09-0615 10-0059
10-0065 10-0066
11-0018 11-0038
11-0086 11-0099
11-0125 11-0169
11-0217 11-0413
11-0530 12-0121
+nebennierenrinde
10-0043
nebenschilddruese
09-0527 10-0007
10-0025
nebenwirkung
01-0400 01-0452
01-0644 01-0646
02-0614 04-0636
06-0667 07-0426
07-0539 07-0545
08-0464 08-0574
09-0605 09-0628
11-0138 11-0153
11-0452 11-0585
12-0612 12-0613
+neisseria 05-0223
+nekrobazillose
12-0645
nekrose (tier)
02-0632 03-0045
05-0109 06-0113
06-0564 07-0112
07-0166 08-0496
09-0131 10-0103
10-0107 10-0125
10-0498 12-0486
12-0496 12-0643
nektar 05-0134
05-0135

nematocera
04-0542 11-0484
nematodes 01-0120
01-0533 02-0146
02-0147 02-0505
02-0619 03-0419
03-0434 03-0439
03-0542 04-0515
04-0517 04-0528
06-0115 06-0122
06-0525 06-0530
07-0431 08-0109
08-0276 08-0447
08-0469 09-0479
09-0481 09-0611
10-0450 10-0452
10-0456 10-0457
11-0145 11-0146
11-0451 11-0481
11-0482 11-0483
11-0631 12-0104
12-0268 12-0460
12-0473
nematodirus
07-0428 09-0499
+nematospiroides
11-0482
+neobenedenia
10-0100
+neocortex 07-0005
neomyzin 07-0112
+neoplasie 03-0598
+neopterin 05-0203
+neospora 06-0509
+neospora caninum
12-0449
+neozona 12-0023
+nephrektomie
05-0673 07-0168
nephritis 01-0287
09-0594 11-0396
12-0191 12-0521
+nephrolithiasis
08-0506 08-0511
nerv 01-0035
01-0052 02-0026
02-0027 02-0493
03-0005 03-0012
03-0019 03-0020
03-0021 03-0052
03-0055 03-0177
04-0015 04-0051
04-0073 04-0566
05-0047 05-0670
05-0675 06-0032
06-0040 06-0045
06-0550 06-0693
07-0030 07-0032
07-0065 07-0586
08-0007 08-0016
08-0020 08-0066
08-0355 09-0002
09-0011 09-0017
09-0039 09-0050
09-0508 09-0537
10-0007 10-0665
11-0078 11-0079
11-0083 12-0020
12-0031 12-0489
+nervenfaser
03-0005
nervensystem
01-0015 01-0046
01-0049 01-0163
01-0368 01-0469

nervensystem
02-0001 02-0493
02-0615 03-0066
03-0085 03-0457
03-0460 03-0479
04-0007 04-0021
04-0070 04-0215
04-0501 05-0035
05-0037 05-0047
05-0332 05-0496
05-0497 05-0555
05-0557 06-0630
07-0043 07-0045
07-0066 07-0345
07-0380 08-0514
09-0543 09-0547
10-0044 10-0131
10-0281 10-0516
10-0525 10-0534
10-0537 11-0061
11-0068 11-0088
11-0229 11-0325
12-0155 12-0309
nerventaetigkeit
02-0035 02-0043
02-0068 03-0085
03-0096 04-0059
06-0038 07-0134
08-0020 09-0456
+nervus vagus
01-0035 03-0052
03-0477 04-0566
06-0662
nerz 01-0220
02-0367 02-0370
03-0281 05-0460
05-0513 06-0461
08-0238 09-0369
10-0409 10-0629
11-0557
+nerzenteritisvirus
06-0461
+netzhaeiterung
03-0149
+netzhautabloesung
02-0547
+netzkaefig 03-0144
05-0129
+netzwerktheorie
12-0157
neugeborenes
01-0243 01-0373
01-0600 02-0052
03-0202 03-0309
03-0504 04-0030
04-0065 04-0221
04-0630 05-0183
05-0273 06-0593
08-0251 08-0528
09-0298 09-0559
10-0236 10-0552
10-0557 11-0535
12-0541
+neurektomie
01-0253
+neuroleptanalgesie
01-0670
+neurologie
04-0550 08-0514
neuron 01-0029
02-0039 02-0050
02-0486 02-0493
03-0021 04-0008
04-0018 05-0057
05-0557 06-0215
neuron 06-0574
07-0007 07-0159
07-0466 08-0014
08-0033 09-0010
09-0011 09-0021
09-0508 10-0029
10-0061 11-0010
11-0012 11-0013
11-0044 12-0025
+neuropeptid
01-0059 02-0493
+neurotransmitter
06-0047
neutralisation
03-0332 04-0245
04-0327 04-0435
04-0440 04-0481
04-0483 06-0404
06-0441 07-0110
08-0380 10-0400
10-0438 12-0410
+neutrophilie
07-0168
newcastle disease
03-0351 03-0538
05-0422 06-0432
07-0363 09-0640
10-0369 11-0386
11-0390 11-0391
12-0372 12-0373
newcastle disease v
irus 01-0434
01-0435 02-0057
03-0352 04-0412
05-0421 06-0431
06-0433 06-0608
07-0364 07-0365
08-0331 08-0332
08-0333 08-0334
09-0593 09-0595
10-0370 11-0389
11-0391 12-0184
12-0370 12-0371
niazin 09-0523
nichtansteckende kr
ankheit 01-0560
01-0576 01-0646
01-0678 01-0680
02-0522 02-0540
02-0541 02-0542
02-0548 02-0550
02-0553 02-0567
02-0569 02-0600
02-0615 02-0649
02-0650 02-0653
03-0477 03-0479
03-0481 03-0484
03-0579 03-0584
04-0566 04-0568
04-0685 04-0693
04-0694 05-0520
05-0547 05-0548
05-0551 05-0686
06-0554 06-0555
06-0556 06-0557
06-0558 06-0566
07-0155 07-0442
07-0456 07-0457
07-0460 07-0461
07-0462 07-0465
07-0468 07-0469
07-0470 07-0522
07-0581 07-0611
08-0210 08-0316
08-0488 08-0503
nichtansteckende kr
ankheit 08-0504
08-0507 08-0511
08-0514 08-0515
08-0604 08-0605
09-0464 09-0529
09-0535 09-0538
09-0540 09-0543
09-0651 10-0489
10-0505 10-0512
10-0516 10-0517
10-0522 10-0556
10-0631 11-0523
11-0534 11-0535
12-0484 12-0507
12-0508 12-0510
12-0511 12-0543
+nichtchirurgisch
08-0224
+nichtchirurgische
methode 05-0292
nickel 03-0074
06-0128
niere 01-0011
01-0036 01-0062
01-0104 01-0106
01-0107 01-0129
01-0134 01-0164
01-0287 01-0690
02-0175 02-0184
02-0472 02-0519
02-0629 03-0028
03-0086 03-0139
03-0154 03-0173
03-0372 03-0482
03-0487 03-0490
03-0493 03-0555
03-0556 03-0557
03-0616 04-0112
04-0124 04-0125
04-0198 04-0490
04-0614 04-0673
04-0674 05-0100
05-0112 05-0131
05-0148 05-0660
05-0661 05-0673
06-0019 06-0104
06-0107 06-0114
06-0124 06-0126
06-0541 06-0543
06-0553 06-0560
07-0009 07-0010
07-0035 07-0043
07-0046 07-0168
07-0336 07-0355
07-0443 07-0460
07-0469 07-0485
07-0533 07-0561
07-0625 08-0020
08-0101 08-0169
08-0397 08-0506
08-0511 08-0535
09-0020 09-0036
09-0038 09-0041
09-0108 09-0127
09-0133 09-0140
09-0141 09-0144
09-0157 09-0202
09-0450 09-0544
09-0594 09-0681
10-0022 10-0035
10-0036 10-0096
10-0132 10-0133
10-0136 10-0344
10-0600 10-0664
niere 10-0671
10-0672 11-0083
11-0085 11-0367
11-0527 11-0583
12-0514
+nierensiebtest
03-0555 03-0556
03-0557
+nilverm 01-0120
12-0102
+nippostrongylus
10-0607
nitrat 01-0325
02-0151 03-0306
04-0580 07-0302
09-0546
nitrit 01-0325
02-0151 04-0580
08-0117 09-0546
10-0106 12-0296
+nitrofuran 12-0306
+nitrofurantoin
01-0643
+nitrosomethylharns
toff 06-0101
+nitroverbindung
02-0563
+nivacin 09-0620
nocardia 01-0555
01-0615
+nomenklatur
11-0417
non-return-method
e 06-0087
noradrenalin
01-0024 01-0029
01-0634 02-0002
04-0037 04-0092
05-0035 06-0040
08-0057 09-0030
09-0050 10-0061
12-0523
+norgestomat b
09-0322
norm 02-0590
05-0163 06-0702
nosema 03-0170
06-0134 06-0145
08-0120 08-0123
11-0151
nosematose
04-0181 06-0145
07-0146 08-0121
+notfall 12-0507
notschlachtung
03-0620
+nucleus facialis
03-0021
+nuklearmethode
02-0165
nukleinsaeure
04-0410 04-0513
08-0170 10-0596
11-0384
nukleotid 01-0430
06-0431 06-0453
08-0069 08-0317
08-0344 09-0484
10-0308 11-0432
numidinae 11-0496
nutria 02-0514
04-0329 05-0509
06-0237 07-0316
07-0414 08-0410
12-0005 12-0014
nutzensabrechnung
08-0259 11-0251
nutzfisch 01-0089
01-0091 01-0095
01-0097 01-0104
01-0113 01-0115
01-0117 01-0125
01-0126 01-0127
01-0128 01-0129
01-0133 01-0135
01-0136 02-0137
02-0141 02-0142
02-0143 02-0145
02-0146 02-0147
02-0148 03-0129
03-0131 03-0135
03-0138 03-0139
03-0143 03-0145
03-0146 03-0148
03-0149 03-0150
03-0154 03-0155
03-0156 04-0111
04-0112 04-0115
04-0117 04-0122
04-0124 04-0125
04-0126 04-0129
04-0134 04-0136
04-0137 04-0141
04-0142 04-0158
04-0159 04-0163
04-0164 04-0165
05-0094 05-0095
05-0099 05-0100
05-0101 05-0103
05-0106 05-0107
05-0108 05-0109
05-0114 05-0117
05-0120 05-0123
05-0124 05-0126
06-0100 06-0101
06-0102 06-0104
06-0105 06-0114
06-0116 06-0121
06-0123 06-0131
07-0109 07-0110
07-0118 07-0126
07-0127 07-0128
07-0129 07-0137
07-0139 07-0140
07-0141 07-0524
08-0101 08-0105
08-0110 08-0116
08-0117 08-0119
09-0125 09-0127
09-0129 09-0130
09-0132 09-0133
09-0141 09-0148
09-0159 09-0161
09-0165 10-0095
10-0098 10-0104
10-0107 11-0138
11-0139 11-0140
12-0079 12-0088
12-0093 12-0104
nutztier 01-0147
01-0413 01-0560
02-0555 03-0282
04-0303 04-0582
05-0235 05-0285
05-0286 05-0287
05-0288 05-0289
05-0347 05-0471
05-0479 05-0565
06-0086 06-0166
06-0257 06-0259

nutztier 06-0334
06-0486 06-0658
07-0018 07-0160
07-0203 07-0245
07-0298 08-0022
08-0044 08-0058
08-0243 08-0244
08-0294 08-0300
08-0581 09-0063
09-0256 09-0341
09-0519 10-0212
10-0421 11-0307
11-0308 12-0254
12-0508
nutzung 01-0312
nutzungsdauer
07-0291
oberflaeche
01-0506 03-0399
03-0420 03-0424
03-0425 04-0305
04-0492 06-0181
08-0418 08-0455
09-0214 10-0297
11-0120 11-0121
11-0482 12-0067
12-0312
+obstipation
10-0624
+obstruktion
09-0554
+ochratoxin 01-0690
01-0691 04-0589
11-0630
oedem 03-0042
03-0473 04-0565
06-0030 06-0580
07-0041 07-0512
08-0544 10-0128
10-0629 11-0050
11-0052 11-0520
oek modell
11-0278
oekologie 01-0121
04-0587 04-0679
05-0235 05-0319
06-0225 06-0498
09-0181 12-0082
12-0085 12-0262
12-0668
03-0283
oekonomie 01-0630
02-0272 02-0362
02-0413 02-0581
04-0314 04-0449
04-0463 04-0518
05-0621 06-0292
06-0565 07-0250
08-0420 08-0471
08-0553 09-0291
09-0428 09-0481
09-0489 09-0571
10-0109 10-0382
11-0446 12-0099
12-0451
oelsaeure 03-0053
oesophagostomum
01-0523 04-0513
07-0436 08-0449
09-0480 09-0482
11-0469 11-0476
+oesophagostomum radiatum 01-0523
oesophagus
01-0058 02-0548
oesophagus
02-0566 03-0574
07-0056 08-0128
08-0465 08-0605
10-0628 12-0469
oestrogen 01-0007
01-0064 01-0072
01-0073 01-0271
02-0052 02-0075
02-0087 02-0306
02-0335 02-0336
03-0100 03-0104
03-0109 03-0246
03-0259 03-0266
03-0273 03-0537
03-0539 04-0011
04-0082 04-0220
04-0292 04-0644
05-0062 05-0064
05-0073 05-0080
05-0279 06-0016
06-0047 06-0054
06-0060 06-0064
06-0253 07-0077
07-0085 07-0096
07-0271 07-0536
08-0081 09-0065
09-0066 09-0068
09-0071 09-0073
09-0077 09-0078
09-0081 09-0083
09-0088 09-0090
09-0096 09-0097
09-0099 09-0106
09-0274 09-0279
09-0288 09-0312
09-0529 09-0597
10-0050 10-0072
10-0074 10-0076
10-0262 10-0280
10-0286 11-0043
11-0086 11-0092
11-0106 11-0115
11-0269 11-0309
11-0500 11-0632
12-0032 12-0057
12-0062 12-0597
12-0606
+oestrus ovis
08-0479
+oestrus ovis-larve
10-0487
ohr 01-0038
01-0056 02-0551
03-0004 04-0024
04-0578 05-0583
06-0219 06-0670
06-0671 09-0351
09-0406 10-0638
11-0170 11-0528
12-0120 12-0425
+ohrmuschel
03-0004
+oie-fischkrankheiten-kommission
06-0106
+oleander 02-0555
+oligochaeten
07-0129 12-0103
+oligodontie
01-0153
oligosaccharid
03-0058 03-0059
+oligospermie
11-0271
+oligotroph 05-0170
+omexan 02-0121
+onchocerca lienalis
09-0510
+oncorhynchus gorbuscha 07-0126
12-0094
+oncorhynchus keta
07-0137 09-0141
+oncorhynchus kisutch 04-0111
04-0124 05-0123
09-0129 09-0148
12-0079
+oncorhynchus masou 01-0135
09-0141
oncornavirus
01-0425 01-0426
02-0418 03-0345
04-0425 06-0183
06-0415 06-0421
06-0425 09-0430
09-0589 10-0357
10-0358 10-0361
10-0365 10-0366
10-0622 11-0388
12-0121 12-0122
12-0356 12-0357
12-0361
+onkogen 04-0196
10-0134
+onkogenese
01-0157
+onkologie 04-0109
06-0159 07-0090
09-0634 10-0135
12-0121 12-0122
12-0358
+onkosphaere
05-0495
ontogenie 01-0240
01-0446 02-0016
03-0012 03-0013
03-0024 03-0025
03-0026 03-0050
03-0177 03-0210
05-0143 05-0185
06-0006 06-0009
06-0042 07-0001
07-0014 07-0209
09-0015 09-0049
09-0280 09-0511
10-0282
+oolemm 09-0245
+ooplasma 01-0390
+oozyste 10-0424
+oozyt 06-0269
+opecoelidae
03-0128
+open-air-faktor
04-0408
+ophiocephalus punctatus 09-0158
+ophthalmologie
04-0690
+opioid 06-0047
08-0561
+opisthorchis
02-0495 11-0461
+opium 02-0589
+opsonierung
02-0197 02-0216
+opsonin 11-0349
+oral 03-0530
+orbivirus 06-0443
06-0480 07-0401
08-0340
+oreochromis aureus 01-0133
05-0126
+oreochromis niloticus 01-0133
06-0117
orfvirus 01-0192
01-0477
org duenger
09-0354
org saeure 04-0046
08-0258 11-0261
organ (tier)
01-0209 01-0233
01-0234 01-0578
01-0595 02-0174
03-0072 03-0466
03-0467 03-0497
03-0501 04-0135
04-0136 04-0325
04-0361 04-0366
04-0593 04-0677
05-0256 06-0159
06-0243 06-0516
08-0030 08-0134
08-0294 08-0300
08-0361 08-0616
09-0207 09-0366
09-0451 09-0689
10-0130 10-0321
10-0419 10-0481
10-0527 10-0615
11-0347 11-0467
12-0119 12-0316
12-0523
+organelle 02-0492
organisation
01-0617 03-0390
06-0274 06-0472
11-0247 11-0250
12-0576
organkultur
01-0194 08-0034
12-0011
organoleptische pruefung 09-0675
+orotsaeure
12-0610
+orthocoelium scoliocoelium 12-0454
orthomyxovirus
01-0430 01-0432
01-0433 06-0428
+orthopaedie
01-0676 04-0700
06-0682 06-0688
07-0587 07-0588
07-0589 07-0590
07-0591 07-0605
orthopoxvirus
02-0467
+orthopristis ruber
01-0110
+orthostase 11-0033
+osmerus eperlanus
03-0145 06-0122
osmose 11-0044
+osmotischer druck
01-0033
+ossifikation
03-0596 04-0032
05-0003 07-0001
07-0588 07-0612
08-0018
+osteoblast 12-0117
+osteochondritis
05-0691
+osteochondrom
10-0652
+osteochondrose
02-0168 02-0652
+osteogenese
05-0008 12-0517
+osteomyelitis
06-0591 08-0573
10-0661
+osteopathie
02-0552 02-0600
+osteopetrose
09-0197
+osteoporose
09-0529
+osteosarkom
08-0138
+osteosynthese
01-0681
ostertagia 02-0610
03-0435 03-0436
05-0502 05-0503
05-0504 05-0505
06-0526 06-0532
07-0433 08-0451
09-0498 12-0459
12-0461
+ostertagia ostertagi
12-0461
+oswaldocruzia filiformis 12-0463
+othaematom
10-0638
+otitis 05-0583
09-0541 09-0616
11-0528
+otitis externa
09-0351
+otodectes cynotis
10-0486
+ovarektomie
01-0277 02-0091
04-0080 04-0082
08-0135 10-0280
+ovarialzystensyndrom 05-0270
+ovariohysterektomie 11-0616
ovarium 01-0161
01-0265 01-0277
01-0279 01-0282
01-0286 01-0289
01-0290 01-0292
01-0297 01-0315
01-0318 02-0052
02-0084 02-0090
02-0096 02-0102
02-0305 02-0325
02-0327 02-0330
03-0099 03-0100
03-0104 03-0105
03-0107 03-0179
03-0246 03-0247
03-0257 04-0078
04-0084 04-0086
04-0087 04-0092
04-0228 04-0271

ovarium 04-0272
04-0278 04-0299
04-0480 05-0064
05-0072 05-0257
05-0264 05-0270
05-0277 05-0278
05-0309 05-0676
06-0017 06-0053
06-0054 06-0248
06-0253 06-0255
06-0272 06-0297
07-0077 07-0082
07-0269 07-0271
07-0531 07-0547
08-0075 08-0135
08-0180 08-0208
08-0214 08-0617
09-0016 09-0030
09-0050 09-0066
09-0067 09-0079
09-0080 09-0083
09-0089 09-0091
09-0092 09-0093
09-0099 09-0273
09-0294 09-0298
09-0335 09-0643
10-0073 10-0074
10-0075 10-0077
10-0078 10-0081
10-0084 10-0268
10-0270 10-0272
10-0278 10-0280
11-0095 11-0096
11-0100 11-0110
11-0262 11-0277
11-0616 12-0053
12-0055 12-0222
12-0228 12-0541
+ovugonadon vet
02-0607
ovulation 01-0074
01-0075 01-0295
01-0302 01-0303
01-0305 02-0090
02-0101 02-0107
02-0300 03-0098
03-0266 03-0273
03-0276 04-0105
04-0293 05-0070
05-0072 05-0268
05-0293 05-0302
05-0305 06-0064
06-0067 06-0075
06-0103 06-0227
06-0262 06-0276
07-0069 07-0082
07-0104 07-0287
07-0290 08-0081
08-0225 08-0234
09-0047 09-0087
09-0088 09-0101
09-0310 09-0323
09-0610 10-0259
10-0274 10-0275
10-0276 11-0096
11-0105 11-0108
11-0258 11-0280
11-0292 11-0309
12-0238 12-0246
12-0249 12-0250
12-0252 12-0590
12-0591 12-0594
12-0606
oxalsaeure 03-0169
+oxolinsaeure
11-0138
oxydation 07-0133
10-0124 11-0031
oxytetrazyklin
01-0659 02-0603
04-0676 05-0110
07-0552 07-0553
09-0475
oxytocin 02-0087
02-0310 02-0321
03-0063 03-0066
03-0099 03-0106
03-0111 03-0550
04-0067 04-0268
05-0068 06-0021
06-0029 06-0041
07-0070 07-0256
08-0088 09-0068
09-0076 09-0086
09-0283 09-0290
10-0079 10-0080
10-0083 10-0085
10-0233 11-0277
11-0293 11-0571
ozon 02-0051
03-0567
+pacini-koerperchen
05-0465
+page 01-0441
01-0477 04-0448
+pagrus major
05-0114
paketbiene 08-0125
+palpation 01-0675
panicum 04-0591
11-0529
pankreas 01-0022
01-0037 02-0016
02-0526 03-0014
03-0070 03-0481
04-0027 04-0031
04-0474 04-0575
05-0046 05-0420
05-0547 06-0569
07-0176 07-0573
08-0011 08-0013
08-0516 10-0062
10-0562 11-0023
11-0087 11-0515
11-0530 12-0017
12-0522
+pankreas disease
03-0154
pankreasnekrosevir
us forelle 01-0103
01-0104 03-0136
03-0137 04-0135
04-0136 04-0137
05-0100 05-0101
pansen 02-0659
03-0013 03-0429
04-0064 05-0490
06-0517 06-0584
07-0002 07-0027
07-0055 10-0580
12-0545
pansenfermentation
07-0543
pansenmikroorganis
men 05-0582
pansensaft 01-0564
02-0659 05-0539
07-0543
+pap-technik
01-0466
+papagei 05-0244
+papillom 01-0126
10-0098 12-0119
papillomavirus
01-0162 01-0480
03-0383 07-0402
08-0382
papovavirus
05-0461
pappel 04-0171
+paradontose
03-0571
parainfluenzavirus t
yp 1 04-0432
parainfluenzavirus t
yp 3 01-0436
01-0604 02-0423
02-0439 03-0354
03-0357 03-0372
04-0431 04-0434
04-0615 07-0499
09-0430 09-0442
10-0368
+paralichthys olivac
eus 01-0097
09-0139 09-0140
paralyse 02-0159
02-0597 05-0527
05-0555 05-0557
09-0537 09-0602
10-0110 12-0501
paramphistomum
03-0429 05-0490
12-0454
+paramunisierung
10-0167
+paramunitaet
02-0596
paramyxovirus
03-0353 05-0423
05-0424 06-0430
07-0366 07-0367
08-0192 12-0582
parapoxvirus
01-0479
paraquat 07-0562
parasit 01-0346
01-0485 01-0488
01-0548 01-0632
01-0633 02-0135
02-0479 03-0128
03-0399 04-0108
04-0491 04-0540
05-0091 06-0120
06-0121 08-0314
08-0398 08-0473
09-0391 10-0477
10-0478 10-0481
11-0417 12-0109
12-0320 12-0428
12-0432 12-0476
12-0511
+parasitaemie
10-0435 10-0555
11-0237 11-0420
11-0442
+parasitenstadium
12-0430
parasitierung
01-0095 01-0106
01-0107 01-0108
01-0109 01-0110
01-0112 01-0113
parasitierung
01-0114 01-0115
01-0116 01-0117
01-0118 01-0119
01-0120 01-0122
01-0123 02-0143
02-0144 02-0145
02-0147 02-0148
03-0140 03-0145
03-0146 03-0147
04-0109 04-0110
04-0141 04-0142
04-0143 04-0144
04-0145 04-0146
04-0147 04-0148
04-0149 04-0150
04-0151 04-0152
04-0153 04-0154
05-0103 05-0113
05-0114 05-0115
05-0116 05-0117
05-0118 05-0119
05-0120 05-0121
05-0122 06-0115
06-0116 06-0117
06-0118 06-0119
06-0133 07-0118
07-0119 07-0120
07-0121 07-0122
07-0123 07-0125
07-0126 07-0127
07-0128 07-0129
08-0109 08-0110
08-0111 08-0112
09-0142 09-0143
09-0144 09-0146
09-0147 10-0093
10-0098 10-0100
10-0101 10-0102
11-0143 11-0146
11-0150 12-0082
12-0088 12-0099
12-0100 12-0101
12-0102 12-0103
12-0105
+parasitologie
01-0485 01-0499
01-0515 01-0533
02-0163 02-0499
02-0500 02-0504
02-0511 03-0393
03-0395 03-0397
03-0402 03-0413
03-0418 03-0429
03-0432 03-0448
03-0449 03-0451
03-0456 04-0493
04-0512 04-0533
04-0535 04-0542
05-0476 05-0484
05-0491 05-0495
05-0515 05-0517
05-0518 05-0558
06-0514 07-0419
07-0551 09-0484
09-0485 09-0493
09-0495 09-0501
10-0448 10-0450
10-0461 11-0417
11-0424 11-0444
11-0473 11-0481
12-0083 12-0430
12-0468 12-0478
parasitose 01-0488
01-0513 01-0530
parasitose 01-0532
01-0543 01-0550
01-0557 01-0562
02-0339 02-0392
02-0457 02-0497
02-0498 02-0510
02-0512 02-0515
02-0516 02-0605
02-0606 02-0609
03-0144 03-0416
03-0417 03-0428
03-0431 03-0435
03-0437 03-0443
03-0447 04-0316
04-0318 04-0499
04-0516 04-0527
04-0539 04-0541
05-0471 05-0472
05-0488 05-0511
05-0612 06-0341
06-0506 06-0509
06-0515 06-0517
06-0519 06-0531
06-0533 06-0537
07-0417 07-0425
07-0431 07-0439
08-0268 08-0316
08-0399 08-0400
08-0409 08-0412
08-0422 08-0423
08-0426 08-0427
08-0428 08-0429
08-0435 08-0446
08-0450 08-0454
08-0459 08-0460
08-0463 08-0465
08-0472 08-0476
08-0479 08-0480
08-0481 09-0464
09-0490 09-0502
09-0503 09-0516
09-0517 09-0519
09-0520 09-0528
09-0541 09-0607
09-0666 10-0211
10-0421 10-0422
10-0440 10-0442
10-0443 10-0445
10-0451 10-0452
10-0453 10-0455
10-0457 10-0460
10-0471 10-0472
10-0476 10-0482
10-0488 10-0489
11-0418 11-0420
11-0423 11-0427
11-0434 11-0441
11-0442 11-0449
11-0453 11-0455
11-0458 11-0464
11-0479 11-0486
11-0494 11-0496
12-0080 12-0110
12-0115 12-0273
12-0375 12-0431
12-0445 12-0449
12-0451 12-0455
12-0456 12-0459
12-0464 12-0465
12-0467 12-0472
12-0473 12-0474
12-0477 12-0479
12-0484 12-0566
+parasympathikus
07-0032

parathion 05-0649
+paratuberkulose 04-0394 04-0395 07-0352 08-0306 08-0308 11-0374
parenchym 02-0022
+parese 05-0527 05-0557
+parodontopathie 08-0597
+parophrys vetulus 01-0134
parvovirus 02-0448 03-0370 04-0464 04-0465 04-0466 05-0426 05-0448 05-0627 06-0459 06-0461 06-0462 06-0463 06-0464 07-0263 07-0384 07-0388 07-0389 07-0391 08-0359 08-0360 08-0361 09-0235 09-0441 10-0391 10-0392 10-0393 10-0623 12-0407
+passageanwendung 02-0599
pasteurella 01-0180 01-0357 01-0358 02-0363 02-0364 03-0207 03-0294 03-0305 03-0313 03-0507 03-0532 04-0211 04-0329 04-0339 04-0340 04-0341 05-0352 05-0353 05-0377 05-0403 05-0583 06-0153 06-0334 06-0335 06-0336 06-0337 06-0366 06-0367 07-0334 07-0335 07-0526 08-0270 08-0273 09-0136 09-0137 09-0364 09-0365 09-0366 09-0397 09-0588 09-0609 10-0318 10-0319 10-0320 10-0602 11-0340 11-0341 11-0342 11-0343 11-0344 12-0274 12-0306 12-0307 12-0308 12-0309 12-0542 12-0556
+pasteurella haemol ytica 04-0339 10-0318 10-0399
+pasteurella multoci da 09-0588
pasteurisieren 01-0325 02-0375 08-0628
pathogenese 01-0391 01-0403 01-0445 01-0449 01-0461 01-0537 02-0373 02-0405 02-0407 02-0424 02-0434 02-0450 02-0455 02-0459 02-0509 02-0646
pathogenese 02-0653 03-0347 03-0356 03-0379 03-0480 03-0511 04-0181 04-0336 04-0379 04-0449 04-0451 04-0476 04-0477 04-0482 05-0140 05-0349 05-0352 05-0376 05-0414 05-0438 06-0159 06-0162 06-0328 06-0345 06-0399 06-0479 06-0523 06-0576 06-0710 07-0155 07-0316 07-0332 07-0355 07-0360 07-0374 07-0384 07-0392 07-0396 07-0398 07-0399 07-0403 07-0404 07-0405 07-0410 07-0414 07-0458 07-0459 07-0469 07-0470 07-0489 07-0490 07-0492 07-0493 07-0504 07-0517 07-0572 08-0140 08-0171 08-0263 08-0277 08-0321 08-0338 08-0355 08-0557 09-0104 09-0210 09-0353 09-0382 09-0417 09-0419 09-0443 09-0542 09-0573 09-0585 10-0125 10-0359 10-0361 10-0431 10-0452 10-0486 10-0548 11-0176 11-0322 11-0409 11-0426 11-0457 11-0459 11-0467 11-0512 11-0522 11-0619 12-0116 12-0118 12-0122 12-0192 12-0309 12-0346 12-0368 12-0507 12-0542 12-0644
pathogenitaet 01-0191 01-0350 01-0356 01-0385 01-0403 01-0406 01-0421 01-0493 01-0529 01-0581 02-0191 02-0360 02-0391 02-0430 02-0443 02-0468 03-0288 03-0352 03-0381 03-0396 03-0399 04-0147 04-0211 04-0217 04-0326 04-0334 04-0347 04-0408 04-0445 04-0473 04-0485 04-0583 04-0623 05-0356 05-0434 05-0449 05-0494 06-0168 06-0172 06-0321 06-0326 06-0343 06-0489 06-0502
pathogenitaet 06-0503 06-0610 07-0111 07-0194 07-0340 07-0350 07-0390 07-0423 07-0508 08-0331 08-0397 08-0421 09-0130 09-0169 09-0222 09-0393 09-0437 09-0444 09-0445 09-0493 10-0096 10-0156 10-0164 10-0242 10-0312 10-0314 10-0319 10-0337 10-0339 10-0342 10-0386 11-0187 11-0363 11-0420 12-0145 12-0146 12-0305 12-0323 12-0325 12-0341 12-0386 12-0458 12-0565
pathologie 01-0008 01-0096 01-0102 01-0104 01-0105 01-0126 01-0134 01-0135 01-0149 01-0160 01-0161 01-0286 01-0344 01-0367 01-0368 01-0444 01-0445 01-0469 01-0546 01-0565 01-0596 01-0667 02-0137 02-0138 02-0139 02-0149 02-0163 02-0184 02-0190 02-0350 02-0354 02-0389 02-0415 02-0433 02-0460 02-0463 02-0522 02-0525 02-0528 02-0538 02-0545 02-0546 02-0557 02-0558 02-0561 02-0616 02-0627 02-0632 02-0653 03-0137 03-0138 03-0139 03-0140 03-0173 03-0212 03-0314 03-0317 03-0364 03-0380 03-0386 03-0387 03-0387 03-0409 03-0422 03-0449 03-0465 03-0477 03-0485 03-0493 03-0494 03-0495 03-0496 03-0503 03-0585 04-0109 04-0110 04-0112 04-0164 04-0188 04-0192 04-0194 04-0195 04-0306 04-0317 04-0332 04-0339 04-0397 04-0464 04-0479 04-0480 04-0563 04-0564 04-0577 04-0584 04-0591 04-0592 04-0593 04-0599 04-0613 04-0614 05-0099 05-0104 05-0111
pathologie 05-0112 05-0123 05-0129 05-0144 05-0145 05-0148 05-0149 05-0154 05-0156 05-0272 05-0309 05-0332 05-0429 05-0462 05-0496 05-0572 05-0581 05-0612 05-0614 05-0642 06-0104 06-0106 06-0108 06-0109 06-0110 06-0111 06-0117 06-0130 06-0148 06-0150 06-0151 06-0152 06-0154 06-0159 06-0438 06-0456 06-0468 06-0485 06-0492 06-0493 06-0506 06-0515 06-0537 06-0574 06-0580 06-0582 06-0583 06-0585 06-0586 06-0588 06-0589 06-0604 06-0677 07-0114 07-0116 07-0132 07-0155 07-0156 07-0157 07-0158 07-0175 07-0178 07-0191 07-0326 07-0375 07-0380 07-0396 07-0458 07-0459 07-0464 07-0466 07-0499 07-0509 07-0546 07-0548 07-0561 08-0009 08-0017 08-0101 08-0108 08-0114 08-0134 08-0137 08-0140 08-0215 08-0294 08-0346 08-0361 08-0386 08-0394 08-0419 08-0426 08-0454 08-0459 08-0465 08-0473 08-0499 08-0510 08-0512 09-0127 09-0135 09-0136 09-0137 09-0144 09-0166 09-0197 09-0199 09-0200 09-0202 09-0207 09-0292 09-0350 09-0365 09-0398 09-0418 09-0461 09-0462 09-0488 09-0499 09-0509 09-0535 09-0542 09-0543 09-0548 09-0618 09-0634 09-0647 09-0648 09-0654 10-0093 10-0095 10-0098 10-0103 10-0122 10-0124 10-0126 10-0128 10-0133 10-0139 10-0141 10-0196 10-0249 10-0315 10-0331 10-0340 10-0342 10-0345 10-0418 10-0419
pathologie 10-0469 10-0498 10-0499 10-0511 10-0514 10-0518 10-0525 10-0526 10-0527 10-0530 10-0532 10-0536 10-0545 10-0548 10-0562 10-0635 10-0636 10-0639 10-0640 10-0648 11-0138 11-0139 11-0140 11-0141 11-0165 11-0231 11-0261 11-0347 11-0354 11-0368 11-0393 11-0462 11-0521 11-0527 11-0530 11-0541 12-0007 12-0080 12-0081 12-0083 12-0084 12-0085 12-0086 12-0088 12-0090 12-0091 12-0096 12-0097 12-0106 12-0115 12-0119 12-0316 12-0390 12-0407 12-0409 12-0421 12-0436 12-0444 12-0506 12-0520 12-0524 12-0527 12-0532 12-0555 12-0558 12-0623 12-0641
+pathophysiologie 01-0025 01-0241 05-0564 10-0316
+pazifik 12-0099
+pcb 01-0694 01-0695
+peakreaktion 04-0115
+pectobothrii 11-0144
pellet 03-0466 05-0537
pelztier 04-0466 05-0243 06-0487 07-0062 07-0411 07-0413 10-0403
+penaeus japonicus 09-0131
penicillin 01-0394 02-0611 04-0626 04-0635 05-0606 07-0538 09-0375 11-0604
penicillium 04-0487
penicillium camemb erti 09-0218
penis 01-0154 01-0396 03-0387 04-0003 05-0050 05-0338 09-0304 09-0602
+pentastomiasis 02-0510
pepsin 05-0360
peptid 01-0016 01-0059 01-0437 02-0074 02-0230 02-0408 03-0041 03-0063 03-0188

peptid 03-0201
04-0212 04-0258
04-0483 05-0004
05-0027 05-0497
05-0662 06-0013
06-0015 06-0025
06-0047 06-0188
07-0214 08-0039
08-0058 08-0369
08-0516 08-0568
09-0042 09-0414
10-0029 10-0034
10-0058 10-0063
10-0068 10-0187
10-0189 11-0017
11-0117 11-0383
peptidase 08-0040
+perca flavescens
06-0125
+perca fluviatilis
01-0095 01-0114
03-0130 04-0156
06-0133
+peressigsaeure
05-0632
+perinatal 03-0254
+perineum 03-0003
+periodische augen entzuendung
11-0516
+periorchitis
02-0399
+peripartal 10-0565
peristaltik 03-0580
06-0033
+peritoneum
03-0128 04-0107
12-0541
peritonitis 02-0643
03-0362 03-0531
03-0599 10-0123
12-0520
+peritonitis 12-0520
permeabilitaet
01-0242 01-0360
02-0031 03-0053
04-0208 07-0008
09-0022 09-0195
09-0196 10-0234
permethrin 04-0545
05-0126
peroxydase
02-0007 04-0042
08-0033 10-0087
persistenz 02-0434
03-0382 04-0331
04-0416 04-0450
08-0350 09-0197
+perspektive
02-0279
+pestivirus 03-0368
09-0439
+pestvirus 01-0445
04-0433
+petromyzon marinus 07-0126
+peyer-platte
09-0228
pferd 90- 054
01-0008 01-0159
01-0250 01-0253
01-0255 01-0328
01-0431 01-0463
01-0478 01-0486
01-0555 01-0561
pferd 01-0562
01-0591 01-0639
01-0646 01-0647
01-0648 01-0668
01-0669 01-0671
01-0676 01-0677
02-0024 02-0058
02-0059 02-0060
02-0077 02-0166
02-0172 02-0173
02-0189 02-0210
02-0260 02-0290
02-0328 02-0329
02-0357 02-0421
02-0443 02-0444
02-0448 02-0516
02-0521 02-0539
02-0602 02-0603
02-0604 02-0632
02-0633 02-0640
02-0645 02-0654
02-0655 02-0656
02-0657 03-0002
03-0062 03-0227
03-0228 03-0231
03-0289 03-0291
03-0325 03-0349
03-0377 03-0453
03-0457 03-0458
03-0459 03-0489
03-0490 03-0491
03-0542 03-0544
03-0563 03-0564
03-0566 03-0569
03-0570 03-0576
03-0577 03-0578
03-0579 03-0588
03-0593 04-0002
04-0054 04-0055
04-0098 04-0192
04-0194 04-0197
04-0293 04-0296
04-0320 04-0346
04-0351 04-0402
04-0478 04-0538
04-0547 04-0652
04-0681 04-0694
04-0698 04-0699
04-0700 04-0701
05-0005 05-0017
05-0079 05-0173
05-0211 05-0226
05-0248 05-0252
05-0253 05-0304
05-0348 05-0451
05-0452 05-0499
05-0522 05-0523
05-0524 05-0548
05-0549 05-0550
05-0552 05-0565
05-0626 05-0635
05-0636 05-0669
05-0670 05-0672
05-0675 05-0679
05-0680 05-0681
05-0682 05-0683
05-0684 05-0692
05-0693 06-0001
06-0030 06-0052
06-0148 06-0155
06-0156 06-0157
06-0158 06-0277
06-0283 06-0284
06-0287 06-0314
06-0341 06-0380
pferd 06-0442
06-0478 06-0541
06-0559 06-0561
06-0562 06-0619
06-0620 06-0624
06-0676 06-0677
07-0021 07-0048
07-0049 07-0103
07-0157 07-0161
07-0165 07-0255
07-0356 07-0357
07-0392 07-0400
07-0410 07-0411
07-0421 07-0439
07-0444 07-0456
07-0457 07-0458
07-0475 07-0476
07-0528 07-0561
07-0566 07-0567
07-0568 07-0569
07-0574 07-0575
07-0576 07-0577
07-0578 07-0579
07-0584 07-0585
07-0591 07-0592
07-0593 07-0594
07-0595 07-0596
07-0597 07-0598
07-0599 07-0600
07-0602 07-0609
07-0610 07-0614
08-0014 08-0045
08-0128 08-0297
08-0328 08-0329
08-0341 08-0347
08-0370 08-0389
08-0428 08-0457
08-0483 08-0499
08-0501 08-0502
08-0503 08-0527
08-0561 08-0569
08-0590 08-0602
08-0609 08-0610
08-0611 09-0013
09-0119 09-0200
09-0224 09-0266
09-0426 09-0427
09-0433 09-0460
09-0530 09-0603
09-0605 09-0632
09-0641 09-0649
09-0650 09-0653
09-0654 09-0658
09-0659 10-0005
10-0006 10-0031
10-0045 10-0047
10-0126 10-0201
10-0206 10-0244
10-0251 10-0290
10-0305 10-0345
10-0397 10-0398
10-0413 10-0416
10-0460 10-0477
10-0491 10-0492
10-0494 10-0495
10-0505 10-0506
10-0507 10-0508
10-0509 10-0510
10-0511 10-0512
10-0513 10-0590
10-0600 10-0624
10-0627 10-0631
10-0641 10-0642
10-0647 10-0648
10-0649 10-0650
pferd 10-0651
10-0652 10-0653
10-0654 10-0659
10-0660 10-0662
10-0663 11-0046
11-0134 11-0165
11-0305 11-0409
11-0445 11-0466
11-0498 11-0499
11-0516 11-0517
11-0518 11-0529
11-0532 11-0569
11-0602 11-0603
11-0613 11-0614
11-0618 11-0619
11-0622 12-0002
12-0117 12-0239
12-0314 12-0328
12-0342 12-0366
12-0367 12-0368
12-0388 12-0509
12-0510 12-0511
12-0525 12-0571
12-0622 12-0623
12-0629 12-0630
12-0636 12-0638
12-0639 12-0643
pferdehaltung
01-0338 05-0550
11-0330
pflanze 01-0168
03-0133 03-0489
07-0482 08-0366
08-0435 08-0521
09-0471 10-0529
10-0593 12-0491
pflanzenschutzmittel
01-0141 03-0130
04-0600 05-0127
05-0566 07-0474
08-0433 09-0547
10-0535 11-0148
12-0164
+pgfm 07-0260
ph-wert 01-0020
01-0023 01-0130
01-0658 02-0583
03-0156 04-0068
04-0155 04-0156
04-0157 04-0158
04-0159 05-0098
05-0125 05-0130
05-0135 05-0248
05-0527 06-0123
06-0125 06-0128
06-0221 06-0312
06-0479 06-0584
07-0021 07-0029
07-0057 07-0130
07-0132 07-0619
08-0118 08-0296
09-0154 09-0155
09-0156 09-0162
09-0218 09-0390
09-0672 10-0036
10-0088 10-0104
10-0194 11-0058
11-0180
phaenotyp 01-0351
+phage 01-0361
01-0362
+phagozyt 02-0197
04-0116 05-0105
phagozytose
01-0132 01-0179
phagozytose
01-0200 01-0203
01-0225 01-0226
01-0227 01-0228
01-0238 01-0483
02-0196 02-0197
02-0207 02-0262
02-0263 03-0212
03-0223 03-0399
04-0118 04-0122
04-0205 04-0218
04-0225 04-0234
04-0254 04-0272
04-0345 04-0355
04-0470 05-0019
05-0195 05-0201
05-0345 06-0181
06-0342 06-0344
06-0388 06-0490
07-0179 07-0204
07-0205 07-0218
07-0357 07-0358
07-0528 08-0193
08-0299 08-0309
08-0329 08-0551
09-0215 09-0220
09-0263 09-0407
09-0577 10-0164
10-0170 10-0173
10-0174 10-0175
10-0200 10-0352
10-0415 11-0081
11-0082 11-0182
11-0184 11-0192
11-0197 11-0206
11-0217 11-0225
11-0226 11-0353
11-0412 11-0565
12-0051 12-0166
12-0167 12-0173
12-0310 12-0554
12-0556 12-0600
phalaris 11-0313
+phallus 12-0232
+phantom 04-0096
+pharmakokinetik
01-0642 01-0655
01-0656 02-0591
02-0615 04-0647
05-0617 05-0654
10-0578 10-0615
12-0603
pharmakologie
01-0360 01-0624
01-0625 01-0659
02-0163 02-0212
02-0589 02-0590
02-0591 02-0593
02-0595 02-0596
02-0597 02-0615
02-0618 03-0289
03-0527 03-0533
03-0536 04-0053
04-0632 04-0633
04-0647 04-0652
04-0668 05-0351
05-0563 05-0616
05-0617 05-0630
05-0631 05-0647
05-0653 05-0654
06-0027 06-0619
06-0649 06-0661
07-0519 07-0520
07-0521 07-0522
07-0523 07-0524

pharmakologie 07-0537 07-0538 07-0541 07-0551 07-0557 07-0559 08-0561 08-0565 08-0569 08-0576 08-0584 09-0183 09-0374 09-0583 09-0584 09-0585 09-0586 09-0596 09-0601 09-0621 09-0622 09-0623 09-0626 09-0627 09-0628 09-0630 09-0631 10-0448 10-0575 10-0576 10-0577 10-0578 10-0579 10-0581 10-0582 10-0597 11-0549 11-0550 11-0551 11-0552 11-0554 11-0558 11-0560 11-0562 11-0563 11-0570 11-0587 11-0597 11-0600 12-0156 12-0572 12-0573 12-0574 12-0585 12-0600 12-0611 12-0615 12-0617 12-0630
+pharyngostomum 10-0480
+pharynx 02-0635 08-0396
+phase 01-0189
+phasen-kontrast-verf 12-0081
+phenothiazin 10-0614
pheromon 04-0293 06-0031 09-0047 10-0112 11-0125 12-0261
+philometra 06-0116
+philometroides lusiana 01-0120
+philometroidose 12-0101 12-0102
+philometrose 09-0145
phosphat 08-0506 11-0243 11-0518
phosphatase 01-0521 01-0552 02-0243 02-0597 03-0037 04-0041 04-0072 06-0094 07-0033 10-0154 12-0166
phosphatid 03-0175
phosphor 01-0051 01-0583 03-0038 04-0253 04-0275 07-0033 07-0055 07-0132 11-0506 12-0039
+phosphorylierung 03-0092
photometer 02-0518 04-0546 09-0112 11-0550
photometrie 02-0518 06-0538
photoperiodismus 06-0057 06-0058 06-0061 06-0065 06-0069 06-0070 06-0071 06-0077 11-0112 11-0267
+photosensibilisierung 04-0570
phototechnik 07-0153
phthiraptera 08-0471
phycomucetes 08-0394
phylogenie 11-0432 12-0082
physikal 07-0520
physikal eigenschaft 01-0450 05-0432 06-0435 06-0437
physiol 10-0044 10-0068
physiol status 01-0080 01-0521 03-0081 03-0272 05-0092 05-0093 08-0031 08-0051 08-0063 08-0195 09-0053
physiologie 01-0016 01-0018 01-0038 01-0040 01-0046 01-0049 01-0064 01-0068 01-0087 01-0270 01-0508 01-0546 01-0667 01-0680 02-0015 02-0020 02-0022 02-0025 02-0031 02-0032 02-0039 02-0040 02-0041 02-0043 02-0046 02-0047 02-0048 02-0049 02-0054 02-0058 02-0059 02-0060 02-0067 02-0071 02-0072 02-0076 02-0096 02-0114 02-0163 02-0261 02-0492 02-0525 02-0538 03-0005 03-0009 03-0029 03-0033 03-0034 03-0035 03-0036 03-0037 03-0043 03-0044 03-0054 03-0057 03-0060 03-0068 03-0079 03-0090 03-0103 03-0202 03-0457 03-0461 03-0563 04-0043 04-0046 04-0051 04-0052 04-0057 04-0058 04-0061 04-0062 04-0070 04-0071 04-0077 04-0255 04-0649 04-0681 04-0682 05-0013 05-0015 05-0018 05-0020 05-0025 05-0033 05-0034
physiologie 05-0035 05-0037 05-0040 05-0053 05-0055 05-0144 05-0584 06-0014 06-0019 06-0024 06-0028 06-0031 06-0044 06-0046 06-0242 06-0595 06-0673 06-0674 07-0009 07-0016 07-0017 07-0018 07-0019 07-0020 07-0021 07-0023 07-0024 07-0027 07-0028 07-0031 07-0032 07-0035 07-0041 07-0043 07-0044 07-0045 07-0046 07-0047 07-0048 07-0049 07-0050 07-0051 07-0053 07-0054 07-0055 07-0057 07-0058 07-0065 07-0066 07-0067 07-0068 08-0027 08-0037 08-0038 08-0051 08-0061 08-0076 08-0166 08-0199 08-0485 08-0497 08-0619 09-0001 09-0022 09-0036 09-0038 09-0039 09-0040 09-0045 09-0046 09-0050 09-0052 09-0055 09-0088 09-0089 09-0103 09-0114 09-0219 09-0289 09-0554 09-0615 10-0004 10-0010 10-0017 10-0031 10-0032 10-0033 10-0035 10-0036 10-0047 10-0058 10-0120 10-0195 10-0528 10-0548 10-0565 11-0010 11-0023 11-0024 11-0040 11-0043 11-0045 11-0051 11-0052 11-0053 11-0054 11-0059 11-0065 11-0066 11-0067 11-0068 11-0069 11-0073 11-0074 11-0075 11-0088 11-0158 11-0163 11-0239 11-0279 11-0573 12-0002 12-0006 12-0024 12-0033 12-0034 12-0040 12-0045 12-0046 12-0052 12-0128 12-0156 12-0226 12-0278 12-0489
+phytohaemagglutinin 02-0206
picornavirus 01-0439
+pieris japonica 01-0594
pigment 03-0023 07-0181 08-0014
+pilin 04-0212
+pimozid 06-0103
+pinguin 12-0050
pinnipedia 06-0122 10-0123 10-0570
+piroplasma 08-0401
+piroplasma bigeminum 09-0607
+piroplasmose 05-0482
+placebo 10-0385
planung 02-0272 07-0245 10-0226 11-0109
+plaque 02-0436
+plaque-test 04-0111
+plaquebildungszelle 04-0115
+plasma-cortisol-gehalt 03-0153
+plasmacortisol 09-0162
+plasmazelle 02-0213
plasmid 01-0185 01-0362 02-0185 03-0142 03-0299 03-0300 03-0340 03-0383 04-0210 04-0326 05-0371 06-0050 06-0168 06-0655 07-0190 07-0195 11-0332 12-0149 12-0304 12-0313 12-0547
plasmodium 03-0402 03-0403 04-0496 05-0476 05-0625 07-0421 10-0165 10-0445 10-0446 11-0237 11-0438 12-0162 12-0428 12-0434
+plasmodium chabaudi 12-0162
plast 04-0213
plathelminthes 07-0425
+plattendiffusionstest 01-0657
+plattenepithelkarzinom 03-0178
+platynosomum 08-0439
plazenta 01-0045 01-0271 01-0373 02-0018 02-0077 02-0288 02-0293 02-0334 03-0108 03-0509 04-0081 04-0088 04-0266 05-0010 05-0076 05-0255 05-0256 05-0455 06-0002 06-0007 06-0055 07-0251 07-0253 08-0318 08-0495 09-0031 09-0098 09-0277 09-0278 09-0281 09-0282 09-0290 10-0244
plazenta 10-0604 11-0008 12-0056 12-0197 12-0224 12-0535
+plazentom 06-0002
+plecoglossus altivelis 09-0132
+pleura 02-0032 10-0594
+pleuraerguss 02-0538 04-0574
+pleuritis 02-0641 09-0348 09-0687
+pleuritis exsudativa 04-0574
+pleurodese 10-0643
+pleurogramma antarcticum 04-0150
+pleuronectes platessa 04-0122 04-0163
+plexus lumbosacralis 03-0005
pms 01-0303 01-0639 04-0105 06-0276 06-0278 07-0279 07-0284 08-0236 09-0067 09-0325 12-0246
+pneumocystis 01-0507
+pneumocystis carinii 03-0348 10-0442
+pneumokoniose 11-0037
+pneumomediastinum 07-0579
pneumonie 01-0388 01-0397 01-0400 01-0401 01-0601 01-0605 02-0373 02-0457 02-0566 02-0570 02-0571 03-0088 03-0348 04-0302 04-0340 04-0388 04-0431 04-0605 04-0653 04-0673 05-0237 05-0334 05-0340 06-0341 06-0559 07-0308 07-0314 07-0405 08-0570 09-0364 09-0383 09-0530 09-0554 10-0160 10-0244 10-0341 11-0341 11-0344 11-0520 12-0358 12-0542 12-0549 12-0556
+pneumothorax 02-0641
+pneumozystitis 01-0506
pockenvirus 05-0458 06-0477 07-0565 09-0455
+pododermatitis 02-0651

+pododermatitis infe
ctiosa 06-0684
+podotrochlose
02-0657 05-0684
10-0651 10-0662
poekelmittel
03-0609 08-0627
poekeln 03-0609
12-0653
+poikilotherm
12-0567
+poliomyelomalazie
03-0479
poliovirus 02-0430
07-0374
pollen 01-0206
06-0142 10-0522
pollenersatzstoff
10-0113
polyacrylamid-gelel
ektrophorese
02-0249 04-0402
04-0411 06-0449
07-0394
+polyamin 10-0149
+polyarthritis nodos
a 04-0573
polymorphismus
05-0082
+polymyxin 08-0560
+polypeptid
01-0477 05-0425
polysaccharid
02-0185 02-0186
02-0355 02-0365
04-0343 06-0177
10-0052
+pomacentrus partit
us 04-0112
+pons 08-0064
pony 02-0263
03-0292 07-0050
07-0051 07-0617
08-0048 09-0044
11-0045
population (tier)
02-0160 02-0161
03-0060 03-0210
03-0342 03-0393
03-0418 03-0451
05-0143 10-0226
populationsdichte
02-0504
populationsdynamik
02-0601 03-0389
09-0512
+porcine circovirus
11-0382
porcine parvovirus
01-0455 02-0447
04-0463 05-0439
05-0440 06-0458
07-0386 07-0387
+porcine stress syn
drom 02-0071
+post partum
03-0559 05-0065
05-0268 09-0277
11-0262 12-0587
+postoperative peri
ode 02-0642
+postpartal 03-0463
04-0671
+potomac-fieber
06-0380
+pour-on-verf
02-0512 02-0605
praedisposition
01-0534
+praemix 04-0518
+praenatal 08-0126
praeparat 90- 065
01-0034 01-0144
01-0146 01-0181
01-0530 01-0632
01-0633 01-0641
01-0645 01-0648
01-0653 01-0677
02-0121 02-0153
02-0155 02-0157
02-0278 02-0396
02-0607 02-0620
03-0084 03-0127
03-0159 03-0162
03-0163 03-0165
03-0168 03-0249
03-0250 03-0456
03-0506 03-0526
03-0529 03-0534
03-0561 03-0562
04-0172 04-0176
04-0177 04-0184
04-0191 04-0213
04-0294 04-0338
04-0350 04-0539
04-0584 04-0645
04-0673 05-0135
05-0136 05-0138
05-0219 05-0316
05-0350 05-0480
05-0576 05-0616
05-0663 06-0059
06-0138 06-0139
06-0141 06-0143
06-0314 06-0315
06-0525 06-0526
06-0602 06-0679
07-0088 07-0089
07-0142 07-0145
07-0147 07-0513
07-0524 07-0527
07-0534 07-0535
07-0536 07-0537
07-0541 07-0550
07-0551 07-0560
07-0562 08-0080
08-0471 08-0476
08-0533 08-0544
08-0569 08-0571
08-0583 08-0586
09-0081 09-0172
09-0173 09-0179
09-0180 09-0196
09-0561 09-0567
09-0596 09-0597
09-0598 09-0599
09-0603 09-0604
09-0608 09-0612
09-0617 10-0058
10-0113 10-0116
10-0118 10-0227
10-0239 10-0341
10-0343 10-0428
10-0430 10-0457
10-0469 10-0471
10-0519 10-0560
10-0563 10-0577
10-0580 10-0592
10-0594 10-0599
10-0603 10-0604
praeparat 10-0609
10-0610 11-0039
11-0051 11-0070
11-0088 11-0098
11-0148 11-0154
11-0155 11-0162
11-0177 11-0207
11-0263 11-0268
11-0280 11-0292
11-0306 11-0312
11-0347 11-0414
11-0439 11-0454
11-0517 11-0533
11-0538 11-0558
11-0573 11-0576
11-0579 11-0580
11-0582 11-0597
11-0606 11-0608
11-0609 11-0611
12-0061 12-0111
12-0190 12-0251
12-0380 12-0433
12-0439 12-0440
12-0441 12-0464
12-0470 12-0475
12-0548 12-0552
12-0569 12-0586
12-0588 12-0589
12-0590 12-0591
12-0592 12-0593
12-0594 12-0595
12-0606 12-0615
12-0618 12-0625
praeparieren
08-0004 08-0009
+praepartal 03-0247
03-0463 04-0671
+praepatentperiode
03-0404
+praevalenz
02-0376
praezipitation
02-0186 03-0388
05-0477 09-0385
praktiker 12-0214
preissystem
04-0262 11-0251
primates 01-0622
04-0378 05-0154
+prionace glauca
05-0091
probenahme
01-0466 01-0467
01-0487 03-0594
03-0595 04-0622
05-0028 05-0529
06-0367 06-0691
07-0227 10-0297
probenvorbereitung
12-0411
+probiotic 09-0596
+procercoidenzahl
01-0118
produkt 03-0201
05-0239
produktion 01-0171
01-0231 02-0164
03-0190 03-0194
03-0224 03-0242
03-0282 03-0308
04-0100 04-0220
04-0338 04-0374
04-0419 04-0665
05-0224 05-0383
05-0662 06-0194
produktion 06-0212
06-0216 06-0398
06-0403 06-0663
07-0212 07-0565
08-0074 08-0296
09-0388 09-0638
12-0416 12-0569
produktionsergebnis
11-0127
produktionskontrolle
(vet med)
02-0268 02-0273
02-0277 02-0309
02-0333 02-0529
03-0239 03-0613
03-0614 04-0298
04-0560 05-0236
05-0240 05-0241
05-0243 06-0289
06-0292 06-0301
06-0302 06-0548
07-0242 07-0250
07-0296 07-0297
07-0306 07-0307
07-0310 07-0448
07-0449 07-0463
07-0487 07-0502
08-0206 08-0250
08-0259 09-0270
09-0683 10-0220
10-0223 10-0226
11-0250 11-0311
11-0312 11-0314
11-0315 12-0209
12-0210 12-0211
12-0212 12-0215
12-0264 12-0276
12-0560 12-0651
+produktionskontroll
system 02-0529
produktionsniveau
06-0100
produktionsorganisa
tion 06-0279
produktionssteigeru
ng 02-0278
03-0267 10-0266
11-0575
produktionsstruktur
08-0100 09-0122
produktionsverf
02-0462 04-0680
09-0468 09-0482
09-0563 10-0152
+proenkephalin
03-0105
progesteron
01-0064 01-0068
01-0071 01-0201
01-0286 01-0291
01-0297 01-0306
01-0318 01-0319
01-0320 02-0052
02-0075 02-0087
02-0097 02-0100
02-0101 02-0103
02-0105 02-0180
02-0288 02-0291
02-0306 02-0312
02-0313 02-0326
02-0335 02-0337
03-0065 03-0100
03-0103 03-0104
03-0107 03-0155
03-0246 03-0248
progesteron
03-0249 03-0250
03-0263 03-0266
03-0274 03-0539
03-0599 04-0084
04-0278 04-0280
04-0283 05-0064
05-0069 05-0070
05-0071 05-0074
05-0253 05-0268
05-0305 05-0469
06-0047 06-0049
06-0056 06-0059
06-0060 06-0062
06-0073 06-0076
06-0227 06-0252
06-0271 06-0276
06-0289 06-0297
07-0025 07-0071
07-0073 07-0080
07-0223 07-0280
07-0281 07-0292
07-0293 07-0531
07-0536 07-0547
08-0074 08-0077
08-0218 08-0219
08-0220 08-0222
08-0236 08-0246
08-0247 09-0032
09-0065 09-0066
09-0067 09-0068
09-0070 09-0071
09-0073 09-0076
09-0079 09-0080
09-0083 09-0085
09-0090 09-0092
09-0096 09-0097
09-0102 09-0105
09-0272 09-0273
09-0285 09-0294
09-0308 09-0309
09-0317 09-0322
09-0332 09-0333
09-0334 09-0619
10-0070 10-0071
10-0073 10-0076
10-0186 10-0259
10-0261 10-0262
10-0274 10-0275
10-0276 10-0280
10-0285 10-0592
11-0093 11-0095
11-0097 11-0102
11-0105 11-0107
11-0259 11-0310
11-0500 12-0036
12-0056 12-0163
12-0222 12-0245
12-0246 12-0259
prognose 05-0680
06-0275 08-0297
08-0596 09-0309
09-0338 10-0258
10-0495 10-0651
11-0169 11-0315
12-0101 12-0626
prolaktin 01-0069
01-0265 01-0635
02-0078 02-0228
04-0013 04-0079
04-0227 04-0280
05-0026 05-0645
06-0061 06-0062
06-0064 06-0066
06-0076 07-0547

prolaktin 08-0059
09-0043 09-0072
09-0084 10-0027
10-0054 10-0279
10-0280 10-0577
11-0025 11-0091
11-0103 11-0107
+prolaps 12-0223
+prolaps uteri
04-0063
+prolapsus recti
07-0581
+proliferation
04-0056
+proliferativ
01-0403
+proliferative nieren
erkrankung
01-0106 01-0107
04-0131 05-0112
09-0144
+promastigot
12-0435
+promoter 02-0258
+proopiomelanocorti
n 03-0105
prophylaxe 01-0098
01-0122 01-0146
01-0314 01-0324
01-0345 01-0357
01-0376 01-0380
01-0410 01-0416
01-0417 01-0464
01-0470 01-0494
01-0503 01-0530
01-0562 01-0599
01-0600 01-0650
01-0665 02-0149
02-0162 02-0277
02-0279 02-0353
02-0372 02-0404
02-0510 02-0525
02-0532 02-0554
02-0596 02-0620
03-0076 03-0239
03-0253 03-0255
03-0295 03-0305
03-0405 03-0447
03-0454 03-0462
03-0469 03-0474
03-0502 03-0517
03-0520 03-0548
03-0589 04-0132
04-0177 04-0264
04-0338 04-0380
04-0424 04-0453
04-0522 04-0551
04-0607 04-0617
04-0627 04-0692
05-0109 05-0330
05-0339 05-0377
05-0398 05-0447
05-0456 05-0470
05-0479 05-0486
05-0487 05-0575
05-0579 05-0594
06-0249 06-0313
06-0314 06-0329
06-0334 06-0360
06-0374 06-0399
06-0457 06-0459
06-0466 06-0474
06-0522 06-0545
06-0611 06-0679
06-0680 06-0683
prophylaxe 06-0684
07-0113 07-0115
07-0182 07-0245
07-0306 07-0311
07-0314 07-0337
07-0413 07-0414
07-0430 07-0431
07-0434 07-0435
07-0436 07-0441
07-0456 07-0495
07-0511 07-0513
08-0102 08-0132
08-0256 08-0257
08-0267 08-0270
08-0293 08-0306
08-0308 08-0316
08-0376 08-0378
08-0409 08-0466
08-0507 08-0533
08-0534 08-0546
08-0555 08-0583
08-0613 09-0229
09-0295 09-0399
09-0415 09-0525
09-0574 09-0590
09-0614 10-0206
10-0208 10-0211
10-0307 10-0350
10-0392 10-0429
10-0430 10-0469
10-0470 10-0515
10-0541 10-0549
10-0553 10-0560
10-0565 10-0570
10-0588 10-0650
11-0245 11-0318
11-0401 11-0453
11-0487 11-0538
11-0539 11-0544
11-0555 11-0557
11-0567 11-0577
11-0580 11-0604
11-0605 11-0617
12-0084 12-0085
12-0086 12-0089
12-0101 12-0110
12-0209 12-0211
12-0212 12-0264
12-0268 12-0273
12-0276 12-0292
12-0299 12-0376
12-0387 12-0395
12-0398 12-0399
12-0402 12-0417
12-0442 12-0461
12-0504 12-0508
12-0560 12-0576
12-0579 12-0609
+propionat 06-0547
propionsaeure
03-0279 07-0543
propolis 04-0171
prostaglandin
01-0222 01-0272
01-0372 02-0047
02-0048 02-0049
02-0083 02-0087
02-0222 02-0289
02-0305 02-0313
02-0317 02-0321
02-0617 03-0099
03-0255 04-0053
04-0081 04-0191
04-0268 04-0287
04-0288 04-0657
prostaglandin
05-0007 05-0043
05-0065 05-0068
05-0075 05-0077
05-0308 05-0622
06-0240 06-0242
06-0255 06-0271
06-0272 06-0273
06-0279 06-0552
06-0630 06-0638
06-0644 07-0069
07-0075 07-0076
07-0078 07-0084
07-0106 07-0260
07-0284 08-0087
08-0219 08-0220
08-0248 09-0074
09-0078 09-0241
09-0275 09-0277
09-0285 09-0312
09-0321 09-0327
10-0067 10-0071
10-0082 10-0229
10-0239 10-0264
10-0411 11-0092
11-0094 11-0097
11-0269 11-0293
11-0298 11-0303
11-0571 12-0174
12-0243 12-0252
protease 07-0012
10-0062
protein 01-0006
01-0026 01-0073
01-0231 01-0232
01-0365 01-0366
01-0384 01-0435
01-0441 01-0454
01-0526 01-0573
02-0037 02-0079
02-0098 02-0104
02-0180 02-0200
02-0209 02-0210
02-0286 02-0312
02-0418 02-0450
02-0492 02-0530
02-0538 02-0642
03-0034 03-0053
03-0087 03-0112
03-0114 03-0116
03-0227 03-0262
03-0308 03-0366
03-0413 03-0420
03-0536 04-0011
04-0023 04-0039
04-0040 04-0042
04-0256 04-0257
04-0261 04-0348
04-0382 04-0412
04-0427 04-0514
04-0529 04-0666
05-0031 05-0032
05-0039 05-0066
05-0067 05-0073
05-0076 05-0215
05-0222 05-0229
05-0231 05-0232
05-0360 05-0382
05-0421 05-0425
05-0451 05-0467
05-0492 05-0528
05-0544 05-0574
05-0625 06-0068
06-0073 06-0080
06-0173 06-0213
protein 06-0226
06-0229 06-0295
06-0339 06-0431
06-0609 07-0187
07-0204 07-0209
07-0212 07-0231
07-0251 07-0342
07-0386 07-0460
08-0026 08-0068
08-0180 08-0371
08-0408 09-0026
09-0075 09-0078
09-0090 09-0238
09-0276 09-0296
09-0328 09-0331
09-0336 09-0357
09-0424 09-0445
09-0483 09-0634
10-0041 10-0066
10-0075 10-0159
10-0199 10-0232
10-0366 10-0376
10-0432 10-0437
10-0503 11-0028
11-0096 11-0111
11-0116 11-0118
11-0120 11-0200
11-0216 11-0337
11-0346 11-0357
11-0370 11-0388
11-0394 11-0435
11-0438 11-0444
11-0482 11-0556
12-0021 12-0043
12-0065 12-0133
12-0143 12-0162
12-0243 12-0335
12-0447
proteinase 02-0114
04-0260 08-0040
08-0041 11-0124
proteinstoffwechsel
01-0025 02-0535
proteinsynthese
02-0111 02-0253
02-0565 03-0095
03-0190 04-0678
11-0017 11-0116
11-0465 12-0596
+proteocephalus
01-0118
+proteocephalus ne
glectus 03-0144
proteolyse 05-0602
07-0204
proteus 01-0638
+prothese 01-0679
+protistom 06-0162
+proton 11-0180
protostrongylus
12-0466
+prototheca
02-0473 08-0394
+prototheca zopfii
01-0616 06-0494
+protothecosis
09-0578
+prototroctes marae
na 03-0128
protozoa 01-0108
01-0109 01-0123
01-0443 01-0495
01-0506 01-0507
01-0532 01-0548
02-0143 02-0481
protozoa 02-0482
02-0485 02-0490
02-0586 03-0147
03-0390 03-0391
03-0401 03-0408
03-0416 03-0499
04-0142 04-0143
04-0499 04-0501
04-0504 05-0112
05-0113 05-0472
05-0484 05-0515
06-0117 06-0508
06-0513 06-0618
07-0118 07-0127
07-0417 08-0108
09-0516 10-0102
10-0424 10-0443
10-0444 11-0418
11-0420 11-0423
11-0424 11-0430
11-0432 11-0441
11-0442 12-0430
12-0431 12-0433
12-0437 12-0443
12-0449
pruefbericht
05-0325 08-0562
pruefverf 01-0061
01-0083 01-0602
01-0657 02-0218
02-0590 03-0331
03-0554 04-0020
04-0706 05-0323
05-0324 05-0391
05-0440 05-0563
06-0296 06-0541
06-0543 06-0629
06-0650 06-0655
07-0376 07-0556
07-0557 08-0090
08-0576 08-0580
09-0289 09-0367
09-0389 09-0554
09-0626 09-0640
10-0173 10-0296
10-0427 10-0458
10-0471 10-0583
10-0598 10-0609
10-0610 10-0613
10-0616 11-0561
11-0576 11-0592
11-0593 12-0159
12-0295 12-0578
pse-fleisch 12-0488
+pseudograviditaet
06-0255
pseudomonas
01-0182 01-0656
02-0365 02-0366
03-0306 04-0118
04-0210 04-0319
06-0338 06-0635
07-0113 07-0116
08-0105 10-0094
10-0153 10-0154
11-0345 11-0346
11-0347 11-0348
11-0562 12-0095
12-0131 12-0137
12-0138 12-0139
12-0569 12-0586
pseudomonas aerug
inosa 01-0181
01-0359 01-0360
02-0367 02-0477
12-0310

pseudomonas aerug
inosa 03-0186
03-0187 03-0529
04-0212 05-0354
08-0274 08-0381
09-0367 09-0368
09-0369 10-0152
10-0321 11-0557
12-0311 12-0351
+pseudopleuronecte
s americanus
04-0145
+pseudorabiesvirus
12-0422
+pseudotuberkulose
09-0136 09-0137
+psittaciden
05-0615
+psorergates ovis
11-0494
psoroptes 03-0549
09-0612
psoroptidae
10-0486
psychologie
07-0247 07-0248
07-0249 09-0192
10-0121
+psychotyp 01-0390
pteridophyta
01-0592
pubertaet 02-0089
02-0306 03-0006
03-0266 04-0091
06-0057 07-0270
07-0615 10-0269
puerperium
01-0067 01-0276
01-0650 02-0088
02-0607 03-0274
04-0079 04-0253
04-0294 05-0262
05-0308 06-0235
07-0260 08-0211
09-0045 09-0285
09-0291 12-0217
12-0220 12-0224
+pulsfrequenz
06-0044
+punktion 01-0673
03-0461 04-0574
07-0445
+puntius sophore
09-0155
puppe 04-0180
purin 11-0365
+purkinje-faser
07-0028
pute 01-0071
01-0496 01-0606
01-0663 02-0132
02-0391 02-0434
02-0627 02-0653
03-0048 03-0050
03-0126 03-0361
05-0083 05-0659
06-0435 06-0642
07-0095 07-0408
07-0507 07-0556
08-0316 08-0385
09-0300 09-0373
09-0452 09-0469
10-0128 10-0340
10-0396 10-0407
10-0430 11-0126
pute 11-0389
11-0390 11-0391
12-0334 12-0372
12-0373 12-0421
12-0442 12-0445
12-0501
+putenenteritisvirus
06-0435
putenherpesvirus
11-0406 11-0407
12-0415 12-0416
+putzverhalten
04-0170
+pyodermie
03-0483 12-0577
+pyogranulom
04-0501
+pyometra 01-0287
06-0240 07-0264
07-0265 10-0664
+pyrethroid 02-0159
05-0635 10-0535
11-0152 11-0155
+pyrogen 02-0048
02-0049
+pyruvatkinase
03-0154
+q-fieber 05-0393
06-0384
qualitaet 01-0085
01-0302 01-0693
02-0121 02-0123
02-0124 02-0126
02-0127 02-0128
02-0134 02-0310
02-0346 02-0670
03-0122 03-0123
03-0525 04-0710
05-0251 05-0328
05-0468 05-0596
06-0090 06-0095
06-0592 06-0700
06-0702 06-0706
06-0712 06-0714
06-0724 06-0725
07-0339 08-0091
08-0095 08-0155
08-0223 08-0262
08-0406 08-0628
09-0309 10-0299
11-0129 11-0601
12-0147 12-0237
12-0650 12-0653
quantitaet 09-0672
10-0299
quarantaene
02-0138 05-0615
quecksilber
01-0597 03-0115
05-0573 06-0129
07-0479 09-0553
09-0632
+rachitis 02-0528
radioaktivitaet
03-0207 05-0397
06-0218 06-0698
07-0143 09-0339
10-0669 11-0283
12-0668
radiographie
01-0501 03-0091
03-0095 11-0459
radioimmunassay
01-0320 01-0384
01-0432 02-0236
radioimmunassay
02-0326 03-0203
03-0338 03-0481
04-0020 04-0227
05-0062 06-0295
07-0353 07-0375
07-0560 08-0247
08-0567 09-0031
09-0082 09-0259
09-0317 09-0334
09-0336 10-0286
10-0411 11-0230
11-0589 12-0379
radiologisch
02-0165 06-0379
07-0488 08-0377
+radiometrie
07-0419
raeuchern 07-0147
raillietina 10-0475
+rammler 07-0094
+raphidascaroides a
fricanus 06-0115
raps 12-0558
rasse 01-0244
01-0270 01-0428
02-0120 02-0184
03-0072 03-0119
03-0233 03-0235
03-0271 03-0342
03-0585 04-0004
04-0182 04-0300
04-0560 05-0031
05-0032 05-0161
06-0135 06-0688
07-0038 07-0084
07-0108 07-0228
07-0407 07-0554
08-0099 08-0100
08-0138 08-0492
09-0077 09-0120
09-0168 09-0271
09-0535 09-0647
10-0009 10-0048
10-0051 10-0137
10-0146 10-0264
10-0513 10-0518
10-0520 10-0590
10-0667 11-0306
11-0521 12-0003
12-0109 12-0498
12-0520 12-0559
+rassedisposition
05-0691
ration 04-0099
04-0253 04-0584
05-0312 09-0249
12-0624
rationalisierung
07-0296
rattentest 01-0040
01-0211 02-0102
03-0093 03-0497
04-0255 04-0323
04-0353 04-0676
07-0558 10-0181
11-0038 11-0039
11-0086 11-0087
11-0228 12-0467
rattus 01-0041
01-0042 01-0043
01-0044 01-0072
01-0152 01-0166
01-0212 01-0213
01-0214 01-0215
rattus 01-0216
01-0217 01-0218
01-0219 01-0233
01-0390 01-0493
01-0514 01-0515
01-0540 01-0546
01-0577 01-0635
02-0010 02-0011
02-0051 02-0052
02-0053 02-0054
02-0055 02-0065
02-0074 02-0076
02-0082 02-0106
02-0234 02-0235
02-0236 02-0237
02-0238 02-0239
02-0240 02-0241
02-0242 02-0243
02-0303 02-0304
02-0372 02-0387
02-0507 02-0508
02-0536 02-0562
02-0563 02-0618
02-0629 02-0630
03-0057 03-0091
03-0092 03-0094
03-0105 03-0106
03-0107 03-0110
03-0111 03-0118
03-0318 03-0456
03-0471 03-0472
03-0551 04-0008
04-0025 04-0026
04-0075 04-0076
04-0077 04-0092
04-0202 04-0203
04-0204 04-0221
04-0243 04-0280
04-0292 04-0360
04-0372 04-0457
04-0558 04-0599
04-0600 04-0646
04-0661 04-0662
05-0037 05-0038
05-0058 05-0059
05-0073 05-0147
05-0149 05-0181
05-0182 05-0183
05-0205 05-0218
05-0353 05-0405
05-0462 05-0546
05-0650 05-0651
05-0660 05-0661
06-0020 06-0021
06-0022 06-0023
06-0029 06-0066
06-0190 06-0191
06-0255 06-0379
06-0494 06-0628
07-0067 07-0068
07-0088 07-0211
07-0218 07-0232
07-0271 07-0333
07-0353 07-0485
07-0550 07-0562
08-0042 08-0068
08-0088 08-0169
08-0170 08-0333
08-0377 08-0396
08-0620 09-0011
09-0020 09-0040
09-0041 09-0061
09-0062 09-0064
09-0094 09-0098
09-0110 09-0111
rattus 09-0113
09-0114 09-0238
09-0253 09-0263
09-0303 09-0306
09-0352 09-0485
09-0508 09-0553
09-0620 09-0626
10-0038 10-0039
10-0040 10-0041
10-0065 10-0066
10-0067 10-0079
10-0080 10-0086
10-0166 10-0182
10-0250 10-0606
11-0036 11-0037
11-0040 11-0081
11-0082 11-0083
11-0084 11-0085
11-0088 11-0110
11-0224 11-0225
11-0226 11-0227
11-0229 11-0230
11-0246 11-0460
11-0477 11-0478
11-0489 11-0554
11-0612 12-0016
12-0018 12-0030
12-0033 12-0034
12-0048 12-0058
12-0059 12-0060
12-0061 12-0062
12-0065 12-0066
12-0067 12-0104
12-0182 12-0183
12-0258 12-0261
12-0310 12-0345
12-0349 12-0350
12-0469 12-0505
12-0532 12-0533
12-0534 12-0535
12-0536 12-0597
12-0614 12-0625
rauch 02-0066
02-0161 07-0151
12-0537
+reagenzien
12-0087
reaktionsfaehigkeit
01-0048 01-0056
01-0393 01-0626
02-0579 03-0075
03-0208 03-0255
03-0392 04-0441
06-0617 08-0283
09-0043 09-0161
09-0164 10-0063
11-0224 11-0433
12-0152
+recessus urethralis
03-0008 04-0563
recht 02-0271
09-0265 09-0266
rechtsnorm
01-0248 01-0337
01-0685 01-0686
01-0693 02-0139
02-0158 02-0269
02-0270 02-0344
02-0620 02-0670
03-0157 03-0163
03-0165 04-0183
04-0186 04-0671
04-0709 04-0710
05-0233 05-0235
05-0626 06-0147

rechtsnorm
06-0223 06-0224
06-0416 06-0654
06-0656 06-0715
07-0235 07-0237
07-0297 07-0298
07-0626 08-0203
08-0204 08-0581
08-0625 09-0185
09-0189 09-0267
09-0660 09-0664
10-0109 10-0202
10-0203 10-0204
10-0205 10-0206
10-0207 10-0208
10-0209 10-0210
10-0211 10-0212
10-0213 10-0214
10-0215 10-0216
10-0217 10-0587
10-0589 10-0633
11-0487 11-0549
11-0552 11-0601
11-0626 12-0204
12-0205 12-0208
12-0397 12-0408
12-0664
+red foot 06-0549
+red-leg 08-0559
redoxpotential
06-0250 12-0599
+reduktase 12-0598
reduktion 03-0306
05-0014 07-0282
11-0266
reflex 02-0039
06-0643 09-0011
11-0078 11-0079
12-0027 12-0317
+reflux 05-0671
regelung 02-0063
04-0070 07-0016
09-0061 09-0062
09-0105
+regeneration
04-0597 12-0012
regression 03-0213
10-0222 10-0233
12-0114
+regulation 01-0056
+reh 01-0533
02-0648 03-0593
04-0617 07-0255
08-0481 10-0400
reife 02-0325
03-0102 06-0102
09-0073 11-0284
reifen 06-0257
reifeteilung 01-0308
06-0048 08-0071
10-0024 11-0300
reifung 05-0288
06-0267 07-0273
+reinfektion
01-0620 04-0477
05-0399 06-0385
reinigen 01-0236
01-0329 01-0441
03-0308 04-0302
05-0212 05-0322
05-0324 05-0382
06-0207 06-0322
06-0607 07-0189
07-0307 07-0359
07-0438 08-0065
reinigen 08-0323
08-0354 09-0060
09-0212 09-0297
11-0336 11-0528
12-0281 12-0283
+reiterspiele
01-0254 01-0254
reizung 01-0038
01-0046 01-0052
01-0060 02-0027
02-0579 03-0055
05-0035 06-0032
08-0066 08-0067
10-0594
+rekombinante
01-0420 01-0625
12-0404 12-0405
+rekombination
01-0442 02-0211
02-0467 06-0443
08-0378 09-0454
rekonstruktion
07-0296 08-0598
rekonvaleszentenser
um 01-0665
07-0353
+rektal 09-0334
12-0359
+relaxin 01-0068
02-0288 03-0247
04-0268 09-0283
+releasing-hormon
02-0050
+renibacterium
04-0119
+renibacterium salm
oninarum 04-0124
+renin 05-0020
11-0110 11-0583
rennpferd 03-0061
03-0565 05-0551
07-0444 11-0018
11-0570
rentabilitaet
08-0096 11-0588
12-0608
+rentier 09-0519
reo-virus 02-0141
02-0432 02-0433
03-0335 03-0361
03-0364 03-0365
04-0447 06-0444
06-0447 07-0510
08-0339 09-0252
09-0435 10-0378
10-0380 11-0380
11-0386 12-0161
12-0385
+replikation 01-0408
03-0328 03-0360
03-0371 12-0392
+repressor 10-0190
reproduktion (tier)
01-0067 01-0305
02-0272 03-0372
04-0463 05-0455
06-0254 07-0268
09-0169 10-0238
reproduktion (tier)
01-0267 01-0276
01-0284 01-0299
01-0645 02-0314
02-0316 02-0342
04-0091 04-0273
04-0274 04-0284
reproduktion (tier)
04-0297 04-0656
06-0097 06-0240
06-0242 06-0292
06-0631 06-0638
07-0272 07-0361
08-0079 08-0217
09-0293 09-0325
10-0266 10-0601
11-0288 12-0052
12-0054 12-0225
12-0587
reptilia 01-0262
02-0510 03-0410
04-0504 05-0674
06-0151 07-0486
09-0644 10-0120
11-0423
+resektion 06-0004
resistenz 01-0063
01-0107 01-0141
01-0171 01-0185
01-0206 01-0219
01-0332 01-0348
01-0350 01-0351
01-0353 01-0362
01-0399 01-0428
01-0476 01-0526
01-0550 01-0556
01-0585 01-0617
01-0627 01-0638
02-0185 02-0355
02-0356 02-0374
02-0410 02-0505
02-0515 02-0585
02-0601 02-0602
02-0604 02-0621
02-0623 03-0142
03-0280 03-0294
03-0358 03-0407
03-0433 03-0542
03-0559 04-0122
04-0170 04-0174
04-0206 04-0247
04-0312 04-0330
04-0334 04-0335
04-0352 04-0403
04-0432 04-0517
04-0532 04-0539
04-0545 04-0650
05-0097 05-0170
05-0176 05-0184
05-0189 05-0194
05-0337 05-0355
05-0356 05-0369
05-0397 05-0473
05-0504 05-0505
05-0603 05-0606
05-0629 05-0643
06-0011 06-0104
06-0108 06-0109
06-0135 06-0330
06-0340 06-0342
06-0415 06-0522
06-0524 06-0528
06-0600 06-0629
06-0635 06-0647
06-0650 06-0651
06-0652 06-0653
06-0655 07-0150
07-0151 07-0185
07-0356 07-0407
07-0514 07-0538
07-0552 08-0122
08-0216 08-0264
resistenz 08-0267
08-0283 08-0333
08-0352 08-0469
08-0575 09-0169
09-0213 09-0246
09-0254 09-0270
09-0367 09-0371
09-0374 09-0377
09-0463 09-0494
09-0495 09-0600
09-0625 09-0628
09-0637 10-0309
10-0321 10-0323
10-0343 10-0347
10-0351 10-0395
10-0427 10-0428
10-0477 10-0484
10-0488 10-0563
10-0572 10-0598
10-0609 10-0617
11-0126 11-0138
11-0159 11-0177
11-0179 11-0326
11-0327 11-0332
11-0335 11-0338
11-0339 11-0348
11-0504 11-0545
11-0546 11-0551
11-0568 11-0574
11-0628 12-0090
12-0098 12-0137
12-0138 12-0151
12-0295 12-0310
12-0313 12-0317
12-0345 12-0346
12-0360 12-0618
12-0619
resistenzzuechtung
07-0203 11-0323
resorption 01-0043
01-0573 04-0236
05-0690 06-0179
06-0553 06-0606
07-0259 07-0524
08-0123 08-0161
10-0575 12-0553
+respirationsapparat
07-0579
respirationskrankhei
t 01-0354
01-0358 01-0438
01-0646 01-0665
02-0265 02-0571
03-0010 03-0290
03-0357 03-0498
03-0507 04-0351
04-0409 04-0604
05-0330 05-0388
05-0444 05-0576
05-0577 05-0578
05-0631 05-0636
05-0639 06-0314
06-0400 06-0590
06-0597 07-0313
07-0315 07-0334
07-0335 07-0388
07-0404 07-0435
07-0505 07-0518
07-0544 08-0502
08-0532 09-0262
09-0442 09-0462
09-0556 09-0609
09-0686 09-0687
10-0307 10-0404
10-0515 10-0558
respirationskrankhei
t 10-0588
11-0536 12-0159
12-0277 12-0279
12-0339 12-0579
+respirationskrankhe
it 07-0495
+respirationstrakt
03-0569 03-0570
07-0406
+restriktionsanalyse
10-0398
+restriktionsendonuk
lease 01-0460
02-0456 08-0310
+restriktionsendonuk
leasemuster
01-0458
+retentio secundinar
um 01-0650
03-0509 05-0262
05-0277 07-0256
08-0211 08-0495
09-0291 11-0261
retention 08-0495
09-0290
+retikuloendothelios
e-like-virus
07-0409
+retikulozyt 01-0489
+retina 03-0012
12-0604
+retinopathie
02-0182
+retrovirus 01-0158
01-0419 01-0420
01-0421 04-0415
06-0408 07-0403
08-0320 08-0321
09-0418 09-0420
10-0362 11-0387
12-0122 12-0358
+reverse transkripta
se 04-0415
+rezeption 02-0089
rezeptor 01-0015
01-0034 01-0046
01-0066 01-0071
01-0073 01-0186
01-0225 01-0232
01-0265 01-0625
02-0027 02-0052
02-0053 02-0083
02-0095 02-0197
02-0203 02-0205
02-0266 02-0414
03-0032 03-0036
03-0073 03-0082
03-0084 03-0097
03-0102 03-0104
03-0109 03-0110
03-0114 03-0197
03-0204 03-0214
03-0226 03-0259
03-0302 03-0399
04-0011 04-0037
04-0044 04-0083
04-0089 04-0225
04-0249 04-0261
04-0323 04-0432
05-0013 05-0015
05-0037 05-0197
05-0206 05-0230
05-0361 06-0014
06-0015 06-0023

rezeptor 06-0027
06-0029 06-0039
06-0040 06-0044
06-0045 06-0051
06-0189 06-0195
06-0197 06-0199
06-0200 06-0217
07-0019 07-0027
07-0039 07-0045
07-0058 07-0066
07-0067 07-0074
07-0521 08-0008
08-0050 08-0561
09-0030 09-0032
09-0043 09-0063
09-0065 09-0071
09-0097 09-0106
09-0108 09-0370
09-0586 10-0050
10-0061 10-0072
10-0078 10-0079
10-0163 10-0178
10-0199 10-0326
10-0415 10-0437
11-0017 11-0023
11-0035 11-0043
11-0056 11-0059
11-0072 11-0077
11-0078 11-0086
11-0203 11-0236
11-0468 11-0573
12-0032 12-0036
12-0062 12-0161
12-0163 12-0165
12-0168 12-0175
12-0435

rezeptur 09-0263

+rezidiv 02-0554
11-0169

+rezipient 09-0324
11-0287

rgw 05-0616
12-0235

rhabdovirus
03-0138 04-0137
04-0138 04-0139
04-0140 08-0264

+rhabdovirus carpio
07-0109 07-0110

+rhabdovirus olivac
eus 09-0139
09-0140

+rhesusaffe 03-0259

+rhinitis 08-0505
11-0408

rhinitis atrophicans
01-0380 01-0664
02-0382 02-0383
03-0313 04-0340
04-0388 05-0340
05-0377 06-0336
06-0337 06-0366
06-0367 07-0308
08-0290 09-0383
10-0586 11-0342
11-0363 11-0364
12-0307 12-0607

+rhinotracheitis
05-0453

+rhinotracheitis-viru
s 07-0408

+rhinotracheitisvirus
08-0385

rhinovirus 04-0483

+rhodococcus
04-0601

+rhodococcus equi
01-0399 01-0400
01-0401 02-0373
04-0403 06-0341
11-0379

+ria 09-0311

ribosom 03-0402
04-0666 11-0356

rickettsiales
04-0390 06-0178
06-0381 06-0382
07-0350 08-0348
10-0344 11-0373
12-0064

+riesenzellgranulom
05-0158

+rifampizin 06-0645
10-0595 10-0615
11-0564

+rifttalfieber
05-0463

rind 01-0017
01-0018 01-0019
01-0020 01-0062
01-0068 01-0077
01-0078 01-0150
01-0167 01-0172
01-0236 01-0256
01-0289 01-0295
01-0302 01-0303
01-0304 01-0307
01-0311 01-0314
01-0315 01-0329
01-0358 01-0361
01-0375 01-0376
01-0383 01-0410
01-0422 01-0423
01-0424 01-0426
01-0428 01-0429
01-0436 01-0439
01-0442 01-0445
01-0446 01-0465
01-0467 01-0468
01-0469 01-0498
01-0505 01-0511
01-0530 01-0531
01-0535 01-0543
01-0544 01-0550
01-0551 01-0555
01-0564 01-0569
01-0592 01-0609
01-0610 01-0612
01-0613 01-0614
01-0615 01-0616
01-0617 01-0618
01-0619 01-0648
01-0649 01-0672
01-0674 01-0680
02-0015 02-0027
02-0063 02-0078
02-0081 02-0083
02-0084 02-0085
02-0086 02-0089
02-0103 02-0123
02-0124 02-0126
02-0127 02-0130
02-0169 02-0174
02-0192 02-0211
02-0212 02-0213
02-0214 02-0215
02-0219 02-0251
02-0257 02-0264

rind 02-0265
02-0269 02-0272
02-0273 02-0292
02-0301 02-0305
02-0314 02-0315
02-0329 02-0340
02-0342 02-0358
02-0377 02-0378
02-0395 02-0401
02-0409 02-0410
02-0411 02-0412
02-0413 02-0414
02-0423 02-0426
02-0435 02-0439
02-0440 02-0455
02-0459 02-0460
02-0461 02-0512
02-0519 02-0522
02-0540 02-0543
02-0559 02-0571
02-0579 02-0585
02-0586 02-0605
02-0606 02-0649
02-0650 02-0651
02-0659 03-0003
03-0004 03-0013
03-0014 03-0015
03-0024 03-0063
03-0064 03-0065
03-0067 03-0177
03-0187 03-0205
03-0231 03-0233
03-0237 03-0239
03-0246 03-0251
03-0260 03-0262
03-0263 03-0269
03-0270 03-0278
03-0289 03-0315
03-0320 03-0322
03-0323 03-0324
03-0325 03-0329
03-0330 03-0331
03-0332 03-0333
03-0334 03-0337
03-0340 03-0342
03-0343 03-0344
03-0354 03-0355
03-0372 03-0373
03-0374 03-0375
03-0383 03-0392
03-0396 03-0411
03-0416 03-0434
03-0436 03-0438
03-0451 03-0461
03-0462 03-0464
03-0465 03-0475
03-0508 03-0511
03-0518 03-0522
03-0554 03-0558
03-0582 03-0589
03-0616 04-0005
04-0013 04-0014
04-0015 04-0018
04-0030 04-0041
04-0056 04-0057
04-0058 04-0081
04-0193 04-0217
04-0218 04-0233
04-0234 04-0254
04-0259 04-0282
04-0285 04-0286
04-0293 04-0313
04-0321 04-0348
04-0389 04-0391
04-0392 04-0405

rind 04-0409
04-0417 04-0420
04-0421 04-0422
04-0423 04-0424
04-0434 04-0435
04-0449 04-0450
04-0451 04-0453
04-0456 04-0468
04-0472 04-0485
04-0493 04-0495
04-0511 04-0512
04-0517 04-0519
04-0534 04-0535
04-0543 04-0544
04-0562 04-0564
04-0566 04-0567
04-0568 04-0570
04-0571 04-0586
04-0608 04-0623
04-0624 04-0625
04-0626 04-0636
04-0654 04-0665
04-0672 04-0696
04-0702 05-0007
05-0010 05-0066
05-0067 05-0070
05-0076 05-0174
05-0175 05-0212
05-0213 05-0260
05-0262 05-0270
05-0274 05-0290
05-0291 05-0292
05-0294 05-0295
05-0296 05-0297
05-0337 05-0338
05-0348 05-0362
05-0372 05-0373
05-0374 05-0399
05-0400 05-0411
05-0415 05-0416
05-0418 05-0419
05-0425 05-0430
05-0434 05-0442
05-0443 05-0461
05-0466 05-0468
05-0473 05-0474
05-0482 05-0483
05-0487 05-0488
05-0490 05-0496
05-0500 05-0505
05-0511 05-0512
05-0514 05-0516
05-0526 05-0528
05-0529 05-0532
05-0598 05-0599
05-0602 05-0604
05-0605 05-0628
05-0637 05-0685
05-0686 05-0695
06-0001 06-0007
06-0048 06-0053
06-0073 06-0088
06-0186 06-0218
06-0239 06-0240
06-0248 06-0261
06-0262 06-0263
06-0267 06-0268
06-0269 06-0274
06-0318 06-0347
06-0359 06-0360
06-0362 06-0364
06-0374 06-0385
06-0400 06-0401
06-0402 06-0403
06-0404 06-0405

rind 06-0409
06-0411 06-0412
06-0413 06-0415
06-0416 06-0417
06-0429 06-0434
06-0452 06-0453
06-0454 06-0466
06-0467 06-0480
06-0481 06-0487
06-0489 06-0499
06-0510 06-0511
06-0512 06-0517
06-0519 06-0523
06-0524 06-0529
06-0530 06-0540
06-0546 06-0547
06-0548 06-0581
06-0582 06-0583
06-0625 06-0639
06-0678 07-0002
07-0010 07-0025
07-0054 07-0070
07-0097 07-0180
07-0190 07-0207
07-0251 07-0252
07-0253 07-0261
07-0266 07-0267
07-0273 07-0275
07-0276 07-0281
07-0283 07-0292
07-0313 07-0338
07-0318 07-0360
07-0361 07-0370
07-0380 07-0381
07-0388 07-0393
07-0394 07-0401
07-0402 07-0411
07-0440 07-0451
07-0460 07-0542
07-0543 07-0552
07-0553 07-0560
07-0603 07-0604
08-0015 08-0023
08-0026 08-0028
08-0029 08-0040
08-0051 08-0053
08-0072 08-0074
08-0075 08-0090
08-0129 08-0147
08-0150 08-0156
08-0157 08-0158
08-0198 08-0214
08-0222 08-0223
08-0227 08-0228
08-0229 08-0248
08-0260 08-0288
08-0305 08-0306
08-0311 08-0315
08-0319 08-0320
08-0323 08-0325
08-0326 08-0343
08-0344 08-0345
08-0348 08-0349
08-0364 08-0371
08-0382 08-0403
08-0404 08-0409
08-0414 08-0415
08-0416 08-0420
08-0421 08-0422
08-0423 08-0451
08-0465 08-0471
08-0480 08-0493
08-0494 08-0496
08-0505 08-0520
08-0521 08-0545

rind 08-0546
08-0547 08-0548
08-0549 08-0550
08-0553 08-0554
08-0570 08-0577
08-0585 08-0593
08-0594 08-0613
08-0614 08-0615
08-0617 09-0005
09-0014 09-0024
09-0025 09-0026
09-0028 09-0030
09-0071 09-0074
09-0075 09-0099
09-0104 09-0105
09-0117 09-0122
09-0193 09-0215
09-0276 09-0277
09-0288 09-0308
09-0309 09-0313
09-0314 09-0315
09-0316 09-0318
09-0320 09-0333
09-0335 09-0403
09-0404 09-0416
09-0422 09-0428
09-0430 09-0432
09-0491 09-0512
09-0531 09-0571
09-0573 09-0575
09-0579 09-0589
09-0597 09-0607
09-0610 09-0621
09-0656 10-0008
10-0017 10-0018
10-0023 10-0024
10-0032 10-0048
10-0049 10-0050
10-0051 10-0070
10-0071 10-0082
10-0130 10-0144
10-0159 10-0174
10-0178 10-0220
10-0230 10-0231
10-0232 10-0247
10-0252 10-0253
10-0255 10-0257
10-0258 10-0265
10-0285 10-0306
10-0323 10-0332
10-0354 10-0355
10-0356 10-0357
10-0358 10-0359
10-0360 10-0361
10-0362 10-0363
10-0381 10-0384
10-0400 10-0414
10-0441 10-0489
10-0498 10-0530
10-0531 10-0533
10-0584 10-0601
10-0618 10-0622
11-0012 11-0013
11-0014 11-0048
11-0093 11-0095
11-0096 11-0107
11-0166 11-0200
11-0219 11-0220
11-0259 11-0261
11-0265 11-0273
11-0276 11-0278
11-0280 11-0281
11-0284 11-0286
11-0287 11-0289
11-0290 11-0307
rind 11-0310
11-0340 11-0350
11-0358 11-0359
11-0360 11-0361
11-0374 11-0380
11-0381 11-0388
11-0398 11-0400
11-0404 11-0448
11-0450 11-0451
11-0455 11-0467
11-0479 11-0487
11-0506 11-0545
11-0573 11-0574
11-0621 12-0007
12-0008 12-0010
12-0026 12-0034
12-0039 12-0053
12-0054 12-0056
12-0072 12-0116
12-0118 12-0125
12-0126 12-0176
12-0196 12-0218
12-0222 12-0229
12-0234 12-0235
12-0238 12-0239
12-0241 12-0242
12-0243 12-0256
12-0284 12-0306
12-0318 12-0321
12-0322 12-0323
12-0329 12-0330
12-0331 12-0359
12-0360 12-0361
12-0362 12-0363
12-0390 12-0400
12-0432 12-0446
12-0448 12-0451
12-0452 12-0453
12-0459 12-0465
12-0472 12-0483
12-0486 12-0487
12-0497 12-0526
12-0527 12-0528
12-0529 12-0601
12-0631 12-0645
rindermast 04-0639
07-0022
rinderpestvirus
03-0355 05-0425
06-0434 06-0625
08-0335 08-0336
08-0337 10-0371
11-0392
rinderproduktion
02-0133 03-0267
03-0375 04-0298
04-0622 05-0078
05-0621 06-0292
06-0682 07-0091
07-0092 07-0297
07-0299 07-0311
07-0449 09-0270
10-0254 11-0253
11-0315
rinderrasse 04-0283
11-0288
rinderstall 05-0321
11-0319
rindfleisch 11-0629
12-0602
rindfleischproduktio
n 05-0310
12-0579
rippe 10-0645
11-0524
+risikopatient
05-0668
+rivulus marmoratus
04-0154
+rm-enterobakterios
e-vakzine 04-0128
rns 01-0062
01-0179 01-0181
01-0205 01-0408
01-0471 02-0078
02-0079 02-0091
02-0258 02-0437
03-0353 04-0087
05-0012 05-0063
05-0073 06-0171
06-0441 07-0399
08-0089 08-0279
09-0231 10-0083
11-0337 11-0370
11-0397 11-0432
11-0465 11-0564
12-0059 12-0060
12-0256
+robbe 07-0066
+robben-herpesviru
s 10-0570
rodentia 01-0547
03-0410 08-0600
12-0320
rodentizid 07-0563
09-0635 11-0511
roentgen 01-0004
01-0005 01-0155
01-0400 01-0583
01-0683 02-0548
02-0553 02-0634
02-0647 02-0655
02-0657 03-0573
03-0574 03-0593
04-0009 04-0050
04-0198 04-0689
04-0699 04-0701
04-0704 05-0162
05-0684 05-0692
06-0676 06-0689
06-0690 06-0692
07-0167 07-0168
07-0578 07-0579
07-0582 07-0583
07-0584 07-0593
07-0594 07-0599
07-0609 07-0611
07-0612 07-0614
08-0006 08-0138
08-0488 08-0618
09-0006 09-0194
09-0655 09-0658
10-0138 10-0143
10-0505 10-0509
10-0513 10-0648
10-0650 10-0651
10-0659 10-0660
10-0663 10-0665
10-0667 11-0524
11-0622 12-0120
12-0221 12-0289
12-0485 12-0515
12-0644
+roentgenfluoroskop
12-0221
roentgenstrahlen
09-0504 09-0659
+rogen 01-0104
05-0100
rohfaser 01-0273
rohfaser 01-0290
rohmilch 01-0325
03-0611 03-0612
04-0321 04-0362
04-0364 05-0596
06-0702 06-0712
06-0715 07-0623
09-0673 11-0633
rohprotein 04-0099
09-0497
rohrleitung 06-0131
rohstoff 03-0605
06-0310 06-0708
10-0203
rohwurst 06-0347
06-0657
+rosettenbildung
01-0429
+rosettentest
09-0577 10-0170
+ross-river-virus
02-0468 05-0464
rotavirus 01-0443
01-0444 02-0425
02-0435 02-0436
03-0361 03-0367
03-0371 03-0505
04-0411 04-0448
04-0612 05-0586
06-0448 06-0449
06-0450 06-0451
06-0599 07-0379
07-0500 07-0501
07-0503 07-0510
08-0161 08-0342
08-0343 08-0344
08-0345 08-0346
08-0538 08-0539
09-0229 09-0250
09-0412 09-0413
09-0436 09-0437
09-0438 09-0439
09-0472 09-0569
10-0381 10-0554
11-0397 11-0398
11-0540 12-0378
12-0388 12-0389
+rotbrasse 08-0101
rotbuntes rind
07-0098
+rote seebrasse
09-0149
+rothirsch 02-0018
rotlauf 02-0387
05-0627 10-0340
12-0333 12-0334
+rotmaulseuche
04-0129
+rotwild 02-0394
03-0004 03-0438
11-0483
rs-virus 02-0424
03-0357 06-0429
rueckenmark
03-0181 04-0192
07-0159 07-0161
08-0137 12-0501
rueckstand 01-0139
01-0595 01-0694
02-0156 02-0167
02-0591 03-0168
03-0558 03-0559
03-0605 03-0606
04-0310 04-0600
04-0610 04-0670
rueckstand 04-0672
04-0677 04-0707
04-0710 05-0136
05-0617 05-0633
05-0656 06-0656
06-0657 06-0660
06-0698 06-0705
06-0708 06-0715
07-0559 07-0560
07-0624 08-0450
08-0581 08-0583
08-0584 09-0259
09-0621 09-0628
09-0629 09-0676
10-0118 10-0207
10-0617 10-0619
10-0671 10-0672
11-0152 11-0155
11-0323 11-0544
11-0559 11-0594
11-0595 11-0632
12-0526 12-0620
rueckstandsmessun
g 01-0133
01-0660 01-0661
04-0172 04-0173
06-0655 07-0549
07-0563 08-0581
08-0582 09-0160
09-0545
ruhezeit 07-0050
08-0210
+ruhigstellung
12-0487
+runting-stunting-sy
ndrom 10-0562
+ruptur 02-0639
09-0286 09-0287
10-0507 10-0654
+rutilus rutilus
01-0127 05-0117
rvf-virus 05-0463
12-0418
saccharomyces
10-0591
saeulenchromatogra
phie 09-0358
saeure 06-0123
+saeure-basen-aust
ausch 06-0124
saeure-basen-haush
alt 08-0062
10-0030 11-0034
+saimiri sciureus
01-0491
+salbe 03-0529
+salinomyzin
10-0580
+salmo gairdneri
01-0089 01-0098
01-0099 01-0100
01-0102 01-0103
01-0106 01-0107
01-0131 01-0132
02-0143 02-0144
02-0149 02-0150
03-0131 03-0136
03-0137 03-0141
03-0144 03-0151
03-0152 03-0153
04-0107 04-0116
04-0127 04-0128
04-0131 04-0132
04-0138 04-0139
04-0140 04-0148

+salmo gairdneri
04-0151 04-0160
04-0161 04-0166
05-0092 05-0093
05-0100 05-0104
05-0112 05-0113
05-0117 06-0104
06-0111 06-0124
06-0125 06-0126
06-0130 07-0116
07-0131 07-0133
08-0103 08-0107
08-0113 08-0114
08-0115 09-0126
09-0138 09-0142
09-0144 09-0148
09-0162 09-0164
10-0103 10-0106
10-0108 11-0137
11-0141 11-0142
11-0144 11-0147
12-0094
+salmo salar
01-0104 03-0129
03-0154 04-0126
04-0127 04-0158
05-0106 05-0107
06-0100 09-0165
10-0107 11-0138
11-0139 11-0140
+salmo trutta
02-0146 03-0152
04-0151 05-0128
09-0156 10-0104
+salmo trutta fario
06-0114
+salmo trutta lacustr
is 01-0095
salmonella 01-0100
01-0169 01-0172
01-0173 01-0174
01-0275 01-0349
01-0350 01-0687
01-0689 02-0222
02-0352 02-0353
02-0354 02-0355
02-0356 02-0514
02-0663 03-0184
03-0253 03-0291
03-0292 03-0293
03-0294 03-0295
03-0530 03-0610
04-0207 04-0208
04-0209 04-0234
04-0235 04-0319
04-0325 04-0326
04-0327 04-0328
04-0329 04-0628
04-0637 05-0343
05-0344 05-0345
05-0625 06-0167
06-0168 06-0312
06-0321 06-0322
06-0323 06-0324
06-0325 06-0326
06-0327 06-0328
06-0329 06-0330
06-0609 06-0642
06-0721 07-0318
07-0320 07-0321
07-0322 07-0498
07-0506 07-0525
07-0577 07-0621
08-0107 08-0146
08-0270 08-0540
salmonella 08-0575
09-0354 09-0355
09-0460 09-0599
09-0683 10-0208
10-0289 10-0306
10-0308 10-0309
10-0310 10-0311
10-0585 11-0328
11-0329 11-0330
12-0131 12-0132
12-0274 12-0285
12-0286 12-0292
12-0293 12-0546
12-0605 12-0619
12-0656
+salmonella derby
10-0309
+salmonella dublin
03-0293
salmonella typhi
04-0579
salmonella typhimur
ium 01-0175
04-0330 04-0331
07-0317 07-0319
07-0552 10-0151
11-0176 11-0331
11-0332 11-0333
11-0334 11-0539
11-0556 12-0536
12-0547
salmonella typhimur
ium 03-0293
+salmonellose
08-0271 10-0208
+salmonidae
01-0103
+salmonide 02-0142
06-0131 08-0105
12-0106
+salvelinus fontinali
s 08-0119
09-0159 09-0160
10-0104
+salvelinus namaycu
sh 04-0159
salz 02-0056
02-0142 06-0579
07-0131 09-0041
salzboden 06-0299
salzwasser 05-0122
samen 10-0530
10-0531
+samenblase
09-0108
+samenblasendruese
03-0114
samenleiter
04-0026 06-0008
07-0221 08-0086
sammelflug 02-0159
sand 05-0109
07-0578 12-0510
sanierung 01-0621
02-0396 03-0345
04-0437 05-0442
05-0443 06-0311
07-0361 08-0259
12-0352
+saprolegnia
06-0114 10-0099
sarcocystis 01-0195
01-0498 02-0485
02-0609 03-0411
04-0503 06-0506
06-0507 06-0720
08-0415 08-0416
10-0431 10-0432
10-0433 11-0431
11-0432 11-0433
12-0465
+sarcoid 01-0159
06-0156
sarcoptes 03-0549
08-0475 08-0477
09-0515
sarcoptidae 01-0554
05-0637 07-0542
11-0494
+sarkom 04-0199
04-0200 04-0203
06-0164 09-0203
+sarkomer 03-0079
+sarotherodon niloti
cus 09-0130
sau 01-0273
01-0276 01-0294
01-0306 01-0322
01-0475 01-0636
01-0640 02-0036
02-0097 02-0228
02-0294 02-0306
02-0321 02-0336
02-0343 02-0351
02-0447 02-0531
02-0532 02-0612
03-0101 03-0247
03-0248 03-0255
03-0256 03-0261
03-0272 03-0273
03-0358 03-0559
04-0093 04-0106
04-0268 04-0271
04-0290 04-0299
04-0437 04-0473
05-0027 05-0077
05-0150 05-0177
05-0249 05-0255
05-0256 05-0263
05-0264 05-0271
05-0300 05-0520
05-0610 05-0611
05-0645 06-0016
06-0017 06-0041
06-0062 06-0064
06-0281 06-0473
06-0605 06-0633
07-0059 07-0079
07-0085 07-0101
07-0105 07-0106
07-0107 07-0284
07-0385 07-0534
07-0535 07-0536
08-0081 08-0231
08-0232 08-0234
08-0419 08-0507
08-0557 09-0056
09-0085 09-0086
09-0087 09-0091
09-0092 09-0295
09-0299 09-0325
09-0326 09-0337
09-0449 09-0536
10-0075 10-0127
sau 10-0239
10-0266 10-0267
10-0270 10-0271
10-0349 10-0392
10-0538 11-0101
11-0291 11-0292
11-0293 12-0227
12-0251 12-0260
12-0269 12-0270
12-0271 12-0490
12-0590 12-0591
12-0606 12-0607
sauerstoff 01-0021
01-0092 01-0126
01-0601 02-0076
02-0136 02-0259
02-0575 03-0057
03-0153 03-0297
04-0152 04-0160
04-0258 04-0661
05-0124 05-0130
06-0131 07-0031
07-0042 07-0066
08-0038 08-0062
08-0063 08-0115
08-0531 09-0566
10-0124 10-0194
10-0324 10-0425
10-0590 11-0024
11-0045 11-0050
11-0052 11-0056
11-0062 11-0070
11-0075 11-0525
12-0046 12-0078
12-0087
+saugkalb 04-0298
saugperiode
02-0320 07-0024
11-0094 11-0262
12-0178
saugverhalten
09-0124 09-0171
09-0340
+schabefleisch
04-0706
schadstoff 01-0140
03-0148 04-0582
07-0008 09-0668
11-0148 11-0152
11-0319
+schaechten
03-0067
schaedel 02-0009
02-0552 03-0320
03-0460 04-0005
06-0565 08-0029
09-0003 09-0008
09-0198 10-0011
10-0014 10-0015
10-0637 11-0004
12-0117 12-0637
schaedigung
01-0025 01-0105
01-0108 01-0114
01-0152 01-0241
01-0548 02-0066
02-0147 02-0151
02-0160 02-0267
03-0138 03-0144
03-0153 03-0405
03-0417 03-0445
03-0454 03-0474
04-0135 04-0136
04-0139 04-0140
04-0150 04-0152
schaedigung
04-0154 04-0155
04-0161 04-0162
04-0163 04-0191
04-0255 04-0373
04-0555 04-0577
04-0674 04-0684
04-0688 05-0014
05-0103 05-0126
05-0130 05-0161
06-0127 06-0130
06-0133 06-0153
06-0154 06-0251
06-0537 06-0543
07-0093 07-0097
07-0109 07-0117
07-0136 07-0181
08-0012 08-0113
08-0119 08-0168
08-0399 08-0461
08-0468 08-0520
08-0541 09-0028
09-0132 09-0140
09-0143 09-0154
09-0157 09-0160
09-0450 09-0500
09-0602 09-0675
10-0103 10-0104
10-0106 10-0108
11-0138 11-0146
11-0333 11-0454
11-0495 11-0525
12-0667
schaedlingsbekaem
pfung 12-0276
12-0282
schaf 01-0021
01-0022 01-0023
01-0058 01-0192
01-0199 01-0200
01-0201 01-0272
01-0274 01-0275
01-0281 01-0297
01-0308 01-0389
01-0427 01-0439
01-0447 01-0448
01-0479 01-0488
01-0494 01-0504
01-0520 01-0525
01-0537 01-0557
01-0570 01-0593
01-0632 01-0633
01-0648 02-0004
02-0030 02-0031
02-0032 02-0033
02-0034 02-0065
02-0066 02-0067
02-0090 02-0091
02-0093 02-0094
02-0104 02-0105
02-0110 02-0111
02-0117 02-0217
02-0221 02-0222
02-0223 02-0224
02-0243 02-0282
02-0291 02-0293
02-0295 02-0298
02-0319 02-0350
02-0354 02-0369
02-0374 02-0375
02-0419 02-0439
02-0481 02-0496
02-0497 02-0513
02-0526 02-0527
02-0560 02-0609

schaf 02-0621
03-0004 03-0005
03-0025 03-0026
03-0038 03-0039
03-0040 03-0042
03-0043 03-0068
03-0069 03-0098
03-0099 03-0185
03-0209 03-0210
03-0211 03-0253
03-0269 03-0270
03-0271 03-0276
03-0277 03-0301
03-0316 03-0327
03-0346 03-0391
03-0401 03-0405
03-0415 03-0417
03-0422 03-0454
03-0467 03-0477
03-0478 03-0526
03-0531 03-0541
03-0546 03-0547
03-0548 03-0549
04-0006 04-0018
04-0031 04-0043
04-0044 04-0045
04-0062 04-0063
04-0064 04-0066
04-0082 04-0083
04-0084 04-0085
04-0093 04-0101
04-0206 04-0287
04-0293 04-0386
04-0394 04-0395
04-0425 04-0446
04-0454 04-0479
04-0486 04-0491
04-0517 04-0521
04-0523 04-0524
04-0529 04-0531
04-0532 04-0551
04-0591 04-0592
04-0641 05-0020
05-0025 05-0190
05-0214 05-0258
05-0282 05-0330
05-0339 05-0375
05-0384 05-0415
05-0430 05-0431
05-0489 05-0503
05-0504 05-0506
05-0515 05-0533
05-0534 05-0535
05-0537 05-0538
05-0568 05-0569
05-0607 05-0608
05-0637 05-0641
05-0658 06-0007
06-0015 06-0033
06-0034 06-0035
06-0036 06-0038
06-0055 06-0056
06-0057 06-0058
06-0059 06-0060
06-0069 06-0070
06-0074 06-0077
06-0229 06-0241
06-0254 06-0277
06-0295 06-0296
06-0299 06-0323
06-0324 06-0325
06-0364 06-0375
06-0376 06-0408
06-0443 06-0455
06-0468 06-0470
schaf 06-0478
06-0483 06-0484
06-0489 06-0493
06-0522 06-0523
06-0527 06-0565
06-0584 06-0621
06-0632 06-0684
07-0002 07-0013
07-0027 07-0028
07-0029 07-0030
07-0031 07-0032
07-0033 07-0055
07-0056 07-0075
07-0076 07-0077
07-0084 07-0186
07-0216 07-0254
07-0257 07-0258
07-0269 07-0286
07-0287 07-0288
07-0320 07-0335
07-0337 07-0344
07-0346 07-0352
07-0354 07-0377
07-0403 07-0404
07-0405 07-0406
07-0407 07-0422
07-0432 07-0435
07-0477 07-0523
07-0525 07-0533
07-0555 08-0003
08-0024 08-0030
08-0031 08-0052
08-0077 08-0078
08-0079 08-0084
08-0188 08-0194
08-0200 08-0237
08-0249 08-0266
08-0270 08-0288
08-0291 08-0292
08-0298 08-0308
08-0311 08-0312
08-0321 08-0327
08-0383 08-0414
08-0427 08-0431
08-0441 08-0442
08-0448 08-0479
08-0508 08-0555
08-0595 09-0015
09-0031 09-0045
09-0046 09-0047
09-0048 09-0049
09-0076 09-0077
09-0078 09-0079
09-0080 09-0081
09-0082 09-0083
09-0101 09-0122
09-0230 09-0231
09-0276 09-0321
09-0322 09-0323
09-0349 09-0386
09-0391 09-0394
09-0397 09-0411
09-0425 09-0439
09-0442 09-0477
09-0491 09-0494
09-0496 09-0497
09-0503 09-0517
09-0525 09-0535
09-0547 09-0591
09-0612 09-0613
09-0646 10-0008
10-0017 10-0025
10-0052 10-0073
10-0074 10-0083
10-0085 10-0131
schaf 10-0232
10-0274 10-0275
10-0276 10-0278
10-0279 10-0319
10-0327 10-0353
10-0363 10-0386
10-0406 10-0434
10-0440 10-0451
10-0455 10-0461
10-0478 10-0487
10-0536 10-0628
11-0015 11-0022
11-0023 11-0049
11-0051 11-0053
11-0054 11-0055
11-0056 11-0057
11-0058 11-0097
11-0098 11-0099
11-0108 11-0109
11-0111 11-0130
11-0228 11-0267
11-0280 11-0298
11-0299 11-0300
11-0301 11-0307
11-0313 11-0343
11-0380 11-0400
11-0409 11-0448
11-0449 11-0450
11-0455 11-0456
11-0466 11-0474
11-0491 11-0494
11-0495 11-0508
11-0509 11-0574
11-0576 11-0578
11-0579 11-0589
11-0597 11-0627
12-0007 12-0027
12-0042 12-0063
12-0165 12-0199
12-0221 12-0239
12-0245 12-0246
12-0247 12-0248
12-0298 12-0337
12-0358 12-0365
12-0396 12-0406
12-0418 12-0453
12-0462 12-0466
12-0478 12-0479
12-0500 12-0530
12-0565 12-0604
12-0646 12-0665
schafbock 01-0080
01-0377 01-0651
02-0115 02-0116
02-0128 02-0307
02-0309 02-0379
03-0006 03-0008
03-0098 03-0109
03-0113 03-0117
04-0094 05-0021
05-0022 05-0023
05-0084 05-0086
06-0078 06-0081
06-0096 07-0087
07-0295 07-0339
07-0615 08-0089
08-0094 08-0572
09-0047 09-0106
09-0107 09-0302
09-0305 09-0570
10-0089 10-0249
10-0333 10-0334
11-0122 11-0298
11-0303
schafpockenvirus
06-0468
schafproduktion
02-0318 02-0347
07-0306 07-0307
07-0441 08-0100
08-0235 10-0277
11-0575
schafrasse 01-0240
11-0303
+scheintraechtigkeit
05-0257 05-0280
08-0181
schiff 12-0284
schilddruese
02-0010 02-0055
02-0172 03-0364
04-0047 04-0552
04-0655 05-0147
05-0204 06-0254
06-0544 07-0157
07-0468 08-0514
09-0466 10-0532
11-0049 11-0089
11-0175 11-0217
12-0011 12-0032
12-0041 12-0226
schilddruesenhormo
n 01-0044
01-0576 02-0037
04-0548 07-0096
08-0290 11-0246
+schildkroete
07-0486 12-0613
schimmel 09-0550
12-0263 12-0662
schinken 12-0653
+schistocephalus pu
ngitii 01-0119
schistosoma
01-0512 01-0513
01-0514 02-0492
02-0493 02-0494
03-0424 03-0425
03-0426 03-0427
04-0526 04-0527
05-0491 05-0492
07-0426 08-0436
08-0437 09-0486
09-0487 10-0458
10-0459 10-0473
11-0456 11-0457
11-0458 11-0459
11-0460 12-0455
12-0456
+schistosoma manso
ni 02-0492
+schizogonie
05-0476
schlachtabfall
02-0367 05-0328
schlachtausbeute
09-0685
schlachten 01-0055
01-0256 01-0582
02-0522 03-0067
03-0621 04-0048
04-0313 04-0491
07-0619 08-0053
09-0287 09-0624
10-0268 10-0514
11-0627 12-0666
schlachtkoerper
01-0661 10-0670
12-0665
schlachtkoerperwert
12-0667
schlachtnebenprodu
kt 08-0261
schlachttier
02-0376 03-0236
03-0285 03-0411
03-0414 03-0555
03-0556 03-0557
03-0558 03-0606
03-0608 03-0616
04-0519 04-0589
04-0682 06-0309
06-0573 06-0701
06-0719 07-0626
08-0053 08-0289
08-0442 08-0582
08-0624 09-0496
09-0685 09-0686
09-0687 09-0688
10-0202 10-0207
10-0671 11-0445
12-0116
schlafen 01-0040
02-0054 05-0623
07-0040 09-0054
10-0033 10-0591
11-0032 11-0065
+schlafkrankheit
03-0151
+schlange 10-0571
+schleim 03-0244
+schlundrinnenrefle
x 04-0654
05-0582 05-0620
schlundrohr
08-0543
schlupf (tier)
01-0084 01-0528
05-0441 08-0025
08-0432 09-0058
09-0123 10-0364
+schlupfrate
06-0103
+schmerz 01-0046
01-0626 01-0666
05-0058 11-0542
12-0629
schnabel 10-0633
10-0634
+schneeleopard
02-0171
schneiden 10-0633
+schnelltest
04-0222
+schnelltestverfahre
n 01-0314
+schock 04-0319
04-0323 04-0636
07-0191 09-0264
09-0585 11-0612
+schocksyndrom
05-0357
+schreckreaktion
04-0153
schuettelkultur
11-0376
+schuppenzellkarzin
om 05-0132
+schutzrate 01-0540
+schutzwirkung
01-0122 08-0117
schwarzbuntes milc
hrind der ddr
12-0236

schwarzbuntes rind
06-0089
schwarzwild
04-0397 05-0044
05-0485 09-0381
schwefel 01-0027
07-0144
schwein 90- 007
01-0009 01-0025
01-0027 01-0052
01-0172 01-0197
01-0202 01-0203
01-0204 01-0205
01-0257 01-0313
01-0321 01-0323
01-0326 01-0343
01-0354 01-0361
01-0367 01-0368
01-0380 01-0381
01-0386 01-0387
01-0398 01-0403
01-0422 01-0439
01-0449 01-0450
01-0455 01-0456
01-0457 01-0459
01-0470 01-0471
01-0472 01-0473
01-0474 01-0571
01-0572 01-0582
01-0583 01-0664
01-0670 01-0682
01-0690 01-0691
02-0005 02-0016
02-0071 02-0096
02-0098 02-0099
02-0100 02-0225
02-0226 02-0227
02-0229 02-0269
02-0283 02-0286
02-0323 02-0348
02-0353 02-0360
02-0362 02-0376
02-0382 02-0383
02-0386 02-0388
02-0389 02-0390
02-0396 02-0398
02-0402 02-0403
02-0404 02-0427
02-0428 02-0441
02-0442 02-0506
02-0519 02-0530
02-0611 02-0644
02-0652 03-0007
03-0016 03-0017
03-0018 03-0045
03-0072 03-0073
03-0074 03-0108
03-0173 03-0249
03-0250 03-0254
03-0278 03-0279
03-0290 03-0294
03-0296 03-0312
03-0314 03-0325
03-0326 03-0330
03-0369 03-0376
03-0404 03-0449
03-0468 03-0479
03-0504 03-0532
03-0594 03-0595
04-0020 04-0032
04-0047 04-0048
04-0049 04-0068
04-0069 04-0088
04-0089 04-0103
04-0260 04-0291

schwein 04-0326
04-0337 04-0340
04-0348 04-0352
04-0387 04-0388
04-0402 04-0415
04-0430 04-0436
04-0438 04-0439
04-0448 04-0463
04-0503 04-0518
04-0552 04-0553
04-0572 04-0589
04-0590 04-0637
04-0644 04-0682
05-0026 05-0028
05-0029 05-0031
05-0032 05-0033
05-0044 05-0045
05-0046 05-0191
05-0276 05-0279
05-0295 05-0297
05-0298 05-0301
05-0337 05-0341
05-0349 05-0377
05-0378 05-0389
05-0403 05-0404
05-0405 05-0408
05-0427 05-0433
05-0435 05-0436
05-0440 05-0445
05-0446 05-0447
05-0455 05-0571
05-0627 05-0637
05-0643 06-0005
06-0040 06-0042
06-0043 06-0063
06-0219 06-0222
06-0309 06-0331
06-0336 06-0337
06-0339 06-0367
06-0377 06-0387
06-0395 06-0427
06-0428 06-0430
06-0436 06-0437
06-0439 06-0444
06-0456 06-0457
06-0458 06-0459
06-0465 06-0469
06-0470 06-0471
06-0474 06-0494
06-0506 06-0537
06-0586 06-0587
06-0627 06-0640
06-0641 06-0659
06-0660 06-0673
06-0674 06-0675
06-0680 06-0685
06-0691 06-0701
06-0718 07-0003
07-0035 07-0104
07-0108 07-0155
07-0237 07-0263
07-0285 07-0308
07-0309 07-0315
07-0327 07-0374
07-0382 07-0384
07-0386 07-0387
07-0395 07-0436
07-0478 07-0581
07-0618 08-0005
08-0006 08-0007
08-0013 08-0017
08-0032 08-0033
08-0035 08-0057
08-0059 08-0070
08-0086 08-0090

schwein 08-0136
08-0162 08-0163
08-0164 08-0165
08-0189 08-0233
08-0267 08-0268
08-0289 08-0290
08-0307 08-0318
08-0319 08-0351
08-0373 08-0374
08-0375 08-0391
08-0441 08-0449
08-0497 08-0624
09-0032 09-0034
09-0035 09-0050
09-0053 09-0054
09-0055 09-0088
09-0089 09-0090
09-0093 09-0094
09-0108 09-0122
09-0191 09-0193
09-0202 09-0203
09-0212 09-0232
09-0233 09-0234
09-0236 09-0245
09-0278 09-0279
09-0292 09-0324
09-0339 09-0376
09-0377 09-0383
09-0393 09-0399
09-0400 09-0406
09-0415 09-0437
09-0445 09-0446
09-0447 09-0448
09-0481 09-0482
09-0491 09-0506
09-0526 09-0549
09-0569 09-0586
09-0614 09-0615
09-0623 09-0633
09-0639 09-0685
09-0686 09-0687
09-0688 10-0027
10-0056 10-0057
10-0132 10-0160
10-0234 10-0255
10-0272 10-0301
10-0302 10-0307
10-0315 10-0330
10-0341 10-0346
10-0368 10-0457
10-0464 10-0465
10-0466 10-0489
10-0515 10-0539
10-0558 10-0587
10-0670 10-0672
11-0002 11-0003
11-0005 11-0008
11-0025 11-0027
11-0028 11-0029
11-0060 11-0063
11-0102 11-0103
11-0104 11-0114
11-0167 11-0294
11-0295 11-0296
11-0297 11-0307
11-0321 11-0338
11-0339 11-0341
11-0342 11-0363
11-0364 11-0366
11-0369 11-0377
11-0394 11-0400
11-0469 11-0510
11-0630 12-0008
12-0011 12-0044
12-0045 12-0280

schwein 12-0287
12-0306 12-0307
12-0329 12-0330
12-0338 12-0354
12-0378 12-0379
12-0389 12-0483
12-0488 12-0531
12-0580 12-0607
12-0619 12-0632
12-0666
+schweinecholeravir
us 07-0285
+schweinedysenteri
e 02-0362
02-0396 05-0404
schweinefleisch
01-0687 06-0301
06-0660 06-0724
06-0725 08-0127
09-0676
+schweinekopffleisc
h 06-0724
06-0725
schweinemast
02-0592 04-0314
04-0315 09-0348
schweinepestvirus
01-0422 01-0449
01-0450 02-0441
02-0442 03-0369
05-0433 05-0435
05-0436 06-0456
06-0457 07-0382
08-0351 10-0383
11-0399
schweineproduktion
01-0330 01-0334
01-0350 02-0320
02-0343 02-0529
02-0599 04-0102
04-0106 04-0289
05-0242 05-0299
05-0311 05-0570
06-0185 06-0223
06-0224 06-0279
06-0282 06-0302
06-0322 06-0660
07-0300 07-0462
07-0463 07-0502
08-0206 08-0255
09-0346 10-0226
10-0254 11-0322
11-0364 11-0446
12-0211 12-0339
12-0605
schweinerasse
05-0085
schweinestall
01-0333 04-0305
04-0309 04-0643
08-0254 11-0316
+schwellkoerper
05-0050
+schwergeburt
07-0255
schwermetall
04-0582 04-0610
06-0705 07-0514
10-0359 12-0528
12-0529 12-0535
+schwimmblase
04-0147 08-0109
+schwimmblasenent
zuendung 01-0105
06-0110 06-0111

+schwimmkaefig
06-0112
+sciaenops ocellatus
04-0167
+sciaenops oscillatu
s 04-0123
sclerotinia 03-0456
+scomber scombrus
02-0145 10-0095
+scopelogadus bean
ii 06-0113
+scophthalmus maxi
mus 10-0094
+scotch-tape-metho
de 06-0520

scrapievirus 10-0412
06-0483 06-0484
07-0407 08-0383
10-0412 12-0419
+screening 05-0660
05-0661
+scyliorhinus canicu
la 10-0105
+sds-page 02-0223
03-0420
sedativum 04-0647
06-0620 06-0648
07-0571 11-0577
12-0631
sediment 05-0097
seefisch 05-0091
05-0096 05-0116
06-0113 06-0115
06-0122 08-0112
12-0099
+seehund 07-0368
12-0115 12-0374
12-0375 12-0376
+seekrankheit
05-0055
seeschlamm
06-0299
sehen 06-0038
07-0006 11-0569
12-0519
sehne 01-0677
03-0011 06-0318
07-0593 07-0596
07-0610
sehnenscheide
01-0680 02-0649
02-0650 05-0686
08-0524
+seidelbastartige
02-0560
sekretion 01-0080
01-0307 02-0063
02-0286 02-0312
02-0328 03-0055
03-0056 03-0066
03-0074 03-0087
03-0093 03-0095
03-0097 03-0486
04-0004 04-0040
04-0079 04-0268
05-0070 05-0172
05-0265 05-0274
05-0282 06-0022
06-0026 06-0059
06-0060 06-0061
06-0063 06-0066
06-0068 06-0078
06-0226 06-0227

sekretion 06-0533
07-0070 07-0078
07-0333 07-0454
08-0077 08-0078
08-0274 08-0502
09-0061 09-0062
09-0077 09-0086
09-0102 09-0149
10-0003 10-0017
10-0046 10-0047
10-0054 10-0057
10-0062 10-0070
10-0073 10-0074
10-0076 10-0086
10-0618 11-0044
11-0086 11-0087
11-0098 11-0103
11-0111 11-0113
11-0116 12-0028
12-0030 12-0054
12-0228 12-0243
12-0245 12-0429
+sektion 02-0647
05-0148 08-0176
selektion 01-0312
01-0317 01-0617
02-0168 03-0060
04-0174 04-0521
05-0287 05-0295
05-0505 05-0506
06-0200 07-0095
07-0180 07-0462
07-0463 07-0538
08-0099 08-0122
08-0264 08-0469
09-0100 09-0495
09-0570 10-0114
10-0354 10-0367
11-0159 11-0254
11-0323 12-0090
selen 01-0027
01-0198 01-0243
01-0567 01-0568
01-0569 01-0591
01-0597 01-0608
02-0524 02-0537
02-0598 03-0225
03-0466 03-0467
03-0479 03-0501
04-0042 05-0019
05-0534 05-0536
05-0537 06-0546
06-0585 07-0205
07-0206 07-0476
07-0523 08-0495
08-0497 09-0524
09-0525 10-0087
11-0503 11-0508
12-0561
+semliki-forest-virus
06-0479 08-0380
senecio 06-0582
+sensibilisierung
02-0229 05-0574
+sensor 05-0592
separieren 11-0629
+septikaemie
01-0178 02-0375
03-0292 05-0263
06-0341 06-0590
12-0306
sequenz 01-0028
01-0430 01-0480
02-0423 02-0426
02-0468 03-0200
sequenz 03-0299
04-0412 06-0420
06-0431 06-0452
06-0453 08-0317
08-0335 08-0336
08-0344 09-0454
+sequestration
07-0599
+seriola 08-0101
+seriola dorsalis
09-0136 09-0137
+seriola lalandi
05-0091
+seriola quinqueradi
ata 03-0139
03-0143
serologie 01-0096
01-0170 01-0174
01-0177 01-0180
01-0183 01-0184
01-0187 01-0190
01-0195 01-0208
01-0371 01-0376
01-0377 01-0378
01-0423 01-0434
01-0450 01-0474
01-0478 01-0501
01-0511 02-0059
02-0140 02-0141
02-0202 02-0210
02-0380 02-0421
02-0428 02-0459
02-0517 03-0186
03-0298 03-0310
03-0322 03-0325
03-0329 03-0344
03-0346 03-0350
03-0419 03-0446
03-0538 04-0114
04-0118 04-0122
04-0145 04-0148
04-0149 04-0207
04-0214 04-0232
04-0256 04-0326
04-0328 04-0340
04-0348 04-0377
04-0384 04-0390
04-0395 04-0401
04-0402 04-0440
04-0441 04-0445
04-0466 04-0471
04-0493 04-0500
04-0506 04-0527
04-0638 05-0108
05-0193 05-0343
05-0361 05-0362
05-0386 05-0407
05-0442 05-0445
05-0451 05-0464
05-0497 05-0508
05-0627 06-0169
06-0323 06-0324
06-0332 06-0349
06-0350 06-0356
06-0361 06-0362
06-0387 06-0395
06-0402 06-0404
06-0407 06-0410
06-0415 06-0473
06-0505 06-0509
06-0533 06-0535
07-0320 07-0334
07-0339 07-0351
07-0380 07-0388
07-0394 08-0144
serologie 08-0147
08-0156 08-0275
08-0288 08-0303
08-0310 08-0325
08-0326 08-0332
08-0334 08-0339
08-0359 08-0408
08-0431 08-0549
09-0128 09-0129
09-0130 09-0232
09-0347 09-0360
09-0363 09-0372
09-0380 09-0384
09-0387 09-0393
09-0404 09-0434
09-0446 09-0490
09-0594 10-0148
10-0163 10-0302
10-0312 10-0314
10-0317 10-0318
10-0322 10-0349
10-0354 10-0369
10-0375 10-0400
10-0462 11-0142
11-0185 11-0190
11-0359 11-0360
11-0366 11-0369
11-0374 11-0378
11-0393 11-0404
11-0516 12-0089
12-0092 12-0134
12-0135 12-0139
12-0141 12-0144
12-0145 12-0146
12-0149 12-0154
12-0165 12-0300
12-0323 12-0351
12-0362 12-0367
12-0374 12-0383
12-0386 12-0405
12-0423 12-0457
12-0666
serologisch
01-0099 01-0467
02-0429 02-0432
02-0439 02-0440
02-0452 02-0458
02-0461 02-0470
03-0349 03-0385
04-0010 04-0372
04-0422 04-0430
04-0433 04-0446
04-0448 05-0193
05-0306 05-0372
05-0422 05-0431
05-0434 05-0447
06-0384 06-0411
06-0445 06-0450
06-0454 06-0476
06-0604 06-0608
07-0367 07-0408
07-0503 08-0199
08-0328 08-0371
08-0502 08-0538
09-0221 09-0442
09-0452 09-0506
10-0391 12-0067
12-0366
serotonin 02-0042
02-0493 03-0014
05-0054 05-0497
09-0002 09-0015
12-0038 12-0179
+serotyp 05-0441
09-0359
+serovar 01-0174
11-0378
serratia 01-0170
+sertoli-zelle
03-0110 03-0118
09-0238 10-0250
12-0066
+serum-cortisol-kon
z 01-0131
01-0132
+serumbakterizidie
06-0342 07-0300
07-0528
+setaria equina
11-0481
+setariose 04-0538
seuche 01-0336
01-0342 01-0383
01-0413 02-0139
02-0158 02-0270
02-0281 02-0586
03-0345 04-0264
05-0233 05-0234
06-0311 06-0416
07-0234 07-0235
07-0239 07-0240
07-0241 07-0243
07-0244 08-0259
08-0326 08-0351
10-0093 10-0206
10-0209 10-0211
11-0332 12-0204
12-0205
+sexualverhalten
11-0306
shigella 02-0191
03-0602 04-0319
06-0172 10-0596
11-0195 11-0233
11-0234 11-0378
+shipping fever
11-0536
sialinsaeure
01-0425 06-0083
08-0035
+siderophage
08-0504
silage 01-0339
01-0369 02-0137
03-0491
silber 09-0155
silieren 04-0580
+silikat 08-0506
+silikon 01-0608
+silurus glanis
03-0138 04-0134
05-0089
simmentaler fleckvi
eh 07-0498
09-0316
simulation 04-0309
05-0311 08-0012
08-0052 09-0512
09-0625
+simultanimpfung
06-0625
+sinusitis 11-0488
12-0516
siphonaptera
01-0559 02-0511
03-0450 05-0513
09-0520 12-0481
12-0482
+sittich 05-0244
+situs inversus
06-0129
skelett 02-0019
02-0168 02-0540
02-0632 03-0017
03-0596 04-0159
04-0561 05-0044
05-0045 05-0132
05-0650 05-0691
06-0102 07-0001
07-0049 07-0141
07-0462 07-0493
07-0587 07-0613
08-0003 08-0513
09-0156 09-0197
09-0529 09-0535
10-0653 11-0064
12-0117 12-0127
12-0501 12-0503
12-0636 12-0646
sklerose (tier)
01-0151 04-0056
08-0032 10-0125
10-0230 12-0523
+skolex 01-0515
+skopolamin
05-0055
+skrotum 03-0537
+skunk 08-0358
+sky-line-aufnahme
02-0657
+slow-viren
04-0486
+slycoprotein
02-0102
+software 05-0236
sojabohne 12-0496
+solarium 01-0328
+solea solea
05-0109
+somatomedin
01-0066 04-0646
+somatostatin
12-0030
+sonde 02-0635
10-0150 12-0151
+sonographie
03-0597 07-0290
07-0610
+sorgfaltspflicht
10-0216 10-0491
sorption 01-0649
02-0459 02-0642
03-0051 03-0086
04-0064 04-0239
10-0551 11-0037
+southern blot
01-0465 02-0211
02-0219 07-0402
10-0317
soziologie 06-0498
07-0247 07-0248
07-0249
spaltenboden
01-0678 06-0307
10-0291
+sparus auratus
05-0096
speichel 01-0551
01-0552 03-0093
05-0069 07-0032
07-0053 10-0285
speicheldruese
01-0549 01-0552
02-0075 07-0032

speicheldruese 08-0353
+speiseroehre 10-0624
spektrofotometrie 02-0186
+sperling 04-0328 11-0464
sperma 01-0007 01-0076 01-0085 01-0087 01-0087 01-0308 01-0426 01-0614 02-0107 02-0115 02-0117 02-0118 02-0119 02-0121 02-0122 02-0123 02-0124 02-0126 02-0127 02-0128 02-0129 02-0134 02-0219 02-0285 02-0308 02-0309 02-0310 02-0379 03-0114 03-0117 03-0119 03-0120 03-0121 03-0122 03-0123 03-0124 03-0125 03-0126 03-0127 03-0167 03-0244 03-0374 04-0094 04-0103 04-0468 05-0083 05-0084 05-0085 05-0087 05-0088 05-0210 05-0340 05-0375 05-0439 06-0080 06-0081 06-0084 06-0085 06-0087 06-0090 06-0092 06-0093 06-0094 06-0095 06-0096 06-0101 06-0265 06-0268 07-0087 07-0090 07-0094 07-0099 07-0103 07-0104 07-0105 07-0220 07-0221 07-0235 07-0278 07-0339 07-0357 08-0085 08-0091 08-0092 08-0094 08-0095 08-0096 08-0216 08-0221 08-0350 08-0406 08-0572 09-0112 09-0116 09-0118 09-0244 09-0300 09-0302 09-0319 09-0320 09-0330 09-0396 09-0606 10-0087 10-0088 10-0089 10-0287 10-0333 11-0129 11-0133 11-0295 12-0035 12-0067 12-0070 12-0174 12-0247 12-0391
spermaaufbereitung 01-0084 01-0087 02-0123 02-0124 02-0125 02-0126 02-0127 02-0128 02-0129 02-0130 02-0132 02-0284 03-0122 03-0123
spermaaufbereitung 04-0102 04-0104 05-0085 05-0086 05-0087 05-0088 06-0086 06-0097 06-0098 06-0099 06-0637 07-0097 07-0101 07-0102 07-0103 07-0532 08-0091 08-0093 08-0094 08-0221 09-0116 09-0121 10-0089 10-0228 11-0126 11-0130 11-0131 11-0132 11-0290 12-0070 12-0071
spermagewinnung 01-0084 02-0120 02-0132 02-0133 02-0284 02-0310 03-0075 03-0076 03-0077 06-0089 06-0090 07-0093 08-0091 11-0128 12-0216
spermaproduktion 01-0079 01-0082 03-0083 03-0115 03-0116 03-0118 04-0097 04-0099 04-0657 05-0082 06-0091 09-0109 09-0110 09-0113 09-0114 09-0303 09-0306 10-0250 11-0120 11-0121 11-0122 11-0123 11-0125 11-0271 11-0272 11-0531 12-0066 12-0069 12-0216
+spermidin 10-0149 12-0596
+spermin 05-0546 10-0149
spermium 01-0026 01-0079 01-0081 01-0086 01-0087 01-0266 02-0109 02-0284 03-0006 03-0083 03-0112 03-0113 03-0114 03-0115 03-0116 03-0118 03-0244 04-0039 04-0272 05-0078 05-0081 06-0079 06-0082 06-0083 06-0084 06-0094 07-0093 07-0096 07-0097 07-0099 07-0274 08-0041 08-0082 08-0089 08-0090 08-0093 09-0109 09-0112 09-0117 09-0307 09-0323 09-0328 09-0421 10-0272 11-0120 11-0121 11-0123 11-0124 11-0221 11-0270 12-0067 12-0068
+spezies 01-0482
+spezifitaet 01-0101
+spezifitaet 05-0210
sphaerophorus 08-0615
+sphaerospora moln ari 12-0100
+sphingomyelin 01-0182
+spider-lamb-syndr om 09-0535
+spinale ataxie 10-0631
spiroplasma 10-0162
spiruridae 01-0543 08-0465
+splenomegalie 08-0284
+spondylose 05-0162
+spongiosa 08-0010
spore 09-0144 09-0167 09-0390 10-0524 11-0151 11-0198
+sporidesmin 06-0491
sporozoa 02-0483 02-0484 04-0502 06-0697 08-0401 08-0412 08-0414 08-0537 11-0427 12-0100 12-0446 12-0544
+sporozoit 03-0396 03-0397 11-0427
sportpferd 01-0249 01-0251 01-0252 01-0253 01-0254 02-0518 04-0257 05-0016 06-0539 08-0046 08-0047 08-0504 09-0655 12-0037
+spot-blot 01-0366
+spumavirus 04-0485
spurenelement 01-0504 01-0524 02-0373 03-0037 03-0229 03-0261 04-0189 06-0299 06-0578 07-0226 07-0266 07-0526 07-0589 08-0441 09-0293 09-0366 11-0020 11-0501
staatliche leitung 06-0472
staatsorgan 08-0207 10-0210 11-0249
stabilitaet 01-0457 04-0667 08-0082
stadt 12-0398 12-0399
stall 01-0331 04-0304 05-0319 05-0322 06-0304 07-0527 08-0255 08-0545 10-0290 12-0275 12-0280 12-0281 12-0480
+stallbau 01-0333
stalldung 04-0311
stallhaltung 01-0250 01-0328 03-0507
stallhaltung 04-0277 05-0601 06-0301 11-0130 12-0265 12-0276
stallklima 01-0334 04-0308 04-0309 05-0321 06-0301 06-0607 07-0303 07-0305 07-0307 09-0346 10-0292 10-0515 12-0214 12-0227 12-0271 12-0275 12-0277 12-0278 12-0279 12-0280 12-0384 12-0562
stalluft 06-0301 06-0308 08-0253 08-0254 11-0319
stamm 01-0171 01-0363 01-0416 01-0482 01-0500 01-0534 01-0539 03-0186 03-0435 03-0609 04-0217 04-0331 04-0365 04-0378 05-0357 05-0368 05-0386 05-0505 06-0331 06-0370 06-0431 06-0496 06-0521 07-0342 07-0345 08-0151 08-0275 08-0401 09-0392 09-0444 10-0155 10-0161 10-0313 10-0317 10-0318 10-0322 10-0339 11-0177 11-0181 11-0183 11-0187 11-0188 11-0194 11-0335 11-0336 11-0343 11-0348 11-0349 11-0365 11-0377 11-0378 11-0391 11-0400 11-0420 11-0568 12-0138 12-0142 12-0143 12-0151 12-0301 12-0383 12-0417 12-0547 12-0652
standard 07-0297 07-0298 07-0449 12-0071 12-0072
standardisierung 01-0374 02-0268 09-0260
standort 04-0174 04-0182 07-0148 10-0204
standortplanung 10-0204
staphylococcus 01-0179 01-0183 01-0184 01-0227 01-0361 01-0362 01-0363 01-0364 01-0366 01-0638 01-0692 02-0140 02-0366 02-0368 02-0369 02-0370 02-0371 02-0584 02-0662 02-0669 03-0294 03-0307
staphylococcus 03-0511 03-0512 03-0513 03-0521 03-0522 03-0526 03-0590 03-0619 04-0213 04-0245 04-0246 04-0342 04-0343 04-0344 04-0345 04-0346 04-0347 04-0348 04-0349 04-0350 04-0427 04-0470 04-0650 05-0355 05-0356 05-0357 05-0358 05-0359 05-0599 05-0605 05-0606 05-0607 05-0643 06-0173 06-0174 06-0339 06-0340 06-0614 06-0642 06-0647 06-0717 07-0040 07-0184 07-0191 07-0316 07-0514 07-0528 08-0171 08-0275 08-0322 08-0545 08-0548 08-0573 09-0213 09-0214 09-0370 09-0371 09-0372 09-0373 09-0577 10-0155 10-0322 10-0323 10-0324 10-0325 10-0569 10-0612 11-0179 11-0180 11-0181 11-0182 11-0225 11-0349 11-0350 11-0351 11-0414 11-0545 11-0565 11-0566 11-0572 11-0592 11-0593 11-0633 12-0142 12-0312 12-0313 12-0327 12-0564 12-0570 12-0577
+staphylococcus aur eus 01-0362 03-0513 07-0040 08-0275 10-0323 12-0175
+staphylococcus hyi cus 01-0361
starterfutter 07-0301
starterkultur 02-0662
statik 08-0046
statistik 01-0586 02-0268 02-0275 05-0237 05-0242 05-0246 05-0657 05-0660 05-0661 07-0456 08-0607 09-0270 09-0575 09-0673 10-0222 10-0612 11-0156 12-0213 12-0492 12-0512
staub 03-0163 03-0164 04-0305 05-0313 07-0144 08-0253 08-0254 10-0290 11-0037 12-0051 12-0272

staubecken 01-0095
staupevirus 03-0356
07-0368 09-0431
12-0374 12-0375
12-0376
+stausee 07-0127
+steatitis 04-0547
+steatose 11-0502
stein 02-0370
02-0542 04-0562
06-0575 12-0495
stenose 01-0579
11-0167
+stenose 05-0551
+stephanurus
06-0537
+stephanurus dentat
us 03-0449
sterblichkeit
01-0133 01-0344
02-0135 02-0275
02-0503 03-0150
03-0170 03-0239
03-0254 03-0256
03-0584 04-0093
04-0121 04-0134
04-0136 04-0137
04-0138 04-0140
04-0160 04-0164
04-0393 04-0609
04-0617 04-0662
05-0094 05-0106
05-0113 05-0577
05-0585 05-0588
05-0589 05-0590
06-0073 06-0127
06-0234 06-0243
06-0306 06-0605
06-0610 06-0668
07-0038 08-0432
08-0527 08-0529
08-0530 08-0542
09-0125 09-0136
09-0137 09-0138
09-0139 09-0152
09-0172 09-0173
09-0268 09-0376
09-0456 09-0563
09-0564 09-0565
09-0632 10-0096
10-0099 10-0315
10-0364 10-0379
10-0405 10-0407
10-0553 10-0561
11-0145 11-0495
11-0539 12-0103
12-0232 12-0279
12-0333 12-0333
12-0415 12-0417
12-0520
+stereotypie
01-0147
sterilisieren
01-0340 04-0697
05-0677
sterilitaet 01-0267
01-0314 01-0508
03-0260 04-0276
04-0280 05-0303
06-0238 06-0286
07-0291 07-0388
08-0212 08-0214
08-0523 09-0299
09-0302 11-0270
steroid 01-0045
steroid 02-0116
03-0247 06-0026
07-0039 07-0078
07-0080 07-0253
08-0075 10-0270
10-0447 10-0448
10-0670 11-0014
11-0087 12-0055
12-0228 12-0602
+steroidogenese
06-0025
steuerung 04-0060
06-0057 06-0058
06-0061 06-0069
06-0070 06-0071
06-0077 06-0078
11-0109 11-0267
12-0052 12-0592
steuerungstheorie
04-0284
sth 01-0013
01-0066 01-0205
01-0313 02-0034
02-0037 02-0061
02-0062 03-0032
03-0525 04-0010
04-0013 04-0057
04-0642 04-0651
04-0668 05-0042
05-0295 05-0297
05-0633 06-0018
06-0587 06-0631
07-0061 07-0252
07-0312 07-0454
07-0560 08-0079
08-0415 08-0577
08-0585 09-0023
09-0056 09-0063
09-0072 09-0095
10-0042 10-0050
10-0053 10-0059
10-0256 10-0432
10-0568 10-0601
11-0025 11-0047
11-0588 12-0028
12-0030 12-0244
stickstoff 01-0092
02-0563 08-0115
12-0296
+stilbene 10-0212
stimulierung
01-0034 01-0661
02-0046 02-0102
02-0445 03-0271
03-0274 03-0550
04-0212 05-0044
05-0282 06-0192
06-0197 06-0203
07-0028 07-0032
07-0213 07-0281
08-0073 08-0074
08-0089 08-0158
08-0163 08-0330
09-0030 09-0290
10-0012 10-0182
10-0260 10-0269
10-0352 11-0025
11-0047 11-0078
11-0080 11-0083
11-0128 11-0187
11-0207 12-0176
12-0214
+stizostedion luciop
erca 06-0121
+stizostedion vitreu
m vitreum
04-0164
stoffwechsel
01-0042 01-0086
01-0096 01-0143
01-0384 01-0504
01-0576 01-0578
01-0583 01-0642
02-0007 02-0008
02-0023 02-0024
02-0029 02-0034
02-0040 02-0044
02-0045 02-0062
02-0069 02-0071
02-0212 02-0295
02-0499 02-0520
02-0522 02-0523
02-0529 02-0534
02-0536 02-0562
02-0618 03-0038
03-0082 03-0115
03-0153 03-0317
03-0464 03-0468
03-0497 03-0540
04-0043 04-0144
04-0165 04-0167
04-0323 04-0487
04-0558 04-0645
04-0655 05-0016
05-0018 05-0041
05-0173 05-0202
05-0216 05-0255
05-0256 05-0521
05-0525 05-0526
05-0528 05-0531
05-0533 05-0536
05-0538 05-0623
05-0654 06-0127
06-0545 06-0547
06-0548 06-0602
06-0628 07-0049
07-0058 07-0134
07-0201 07-0266
07-0267 07-0299
07-0312 07-0319
07-0447 07-0448
07-0451 08-0044
08-0047 08-0049
08-0053 08-0054
08-0218 08-0402
08-0415 08-0416
09-0022 09-0211
09-0216 09-0217
09-0263 09-0293
09-0479 09-0480
09-0497 09-0502
09-0528 09-0620
09-0623 10-0030
10-0033 10-0034
10-0053 10-0449
10-0466 11-0028
11-0031 11-0036
11-0059 11-0089
11-0195 11-0596
12-0038 12-0045
12-0046 12-0073
12-0077 12-0130
12-0456 12-0504
12-0533
stoffwechselkrankhe
it 02-0530
03-0470 03-0472
03-0593 04-0552
04-0553 05-0522
stoffwechselkrankhe
it 05-0620
06-0572 07-0305
10-0498 10-0503
10-0504 11-0323
11-0515 12-0047
12-0492
stoffwechselprodukt
06-0169
stoffwechselstoerun
g 01-0574
02-0521 02-0529
02-0583 03-0252
03-0462 04-0250
04-0547 04-0651
04-0678 05-0539
06-0553 07-0313
07-0446 07-0447
07-0449 07-0450
07-0451 07-0452
07-0454 07-0591
08-0211 08-0485
08-0492 08-0493
08-0497 08-0498
09-0027 09-0045
09-0289 09-0562
09-0572 10-0502
11-0505 11-0511
11-0512 12-0494
12-0495 12-0514
+stomoxys calcitran
s 12-0480
+stosszahn 05-0613
+strahlbein 02-0657
strahlen 05-0141
06-0697 08-0194
+strahlengang
03-0593
strahlung 09-0339
11-0283 12-0483
strassentransportmit
tel 03-0286
+strauss 09-0455
streptococcus
01-0185 01-0365
01-0366 01-0367
01-0368 02-0186
02-0372 02-0611
03-0143 03-0308
03-0514 03-0559
04-0245 04-0329
04-0352 04-0353
04-0625 05-0168
05-0307 05-0360
05-0361 05-0362
05-0602 05-0603
05-0604 05-0605
05-0643 06-0235
06-0614 07-0179
07-0259 07-0316
08-0212 08-0213
08-0548 08-0549
09-0374 09-0375
09-0376 09-0377
09-0378 09-0579
09-0581 09-0590
10-0156 10-0326
10-0566 10-0569
10-0612 11-0183
11-0264 11-0353
11-0354 11-0592
12-0143 12-0144
12-0145 12-0146
12-0314 12-0554
12-0599
streptococcus agala
ctiae 03-0241
03-0513 06-0616
07-0515 07-0623
09-0215 09-0582
streptococcus equi
04-0351
streptococcus pyog
enes 01-0186
streptococcus ther
mophilus 06-0175
09-0216
+streptococcus uber
is 12-0144
streptomyces
01-0171 08-0578
11-0198
streptomycin
08-0216 10-0309
11-0176
stress 01-0048
01-0049 01-0050
01-0054 01-0080
01-0085 01-0125
01-0215 01-0291
01-0327 01-0331
01-0571 01-0626
02-0021 02-0036
02-0071 02-0340
03-0045 03-0046
03-0049 03-0076
03-0077 03-0111
03-0149 03-0150
03-0152 03-0153
03-0155 03-0256
03-0281 03-0466
04-0075 04-0157
04-0166 04-0167
04-0303 04-0490
04-0649 05-0030
05-0038 05-0058
05-0059 05-0092
05-0095 05-0119
05-0125 05-0181
05-0274 05-0275
05-0444 05-0570
06-0028 06-0037
06-0124 06-0306
06-0309 06-0466
06-0677 07-0036
07-0062 07-0067
07-0068 07-0115
07-0232 07-0463
07-0554 07-0571
08-0044 08-0053
08-0056 08-0058
08-0083 08-0116
08-0118 08-0127
08-0184 08-0195
08-0572 09-0037
09-0075 09-0079
09-0142 09-0148
09-0150 09-0160
09-0162 09-0164
09-0584 10-0038
10-0039 10-0043
10-0055 10-0065
10-0080 10-0092
10-0108 10-0189
11-0026 11-0055
11-0091 11-0504
11-0542 12-0044
12-0097 12-0107
12-0155 12-0172
12-0188 12-0488

stress 12-0523
12-0552
streulose haltung
10-0300
+strobila 01-0515
stroh 04-0301
strongylidae
02-0606 03-0433
06-0536 06-0537
07-0435 07-0438
10-0477
strongyloides
03-0441 03-0549
08-0453 09-0501
09-0558 12-0467
strongylus 05-0499
05-0500 12-0511
struktur 01-0004
01-0007 01-0009
01-0012 01-0241
01-0303 01-0385
01-0490 01-0507
01-0549 02-0005
02-0191 02-0409
02-0410 03-0010
03-0018 03-0036
03-0173 03-0299
03-0366 03-0367
03-0371 03-0397
03-0408 03-0421
03-0425 04-0011
04-0024 04-0050
04-0412 05-0063
05-0354 05-0432
05-0593 06-0027
06-0167 06-0180
06-0198 06-0201
06-0251 06-0519
07-0082 07-0422
07-0520 08-0007
08-0010 08-0015
08-0016 08-0020
08-0021 08-0033
08-0034 08-0200
08-0229 08-0313
08-0401 08-0413
08-0445 08-0455
08-0535 09-0203
09-0414 10-0009
10-0010 10-0017
10-0023 10-0128
10-0151 10-0336
10-0442 11-0005
11-0085 11-0225
11-0382 12-0010
12-0023 12-0133
12-0148 12-0441
12-0454 12-0624
+strukturpolypeptid
07-0401
+strychnin 07-0475
+stullmisan 10-0560
stute 01-0067
01-0074 01-0277
01-0283 01-0296
01-0298 01-0464
01-0565 02-0299
02-0300 02-0326
02-0327 02-0400
02-0477 02-0557
02-0558 02-0641
03-0565 03-0581
04-0003 04-0295
04-0693 04-0695
05-0064 05-0065
stute 05-0259
05-0265 05-0266
05-0303 05-0305
05-0306 05-0307
05-0406 05-0407
05-0450 05-0469
05-0671 06-0067
06-0068 06-0072
06-0089 06-0233
06-0243 06-0244
06-0245 06-0246
06-0247 06-0285
06-0286 06-0288
07-0069 07-0164
07-0256 07-0259
07-0289 07-0290
07-0487 08-0208
08-0209 08-0213
08-0245 09-0066
09-0067 09-0068
09-0069 09-0070
09-0274 09-0286
09-0304 09-0331
09-0604 10-0229
10-0242 10-0251
10-0566 11-0019
11-0091 11-0263
11-0264 11-0309
11-0571 12-0252
+stypandra glauca
10-0537
+subklinisch
05-0609
+substanz p
11-0208
substitution 03-0249
substrat 05-0201
+succinatdehydroge
nase 08-0090
sucheber 02-0302
+sudden death syn
drom 10-0561
suesswasser
05-0122
suesswasserfisch
01-0088 03-0128
04-0108 04-0152
04-0153 04-0154
04-0157 05-0102
05-0111 07-0123
09-0150 09-0152
09-0154 09-0155
+sulcystan 04-0651
sulfat 10-0533
+sulfolipolysaccharid
02-0251
sulfonamid 01-0643
02-0611 03-0521
04-0635 04-0670
05-0341 05-0344
08-0582 08-0584
09-0622 10-0613
10-0671 11-0584
12-0306
+superfekundation
06-0075
superovulation
01-0268 01-0299
01-0300 01-0301
02-0084 02-0093
02-0109 02-0111
02-0317 02-0322
02-0330 04-0369
05-0291 05-0292
06-0258 06-0260
superovulation
06-0273 06-0277
06-0278 07-0274
07-0278 07-0282
08-0075 08-0083
08-0098 08-0214
08-0218 08-0223
08-0224 08-0243
09-0040 09-0103
09-0309 09-0311
09-0322 09-0619
10-0253 10-0260
10-0272 11-0279
11-0294 12-0055
12-0237 12-0247
12-0249
+supplementierung
01-0566
suspension 06-0469
symbiose 04-0108
sympathikomimetiku
m 08-0050
+sympathikus
02-0026
+sympatikolytikum
04-0037
symptom 01-0046
01-0097 01-0155
01-0270 01-0287
01-0397 01-0399
01-0402 01-0403
01-0404 01-0427
01-0431 01-0445
01-0446 01-0449
01-0451 01-0461
01-0492 01-0496
01-0511 01-0553
01-0558 01-0575
01-0591 01-0606
01-0613 01-0626
01-0675 01-0684
02-0169 02-0354
02-0385 02-0390
02-0392 02-0431
02-0433 02-0463
02-0501 02-0510
02-0521 02-0528
02-0538 02-0547
02-0548 02-0551
02-0552 02-0555
02-0556 02-0566
02-0567 02-0571
03-0115 03-0181
03-0304 03-0377
03-0380 03-0391
03-0404 03-0445
03-0470 03-0488
03-0492 03-0503
03-0562 03-0566
03-0584 03-0590
04-0129 04-0139
04-0192 04-0193
04-0195 04-0197
04-0198 04-0200
04-0383 04-0406
04-0449 04-0451
04-0473 04-0474
04-0476 04-0479
04-0501 04-0547
04-0552 04-0555
04-0556 04-0559
04-0566 04-0571
04-0574 04-0579
04-0588 04-0614
symptom 04-0616
04-0675 04-0675
04-0693 04-0698
04-0699 05-0102
05-0107 05-0151
05-0332 05-0343
05-0363 05-0363
05-0395 05-0396
05-0398 05-0406
05-0420 05-0424
05-0429 05-0444
05-0462 05-0496
05-0529 05-0530
05-0544 05-0564
05-0565 05-0567
05-0571 05-0573
05-0576 05-0642
05-0684 06-0245
06-0355 06-0365
06-0380 06-0382
06-0408 06-0426
06-0430 06-0432
06-0456 06-0477
06-0478 06-0480
06-0495 06-0501
06-0509 06-0549
06-0550 06-0553
06-0555 06-0557
06-0559 06-0560
06-0564 06-0568
06-0575 06-0580
06-0585 06-0602
06-0603 06-0696
07-0175 07-0177
07-0230 07-0326
07-0348 07-0351
07-0383 07-0384
07-0389 07-0390
07-0396 07-0403
07-0409 07-0416
07-0420 07-0454
07-0471 07-0482
07-0483 07-0486
07-0500 07-0509
07-0517 07-0564
07-0579 07-0583
07-0598 08-0103
08-0140 08-0210
08-0265 08-0268
08-0277 08-0285
08-0306 08-0320
08-0347 08-0365
08-0389 08-0392
08-0406 08-0414
08-0419 08-0429
08-0439 08-0458
08-0483 08-0509
08-0512 08-0521
08-0522 08-0525
08-0554 08-0559
08-0595 08-0604
08-0605 08-0623
09-0115 09-0131
09-0142 09-0206
09-0264 09-0269
09-0286 09-0351
09-0373 09-0376
09-0401 09-0420
09-0426 09-0452
09-0456 09-0461
09-0462 09-0499
09-0517 09-0532
09-0535 09-0537
09-0539 09-0552
09-0555 09-0617
symptom 09-0630
09-0632 09-0635
09-0642 10-0095
10-0124 10-0142
10-0283 10-0320
10-0340 10-0353
10-0365 10-0380
10-0382 10-0384
10-0389 10-0394
10-0417 10-0418
10-0419 10-0422
10-0426 10-0444
10-0468 10-0516
10-0527 10-0530
10-0531 10-0534
10-0537 10-0538
10-0549 10-0561
10-0562 10-0566
10-0629 11-0324
11-0368 11-0379
11-0403 11-0405
11-0408 11-0452
11-0475 11-0483
11-0492 11-0493
11-0496 11-0511
11-0516 11-0519
11-0522 11-0523
11-0533 11-0534
11-0536 11-0541
11-0585 11-0597
12-0353 12-0356
12-0409 12-0413
12-0425 12-0437
12-0446 12-0449
12-0465 12-0494
12-0495 12-0517
12-0527 12-0557
12-0558 12-0622
12-0623
+synapse 04-0215
synergismus
11-0414 12-0112
+synovialfluessigkeit
01-0033
synthese 01-0151
02-0051 02-0098
02-0103 02-0291
03-0230 05-0073
05-0075 05-0164
06-0049 06-0177
06-0187 07-0060
07-0075 07-0080
07-0088 07-0251
07-0253 08-0042
08-0078 08-0088
08-0089 08-0369
09-0032 09-0277
11-0093 11-0175
11-0196 11-0227
11-0345 11-0370
11-0383 11-0591
12-0043 12-0138
system 05-0329
+szintigramm
01-0576 03-0565
+szintigraphie
04-0701 08-0484
09-0658 10-0505
10-0509 10-0659
10-0662 11-0089
+t-zell-lymphosarko
m 01-0160
+t-zelle 01-0186
01-0202 01-0214
01-0223 01-0231

+t-zelle 01-0433
01-0459 01-0513
01-0541 01-0545
02-0112 02-0192
02-0200 02-0204
02-0226 02-0239
02-0240 02-0241
02-0255 02-0408
02-0424 03-0025
03-0026 03-0197
03-0208 03-0216
03-0222 03-0309
03-0379 03-0398
04-0212 04-0232
04-0249 04-0250
04-0332 04-0356
04-0360 04-0416
04-0427 04-0494
05-0172 05-0184
05-0186 05-0188
05-0192 05-0197
05-0207 05-0211
05-0367 05-0418
05-0630 06-0184
06-0186 06-0190
06-0193 06-0195
06-0197 06-0200
06-0203 06-0204
06-0558 07-0208
07-0213 08-0150
08-0157 08-0158
08-0165 08-0174
08-0175 08-0182
08-0190 08-0197
08-0349 08-0369
08-0407 08-0422
08-0550 09-0236
09-0240 09-0257
10-0157 10-0170
10-0178 10-0183
10-0184 10-0185
10-0327 10-0358
10-0365 10-0390
11-0203 11-0206
11-0209 11-0213
11-0214 11-0222
11-0231 11-0236
11-0237 11-0419
11-0421 12-0168
12-0169 12-0170
12-0182 12-0382
tabanidae 05-0635
tabelle 08-0049
taenia 01-0515
03-0430 05-0495
05-0496 06-0520
08-0443 09-0489
09-0490
taenia saginata
04-0708 11-0479
taenia solium
01-0516
tagung 01-0168
01-0486 01-0542
03-0174 04-0168
04-0169 06-0688
07-0278 08-0143
10-0169 12-0408
12-0409
talpidae 09-0011
+target-organ
10-0528
taube 01-0260
02-0613 02-0614
03-0081 04-0328
taube 05-0380
05-0424 05-0647
09-0095 09-0587
10-0452 12-0582
+tauchen 07-0066
taxonomie 01-0112
02-0384 02-0388
02-0429 02-0437
02-0440 02-0452
04-0207 05-0365
05-0518 06-0119
08-0108 08-0279
08-0401 11-0179
11-0195 11-0329
11-0424 12-0082
+taylorella equigenit
alis 02-0299
07-0289 10-0206
+tcdd 09-0043
techn diagnostik
04-0546 10-0658
technologie
01-0055 01-0662
04-0313 05-0165
06-0663 06-0699
08-0098 08-0262
08-0354 09-0558
10-0116 10-0255
11-0314 11-0315
12-0256
+tegument 12-0454
+teicoplanin
05-0366
teilstueck 03-0112
+telemetrie 04-0058
temperatur 01-0021
01-0029 01-0030
01-0031 01-0039
01-0053 01-0056
01-0085 01-0106
01-0125 01-0139
01-0145 01-0185
01-0191 01-0291
01-0340 01-0384
01-0472 01-0508
02-0026 02-0036
02-0053 02-0054
02-0055 02-0065
02-0342 03-0060
03-0138 03-0139
03-0150 04-0034
04-0038 04-0046
04-0054 04-0055
04-0058 04-0060
04-0061 04-0133
04-0145 04-0178
04-0309 04-0490
04-0667 05-0011
05-0026 05-0098
05-0130 05-0137
05-0274 05-0275
05-0321 05-0322
05-0368 05-0495
05-0501 05-0517
06-0131 06-0138
06-0170 06-0228
06-0305 06-0306
06-0348 06-0354
06-0695 06-0701
07-0025 07-0058
07-0097 07-0118
07-0119 07-0120
07-0128 07-0151
07-0321 08-0083
08-0125 08-0251
temperatur 08-0287
08-0379 09-0018
09-0044 09-0052
09-0074 09-0075
09-0084 09-0139
09-0150 09-0151
09-0176 10-0033
10-0040 10-0060
10-0115 10-0164
10-0292 10-0435
10-0441 10-0619
11-0032 11-0057
11-0283 12-0026
12-0047 12-0097
12-0098 12-0171
12-0243 12-0275
12-0278 12-0280
12-0458 12-0463
12-0650
+temperaturerhoehu
ng 01-0125
+tenazitaet 02-0364
04-0312 04-0334
08-0216 12-0285
12-0458
+tendovaginitis
07-0593
+teratogenitaet
02-0537 03-0527
+teratogenitaetstest
10-0611
+teratom 02-0173
terminologie
12-0001
territorium 03-0171
09-0326 10-0210
10-0211
+testkeim 08-0142
testosteron 01-0651
02-0307 02-0308
03-0107 03-0111
03-0113 03-0246
03-0537 04-0644
05-0021 05-0022
05-0058 05-0061
05-0079 05-0282
06-0079 06-0226
07-0088 07-0089
07-0096 07-0559
08-0088 08-0089
09-0046 09-0090
09-0106 09-0107
09-0110 09-0111
09-0113 09-0114
09-0301 09-0303
09-0305 10-0043
10-0273 11-0112
11-0119 11-0230
11-0531 12-0043
12-0065 12-0246
tetanie 04-0568
10-0197
tetanus 03-0315
08-0297 09-0627
12-0331
+tetra 10-0191
+tetrachlorkohlensto
ff 04-0597
+tetracyclin 01-0394
tetrazyklin 01-0628
02-0595 02-0611
04-0116 04-0671
07-0112 10-0597
10-0613 10-0643
11-0595
tge-vakzin 11-0394
12-0378
tge-virus 02-0427
02-0428 03-0358
04-0436 04-0437
04-0438 05-0427
06-0437 07-0213
08-0541 10-0316
11-0394 12-0377
12-0378
theileria 01-0505
01-0551 03-0396
03-0397 04-0511
04-0512 05-0482
05-0483 06-0434
06-0511 06-0512
08-0426 09-0476
09-0477 10-0441
10-0555 12-0448
+theileria sergenti
10-0555
+thekazelle 02-0101
thelaziidae 12-0472
+thelitis 05-0610
+thelohania contejea
ni 04-0144
+theophyllin
12-0622
+theragra holcogra
mma 07-0137
+therapeutikum
01-0564
therapie 01-0098
01-0156 01-0159
01-0164 01-0165
01-0219 01-0280
01-0281 01-0285
01-0293 01-0314
01-0355 01-0379
01-0380 01-0381
01-0387 01-0389
01-0394 01-0399
01-0400 01-0405
01-0417 01-0438
01-0453 01-0470
01-0484 01-0494
01-0497 01-0520
01-0525 01-0531
01-0532 01-0541
01-0553 01-0560
01-0561 01-0563
01-0564 01-0574
01-0575 01-0576
01-0588 01-0591
01-0613 01-0618
01-0619 01-0620
01-0625 01-0626
01-0629 01-0630
01-0631 01-0647
01-0648 01-0650
01-0652 01-0654
01-0666 01-0666
01-0674 02-0154
02-0167 02-0177
02-0277 02-0278
02-0279 02-0290
02-0300 02-0305
02-0385 02-0392
02-0393 02-0396
02-0404 02-0460
02-0477 02-0501
02-0505 02-0509
02-0511 02-0521
02-0525 02-0539
02-0542 02-0543
therapie 02-0547
02-0548 02-0549
02-0550 02-0551
02-0553 02-0554
02-0555 02-0560
02-0566 02-0567
02-0569 02-0577
02-0594 02-0611
02-0619 02-0620
02-0631 02-0632
02-0636 02-0647
02-0651 02-0655
03-0140 03-0143
03-0144 03-0182
03-0191 03-0289
03-0291 03-0292
03-0315 03-0387
03-0405 03-0445
03-0462 03-0474
03-0483 03-0485
03-0490 03-0495
03-0496 03-0518
03-0522 03-0523
03-0529 03-0535
03-0536 03-0548
03-0553 03-0565
03-0583 03-0584
03-0585 03-0587
04-0201 04-0250
04-0349 04-0351
04-0384 04-0427
04-0459 04-0495
04-0498 04-0517
04-0518 04-0522
04-0523 04-0525
04-0534 04-0567
04-0574 04-0604
04-0611 04-0624
04-0625 04-0634
04-0636 04-0653
04-0654 04-0658
04-0663 04-0669
04-0673 04-0684
04-0695 04-0698
04-0699 04-0700
05-0109 05-0153
05-0157 05-0201
05-0261 05-0263
05-0264 05-0308
05-0331 05-0339
05-0352 05-0366
05-0377 05-0411
05-0470 05-0484
05-0488 05-0489
05-0499 05-0524
05-0535 05-0542
05-0548 05-0549
05-0553 05-0560
05-0564 05-0573
05-0576 05-0578
05-0579 05-0580
05-0583 05-0585
05-0587 05-0595
05-0611 05-0613
05-0628 05-0631
05-0632 05-0636
05-0638 05-0640
05-0644 05-0646
05-0671 05-0676
05-0677 06-0047
06-0185 06-0249
06-0314 06-0334
06-0374 06-0382
06-0391 06-0491
06-0525 06-0526

therapie 06-0528
06-0544 06-0553
06-0558 06-0559
06-0561 06-0563
06-0569 06-0590
06-0591 06-0592
06-0602 06-0615
06-0624 06-0633
06-0645 06-0649
06-0651 06-0664
06-0665 06-0670
06-0683 06-0686
06-0687 07-0154
07-0156 07-0256
07-0260 07-0311
07-0313 07-0384
07-0410 07-0415
07-0420 07-0429
07-0435 07-0437
07-0440 07-0447
07-0452 07-0457
07-0467 07-0476
07-0477 07-0482
07-0483 07-0496
07-0511 07-0531
07-0544 07-0555
07-0566 07-0567
07-0569 07-0575
07-0577 07-0582
07-0584 07-0595
07-0598 07-0603
07-0605 07-0607
07-0609 08-0132
08-0202 08-0209
08-0210 08-0211
08-0263 08-0265
08-0272 08-0292
08-0293 08-0297
08-0302 08-0316
08-0376 08-0378
08-0389 08-0411
08-0424 08-0442
08-0460 08-0462
08-0467 08-0482
08-0500 08-0511
08-0514 08-0515
08-0533 08-0535
08-0544 08-0552
08-0554 08-0570
08-0572 08-0588
08-0593 08-0596
08-0599 08-0600
08-0608 09-0136
09-0226 09-0262
09-0301 09-0353
09-0408 09-0411
09-0426 09-0457
09-0459 09-0464
09-0467 09-0475
09-0476 09-0514
09-0515 09-0517
09-0519 09-0520
09-0527 09-0527
09-0528 09-0530
09-0534 09-0536
09-0538 09-0540
09-0549 09-0556
09-0559 09-0561
09-0562 09-0567
09-0587 09-0601
09-0603 09-0610
09-0612 09-0613
09-0614 09-0618
09-0642 10-0120
10-0124 10-0145

therapie 10-0167
10-0246 10-0305
10-0316 10-0340
10-0341 10-0350
10-0420 10-0422
10-0440 10-0443
10-0447 10-0454
10-0465 10-0470
10-0491 10-0511
10-0512 10-0519
10-0521 10-0524
10-0533 10-0549
10-0556 10-0565
10-0568 10-0571
10-0590 10-0594
10-0599 10-0605
10-0607 10-0624
10-0627 10-0630
10-0637 10-0638
10-0640 10-0648
10-0651 10-0656
10-0664 11-0101
11-0107 11-0220
11-0245 11-0269
11-0271 11-0325
11-0375 11-0401
11-0443 11-0453
11-0469 11-0487
11-0488 11-0493
11-0511 11-0520
11-0523 11-0528
11-0533 11-0560
11-0564 11-0569
11-0578 11-0581
11-0584 11-0590
11-0600 11-0619
12-0089 12-0091
12-0102 12-0113
12-0123 12-0229
12-0231 12-0298
12-0303 12-0306
12-0332 12-0333
12-0336 12-0339
12-0342 12-0382
12-0414 12-0425
12-0427 12-0431
12-0446 12-0460
12-0470 12-0482
12-0506 12-0507
12-0509 12-0510
12-0515 12-0516
12-0534 12-0543
12-0550 12-0561
12-0577 12-0603
12-0609 12-0618
12-0619 12-0621
12-0634 12-0639
12-0642 12-0643
12-0647
+thermaceres ander
soni 05-0118
+thermogramm
02-0026
+thermographie
07-0610
thermoregulation
02-0047 03-0060
04-0061 07-0521
08-0062 09-0052
10-0033 10-0058
10-0060 11-0029
11-0034 11-0039
11-0057 12-0026
12-0047 12-0612

thiabendazol
02-0505 02-0510
02-0621 05-0504
12-0470
+thiabendazol
05-0650
thiobencarb
03-0131
+thiobenzamid
02-0618
+thiophanat 05-0619
thiram 11-0596
+thorakotomie
10-0645
+thorakozentese
12-0638
+thorax 02-0073
06-0692 07-0582
+throbozytopenie
07-0282
+thrombin 05-0033
+thrombophlebitis
10-0508
+thrombose
03-0488 04-0569
09-0542 10-0581
+thromboxan
09-0025
thrombozyt 01-0593
02-0266 03-0356
04-0255 04-0261
05-0232 07-0229
07-0282 08-0323
10-0199 10-0200
10-0326 11-0245
11-0246 12-0202
+thrombozytopathie
11-0245
+thrombozytopenie
06-0570
+thrombus 10-0200
+thymallus thymallu
s 05-0094
+thymektomie
05-0183
thymidin 02-0094
+thymozyt 02-0205
02-0227 05-0197
thymus 01-0199
01-0217 02-0028
02-0204 02-0205
02-0227 02-0239
02-0244 02-0252
02-0255 02-0352
03-0026 03-0217
03-0309 03-0379
04-0039 04-0223
04-0249 05-0059
05-0183 05-0184
05-0185 05-0219
05-0220 05-0221
05-0498 06-0189
06-0195 06-0200
08-0004 08-0170
08-0181 09-0042
09-0243 09-0248
09-0257 09-0350
09-0379 10-0019
10-0181 10-0185
10-0193 11-0211
11-0236 11-0353
12-0382
+thyreostatikum
03-0558

+thyrosinkinase-test
08-0185
thyroxin 01-0015
03-0558 04-0267
08-0514 09-0243
09-0466 11-0025
12-0032
+tiamulin 05-0629
07-0556
+tibia 03-0565
tiefgefrieren
02-0122 02-0208
03-0121 03-0126
03-0127 03-0268
04-0100 05-0061
05-0164 05-0289
05-0296 05-0346
05-0476 06-0093
06-0095 06-0098
06-0268 06-0269
06-0270 07-0099
07-0102 08-0093
08-0094 08-0241
08-0243 08-0244
10-0089 10-0090
10-0228 10-0251
10-0272 11-0133
11-0290 11-0299
12-0070 12-0239
12-0430
tiefgefriersperma
02-0123 02-0124
02-0125 02-0129
02-0130 02-0131
04-0101 04-0104
05-0088 06-0088
06-0256 07-0098
07-0100 08-0227
09-0121 11-0134
11-0301
tier 01-0148
01-0158 01-0168
01-0196 01-0247
01-0303 01-0337
01-0484 01-0486
01-0624 01-0666
02-0556 03-0243
03-0288 03-0474
03-0587 04-0223
04-0224 04-0264
05-0329 05-0564
06-0317 06-0354
06-0368 06-0386
06-0421 06-0576
06-0577 08-0133
08-0153 08-0204
08-0402 08-0490
08-0599 09-0188
09-0431 10-0060
10-0167 10-0288
10-0351 10-0630
11-0211 11-0594
12-0123 12-0204
12-0255 12-0315
12-0395 12-0397
12-0491
tierbestand 02-0133
07-0308 07-0315
08-0097
tierernaehrung
02-0314 02-0648
03-0452 03-0475
06-0011 11-0501
tiergesundheit
01-0093 01-0095

tiergesundheit
01-0330 01-0562
02-0268 02-0272
02-0274 02-0277
02-0331 02-0347
03-0237 03-0282
04-0262 04-0324
04-0560 04-0662
05-0019 05-0243
05-0285 05-0312
05-0584 06-0100
06-0120 06-0121
06-0292 06-0300
06-0631 06-0659
06-0673 06-0674
06-0675 07-0234
07-0239 07-0240
07-0243 07-0244
07-0294 07-0296
07-0302 07-0303
07-0304 07-0309
07-0448 08-0251
10-0044 10-0199
10-0284 10-0291
10-0421 10-0501
11-0031 11-0137
11-0144 11-0285
11-0316 11-0322
12-0074 12-0079
12-0210 12-0286
tierhaltung 01-0049
01-0050 01-0147
01-0245 01-0247
01-0250 01-0255
01-0260 01-0262
01-0263 01-0264
01-0324 01-0325
01-0338 01-0343
01-0443 01-0598
02-0138 02-0283
02-0287 02-0294
02-0302 02-0340
02-0341 02-0541
02-0568 02-0576
02-0582 02-0652
03-0206 03-0236
03-0280 03-0281
03-0285 03-0286
03-0287 03-0359
03-0405 03-0407
03-0502 04-0186
04-0298 04-0303
04-0306 04-0308
04-0352 04-0503
04-0567 04-0604
04-0608 04-0649
05-0129 05-0143
05-0314 05-0316
05-0339 05-0340
05-0470 05-0482
05-0575 05-0577
05-0578 05-0584
05-0588 05-0626
06-0223 06-0224
06-0230 06-0232
06-0300 06-0302
06-0303 06-0305
06-0307 06-0528
06-0545 06-0548
06-0572 06-0585
06-0607 06-0632
06-0682 06-0684
06-0685 07-0036
07-0056 07-0062
07-0081 07-0236

tierhaltung 07-0237
07-0247 07-0269
07-0303 07-0304
07-0305 07-0310
07-0311 07-0393
07-0440 07-0487
07-0494 07-0495
07-0527 07-0580
07-0581 07-0588
07-0625 08-0107
08-0119 08-0207
08-0251 08-0255
08-0256 08-0307
08-0428 08-0492
08-0545 08-0572
08-0613 09-0047
09-0053 09-0149
09-0270 09-0295
09-0305 09-0341
09-0342 09-0344
09-0345 09-0468
09-0482 09-0687
10-0211 10-0218
10-0219 10-0283
10-0291 10-0292
10-0293 10-0300
10-0453 10-0483
10-0485 10-0488
10-0571 10-0588
11-0267 11-0314
11-0315 11-0331
11-0364 11-0393
11-0446 11-0469
11-0488 11-0496
11-0497 11-0620
12-0156 12-0178
12-0227 12-0265
12-0266 12-0267
12-0269 12-0270
12-0271 12-0273
12-0278 12-0384
12-0476 12-0483
12-0544
tierhygiene 01-0263
01-0324 01-0329
01-0330 01-0637
02-0283 02-0294
02-0338 02-0340
02-0341 02-0345
02-0349 02-0382
02-0386 02-0398
02-0599 03-0278
03-0284 03-0287
03-0453 03-0515
04-0058 04-0269
04-0302 04-0304
04-0308 04-0312
04-0322 04-0349
04-0381 04-0516
04-0535 04-0542
04-0607 04-0643
04-0710 05-0238
05-0311 05-0320
05-0327 05-0358
05-0577 05-0587
05-0615 06-0223
06-0224 06-0301
06-0312 06-0565
06-0607 06-0612
06-0614 07-0305
07-0307 07-0308
07-0311 07-0315
07-0354 07-0502
07-0511 07-0513
07-0531 08-0253
tierhygiene 08-0255
09-0369 09-0572
09-0676 10-0292
10-0421 10-0482
10-0485 10-0488
10-0567 11-0314
11-0318 11-0537
12-0156 12-0203
12-0211 12-0212
12-0264 12-0265
12-0267 12-0271
12-0272 12-0274
12-0275 12-0276
12-0277 12-0278
12-0279 12-0281
12-0282 12-0283
12-0293 12-0384
12-0426 12-0560
12-0562 12-0583
tierkennzeichnung
02-0269
tierkoerperbeseitigu
ng 01-0340
02-0349 05-0327
08-0261 08-0262
09-0347 12-0329
12-0330
tierkoerpermehl
06-0484 12-0329
tierkrankheit
01-0247 01-0262
01-0276 01-0341
01-0343 01-0561
01-0565 01-0578
01-0584 01-0600
01-0603 01-0622
02-0183 02-0273
02-0275 02-0586
02-0652 03-0133
03-0174 03-0378
03-0478 03-0480
03-0536 04-0206
04-0232 04-0299
04-0317 04-0561
04-0569 04-0607
04-0608 04-0629
04-0630 04-0686
04-0702 05-0176
05-0241 05-0342
05-0524 05-0553
05-0558 05-0575
05-0600 05-0626
05-0668 05-0670
06-0148 06-0156
06-0249 06-0316
06-0406 06-0544
06-0545 06-0565
06-0573 06-0601
06-0680 06-0682
06-0688 06-0705
07-0245 07-0291
07-0310 07-0441
07-0494 07-0502
07-0606 08-0002
08-0153 08-0194
08-0252 08-0259
08-0263 08-0285
08-0389 08-0489
08-0501 08-0509
08-0512 08-0595
08-0613 09-0268
09-0269 09-0270
09-0383 09-0526
09-0544 09-0657
10-0138 10-0205
tierkrankheit
10-0242 10-0412
10-0511 10-0520
10-0552 10-0561
10-0562 10-0570
10-0571 10-0643
10-0655 10-0660
10-0662 11-0255
11-0256 11-0257
11-0322 11-0325
11-0497 11-0519
11-0621 12-0155
12-0203 12-0209
12-0213 12-0264
12-0265 12-0271
12-0288 12-0289
12-0290 12-0343
12-0423 12-0426
12-0483 12-0508
12-0512 12-0513
12-0550 12-0576
12-0638
tierpflege 01-0255
03-0571 10-0236
10-0238
tierproduktion
01-0630 02-0162
02-0165 02-0268
02-0275 02-0278
02-0280 02-0281
02-0338 02-0620
03-0283 03-0284
03-0528 04-0262
04-0307 04-0311
04-0549 05-0165
05-0241 05-0321
06-0225 06-0259
06-0310 06-0313
06-0474 07-0296
08-0257 09-0121
09-0181 10-0044
10-0203 10-0213
10-0254 11-0274
11-0321 12-0205
12-0207 12-0209
12-0210 12-0281
12-0492
tierschutz 01-0055
01-0245 01-0246
01-0247 01-0248
01-0249 01-0250
01-0251 01-0252
01-0253 01-0254
01-0255 01-0256
01-0257 01-0258
01-0259 01-0260
01-0261 01-0262
01-0263 01-0264
01-0327 01-0338
02-0541 03-0067
03-0236 03-0243
03-0285 03-0286
03-0621 05-0235
05-0615 06-0223
06-0224 07-0236
07-0237 08-0204
08-0256 09-0265
09-0267 10-0218
10-0219 10-0633
10-0634 12-0206
12-0207 12-0208
12-0284 12-0568
tiersoziologie
04-0303 09-0192
tiertransport
03-0236 03-0285
03-0286 04-0313
06-0309 08-0053
08-0059 08-0400
10-0202 10-0209
12-0284
tierversuch 01-0053
01-0064 01-0072
01-0245 01-0401
01-0491 01-0504
01-0513 01-0559
01-0581 01-0651
02-0010 02-0025
02-0058 02-0059
02-0060 02-0075
02-0088 02-0106
02-0176 02-0190
02-0242 02-0363
02-0391 02-0394
02-0507 02-0509
02-0526 02-0527
02-0561 02-0617
03-0187 03-0348
03-0448 03-0456
04-0341 04-0371
04-0404 04-0461
04-0494 04-0504
04-0510 04-0514
04-0529 04-0642
04-0678 05-0296
05-0366 05-0406
05-0428 05-0493
05-0533 05-0568
05-0569 06-0020
06-0037 06-0054
06-0075 06-0220
06-0280 06-0303
06-0397 06-0579
06-0625 06-0644
07-0040 07-0188
07-0319 07-0344
07-0391 07-0398
07-0426 07-0428
08-0048 08-0141
08-0149 08-0172
08-0204 08-0239
08-0274 08-0294
08-0395 08-0421
08-0440 08-0443
08-0452 08-0466
08-0521 08-0536
08-0557 08-0586
09-0023 09-0054
09-0055 09-0088
09-0089 09-0114
09-0195 09-0245
09-0267 09-0352
09-0362 09-0365
09-0382 09-0398
09-0405 09-0425
09-0441 09-0498
09-0503 09-0508
09-0618 09-0644
09-0650 10-0012
10-0014 10-0043
10-0046 10-0047
10-0051 10-0166
10-0218 10-0222
10-0246 10-0293
10-0341 10-0363
10-0374 10-0380
10-0463 10-0476
10-0492 10-0508
10-0544 10-0545
tierversuch 10-0583
10-0600 10-0616
11-0007 11-0047
11-0063 11-0304
11-0350 11-0406
11-0436 11-0556
11-0573 11-0606
11-0632 12-0020
12-0027 12-0048
12-0104 12-0195
12-0208 12-0293
12-0302 12-0359
12-0365 12-0468
12-0518 12-0530
12-0532 12-0533
12-0535 12-0558
12-0612 12-0613
12-0614
tierzucht 02-0013
04-0174 05-0284
05-0285 05-0286
05-0287 06-0166
12-0256
+tiger 05-0614
+tilapia 04-0136
06-0105
+tilgung 06-0474
+tilia tomentosa
05-0134
+tinca tinca 02-0141
05-0089
titer 01-0447
01-0639 04-0390
04-0401 04-0469
05-0271 05-0378
05-0396 05-0435
06-0332 06-0358
06-0473 08-0167
09-0138 09-0359
09-0360 09-0378
09-0431 09-0432
09-0506 10-0349
10-0369 10-0379
11-0361 11-0435
11-0460 11-0461
12-0154 12-0381
12-0415
titration 10-0614
tod 01-0582
01-0586 02-0295
02-0514 02-0545
06-0572 08-0017
10-0123 12-0115
12-0374 12-0375
12-0525
togavirus 02-0443
02-0444 02-0445
03-0368 04-0454
06-0455 08-0347
12-0392
toleranz 01-0628
04-0221 05-0197
05-0668 08-0174
08-0175 09-0152
09-0644 10-0114
tollwut 02-0446
04-0455 04-0456
04-0457 04-0459
04-0460 04-0680
05-0437 08-0353
08-0354 08-0355
10-0384 10-0385
10-0387 10-0388
10-0389 10-0583
11-0401 12-0393

tollwut 12-0395
12-0396 12-0397
12-0398 12-0399
12-0400 12-0401
12-0402 12-0403
12-0404 12-0405
12-0406
tollwutvirus
01-0451 01-0452
01-0453 02-0446
04-0455 04-0457
04-0458 04-0461
04-0462 07-0383
08-0353 08-0354
08-0355 08-0356
08-0357 08-0358
10-0386 10-0390
12-0394 12-0404
12-0405
+toltrazuril 01-0497
02-0609 12-0105
+tonsille 10-0330
+tonsillitis 02-0371
+tonus 04-0568
11-0067
+topographische an
atomie 03-0002
+torsio coli 05-0672
+torsio uteri
08-0209 10-0241
+torsion 03-0484
03-0583
+totgeburt 02-0292
02-0294
+toxaemie 05-0263
+toxascaris 04-0530
toxikologie 01-0091
01-0662 02-0163
02-0344 02-0519
02-0555 02-0628
03-0562 03-0606
04-0304 04-0582
04-0587 04-0596
04-0597 05-0565
05-0633 05-0642
05-0657 05-0660
05-0661 05-0663
06-0661 07-0473
07-0474 07-0481
07-0484 07-0486
07-0519 07-0545
07-0624 09-0161
09-0163 09-0548
09-0551 09-0553
09-0631 10-0293
10-0528 10-0529
10-0530 10-0531
10-0536 10-0537
10-0543 10-0544
10-0545 10-0546
10-0547 10-0597
10-0616 10-0620
10-0621 11-0594
11-0596 11-0598
12-0085 12-0524
12-0528 12-0529
12-0530 12-0532
12-0534 12-0535
12-0537 12-0538
12-0611 12-0622
12-0625
toxikose 01-0663
02-0557 03-0491
03-0493 03-0494
04-0316 04-0586
toxikose 04-0596
04-0599 04-0660
05-0362 05-0541
05-0658 06-0329
06-0577 06-0611
07-0138 08-0464
08-0518 08-0519
09-0353 09-0356
09-0511 09-0633
09-0635 09-0668
10-0417 10-0418
10-0434 11-0231
12-0164 12-0525
toxin 01-0025
01-0036 01-0182
01-0186 01-0193
01-0231 01-0351
01-0354 01-0356
01-0372 01-0385
01-0584 01-0592
01-0596 02-0359
02-0363 02-0561
02-0565 02-0669
03-0043 03-0096
03-0176 03-0185
03-0187 03-0245
03-0301 03-0303
03-0304 03-0317
03-0497 03-0619
04-0204 04-0208
04-0209 04-0215
04-0216 04-0245
04-0246 04-0301
04-0323 04-0342
04-0344 04-0357
04-0407 04-0583
04-0614 05-0166
05-0167 05-0229
05-0350 05-0353
05-0357 05-0359
05-0383 05-0384
05-0568 05-0569
05-0607 06-0153
06-0174 06-0319
06-0321 06-0335
06-0336 06-0337
06-0366 06-0367
06-0371 06-0373
06-0576 06-0586
06-0588 06-0594
06-0617 06-0704
07-0188 07-0191
07-0193 07-0194
07-0318 07-0327
07-0328 07-0329
07-0333 07-0345
07-0482 07-0489
07-0546 07-0577
08-0144 08-0146
08-0147 08-0148
08-0151 08-0276
08-0282 08-0295
08-0296 08-0298
08-0557 09-0212
09-0361 09-0365
09-0373 09-0385
09-0392 09-0580
09-0596 09-0627
10-0150 10-0153
10-0174 10-0188
10-0315 10-0338
10-0506 10-0542
10-0549 11-0050
11-0051 11-0175
11-0195 11-0209
toxin 11-0313
11-0336 11-0342
11-0363 11-0364
11-0414 11-0628
11-0633 12-0098
12-0141 12-0299
12-0301 12-0307
12-0326 12-0327
12-0621 12-0652
12-0655
toxizitaet 01-0054
01-0133 01-0140
01-0359 01-0628
01-0629 01-0662
02-0159 02-0474
02-0561 02-0565
02-0591 02-0626
02-0628 02-0629
02-0630 02-0668
03-0115 03-0130
03-0131 03-0132
03-0156 03-0187
03-0195 03-0490
03-0527 04-0122
04-0158 04-0581
04-0583 04-0595
04-0648 04-0674
04-0675 05-0538
05-0649 06-0101
06-0125 06-0129
06-0132 06-0139
06-0350 06-0370
06-0581 06-0584
06-0588 06-0589
06-0649 07-0117
07-0140 07-0479
07-0485 07-0556
07-0561 07-0562
07-0564 08-0476
08-0568 08-0585
09-0153 09-0155
09-0158 09-0159
09-0162 09-0172
09-0173 09-0180
09-0222 09-0520
09-0605 09-0634
10-0150 10-0162
10-0402 10-0535
10-0546 10-0610
11-0052 11-0147
11-0155 11-0501
11-0552 11-0559
11-0587 11-0596
11-0597 11-0598
11-0599 11-0600
12-0075 12-0077
12-0095 12-0098
12-0169 12-0533
12-0624
+toxizitaetstest
10-0546 10-0547
toxocara 01-0522
02-0501 04-0530
10-0474 10-0479
+toxocara canis
10-0479
toxoplasma 01-0486
01-0499 01-0501
01-0502 01-0503
02-0231 02-0486
02-0487 02-0488
02-0489 02-0490
03-0311 03-0412
03-0413 03-0414
03-0415 04-0505
toxoplasma 04-0506
04-0507 05-0481
06-0505 07-0424
08-0417 08-0418
08-0419 08-0558
09-0473 10-0440
11-0206 11-0432
11-0434 11-0435
11-0436 11-0437
+toxoplasma gondii
02-0487
+toxoplasmose
01-0500 02-0490
08-0558
+trabrennsport
01-0252
trachea 01-0057
02-0639 03-0022
03-0073 03-0078
03-0570 05-0034
05-0151 12-0029
tracheenmilbe
02-0153 02-0158
04-0175 04-0183
06-0137 06-0138
+tracheostoma
03-0570
+trachinotus sp
06-0112
traechtigkeit
01-0068 01-0070
01-0201 01-0269
01-0272 01-0280
01-0296 01-0306
01-0321 01-0323
01-0327 01-0373
01-0455 01-0475
01-0475 02-0009
02-0030 02-0033
02-0036 02-0067
02-0092 02-0110
02-0112 02-0113
02-0287 02-0288
02-0289 02-0290
02-0303 02-0313
02-0327 02-0328
02-0332 02-0333
02-0334 02-0335
02-0336 02-0337
02-0447 02-0526
02-0537 02-0564
03-0108 03-0247
03-0248 03-0249
03-0250 03-0252
03-0268 03-0277
03-0310 03-0415
04-0028 04-0062
04-0088 04-0267
04-0283 04-0291
04-0294 04-0295
04-0369 04-0452
04-0641 05-0027
05-0051 05-0064
05-0065 05-0075
05-0076 05-0252
05-0253 05-0254
05-0255 05-0257
05-0258 05-0273
05-0291 05-0298
05-0303 05-0306
05-0469 05-0535
06-0053 06-0055
06-0056 06-0062
06-0072 06-0073
06-0074 06-0075
traechtigkeit
06-0228 06-0229
06-0230 06-0231
06-0262 06-0272
06-0294 06-0295
06-0296 06-0379
06-0601 06-0605
06-0644 06-0681
07-0075 07-0079
07-0086 07-0226
07-0251 07-0253
07-0254 07-0270
07-0277 07-0282
07-0283 07-0292
07-0293 08-0052
08-0126 08-0208
08-0224 08-0233
08-0249 08-0318
08-0529 09-0031
09-0068 09-0092
09-0098 09-0105
09-0231 09-0239
09-0271 09-0272
09-0273 09-0274
09-0275 09-0276
09-0277 09-0278
09-0281 09-0286
09-0287 09-0294
09-0321 09-0323
09-0331 09-0334
09-0336 09-0337
09-0359 09-0449
09-0525 09-0597
09-0619 10-0052
10-0082 10-0083
10-0186 10-0227
10-0229 10-0230
10-0231 10-0232
10-0233 10-0234
10-0237 10-0241
10-0259 10-0260
10-0261 10-0285
10-0286 10-0592
10-0604 11-0019
11-0099 11-0111
11-0221 11-0267
11-0286 11-0305
11-0309 11-0310
11-0400 11-0434
12-0031 12-0041
12-0042 12-0048
12-0054 12-0064
12-0217 12-0218
12-0240 12-0252
12-0259 12-0260
12-0270 12-0363
12-0502
+traenenfluessigkeit
10-0517
traenkeinrichtung
01-0011 02-0339
08-0536 09-0369
traenken 02-0573
04-0188 04-0240
06-0595 08-0536
traenkwasser
01-0325 02-0339
+training 04-0054
04-0055 08-0047
11-0499
tranquilizer 05-0667
06-0643 11-0091
transaminase
04-0597 06-0094

+transaminase
03-0465
+transfer 12-0135
transferase 01-0045
06-0222 08-0035
09-0035
+transferfaktor
02-0257
transferin 01-0066
03-0235 05-0173
06-0036 08-0068
11-0415
transformation
01-0421 01-0433
02-0450 03-0383
04-0210 07-0402
07-0418 08-0024
08-0405 09-0424
10-0134 10-0149
11-0090 11-0110
11-0198 11-0591
12-0004
+transfusion
11-0245
+transkription
01-0471 11-0432
translokation
01-0485 06-0017
06-0179 06-0363
08-0043 11-0085
transpiration
06-0031
+transplantat
12-0647
transplantation
01-0207 01-0209
01-0304 01-0580
02-0237 03-0600
06-0010 06-0570
07-0283 07-0288
08-0605 08-0620
10-0166 10-0281
10-0521 10-0631
11-0297 12-0022
12-0253 12-0350
12-0628
transport 01-0019
01-0137 01-0300
03-0150 03-0256
03-0523 04-0052
04-0062 04-0167
04-0521 04-0572
06-0310 07-0016
08-0116 12-0071
12-0150
trauma 03-0009
03-0495 03-0568
03-0575 03-0586
05-0554 06-0685
07-0582 07-0583
08-0603 10-0526
10-0640
trematodes 01-0111
01-0112 01-0113
01-0114 01-0121
02-0495 03-0146
03-0423 03-0428
05-0492 05-0494
06-0116 06-0517
06-0518 08-0111
08-0112 08-0438
08-0439 10-0480
11-0457 11-0461
11-0462 11-0464
+tremor 07-0380
trennen 01-0035
05-0083 08-0197
10-0271 11-0102
11-0183 11-0470
12-0639
treponema 02-0397
02-0592 03-0216
05-0405 07-0539
11-0376 12-0343
+treponema taceae
05-0404
+triaenophorus
01-0118
+triazinone 12-0105
trichinella 01-0486
01-0538 01-0539
01-0540 01-0541
01-0542 02-0242
02-0506 02-0507
02-0508 02-0509
03-0442 03-0443
03-0444 03-0551
04-0536 04-0537
04-0709 05-0509
08-0455 08-0456
08-0457 09-0504
09-0505 09-0506
09-0507 09-0508
10-0474 11-0477
11-0478 12-0468
12-0469 12-0470
trichinellidae
09-0191
trichlorphon
04-0545 05-0131
07-0116 07-0134
07-0135 07-0136
+trichocen 12-0098
+trichogaster pector alis 05-0102
trichomonas
04-0495 06-0240
06-0499 09-0282
09-0467 10-0196
10-0248 11-0440
11-0441
+trichomoniasis
06-0240
+trichophytie
05-0470
trichophyton
05-0468 05-0470
06-0487 06-0488
06-0489 06-0490
07-0410 07-0411
07-0412 07-0413
07-0414 07-0415
08-0391 10-0414
10-0584
trichostrongylidae
02-0502 03-0546
04-0532 05-0486
05-0487 12-0463
trichostrongylus
01-0527 01-0528
01-0529 01-0531
02-0610 03-0437
04-0531 05-0506
05-0507 06-0524
06-0531 07-0433
09-0500 10-0472
11-0473 11-0474
12-0462
trichuridae 08-0454
trichuris 09-0482
trichuris 11-0486
trifolium 06-0583
trinkwasser 02-0056
02-0588 02-0595
07-0302 09-0369
12-0334 12-0372
12-0373
+triorchidie 08-0130
+tripanblau 02-0634
+trixacarus caviae
01-0554
trockenheit 05-0562
trockenmasse
04-0323
trockenschnitzel
10-0533
trockenstellen
01-0620 03-0510
03-0518 03-0524
09-0582
trocknung 01-0687
+trommelfell
12-0120
tropen 03-0133
10-0264
+trophoblast
05-0009 09-0078
12-0023
+trophoblastenprotei n 02-0104
+trophozoit 03-0413
06-0513
+tropilaelaps clarea e 01-0137
05-0136 05-0139
07-0144
tropismus 10-0198
+truthahn 10-0481
trypanosoma
01-0489 01-0490
01-0491 02-0479
02-0480 03-0100
03-0392 03-0393
03-0394 03-0395
04-0492 04-0493
05-0472 05-0473
05-0474 06-0496
07-0418 07-0419
07-0420 07-0551
08-0402 08-0403
08-0404 08-0405
08-0406 08-0407
09-0465 09-0466
10-0437 10-0438
10-0439 11-0419
11-0420 11-0421
11-0442 12-0428
12-0432
+trypanosoma cruzi
01-0491
trypsin 01-0061
04-0575 10-0062
12-0035 12-0143
tryptophan 02-0499
+tse-tse-fliege
02-0480 08-0405
tth 01-0236
03-0058 03-0059
07-0558 11-0025
12-0041
+tuberkulin 05-0400
09-0406
+tuberkulinisierung
04-0396
+tuberkulinreaktion
06-0387
tuberkulose
01-0392 02-0190
02-0394 04-0311
04-0391 04-0392
04-0396 04-0397
05-0401 06-0388
08-0304 09-0406
10-0345
+tularaemie 02-0587
+tuloma-fluss
07-0128
tumor 01-0135
01-0156 01-0157
01-0159 01-0160
01-0162 01-0163
01-0164 01-0165
01-0166 01-0182
01-0231 01-0654
01-0691 01-0695
02-0172 02-0173
02-0175 02-0176
02-0177 02-0178
02-0179 02-0180
02-0210 02-0416
03-0148 03-0178
03-0179 03-0180
03-0181 03-0182
03-0183 03-0191
03-0194 03-0199
03-0383 03-0460
03-0465 04-0112
04-0165 04-0194
04-0195 04-0198
04-0201 04-0202
04-0204 04-0205
04-0383 04-0616
04-0691 04-0705
05-0152 05-0153
05-0154 05-0155
05-0156 05-0157
05-0158 05-0159
05-0160 05-0178
05-0420 06-0155
06-0156 06-0157
06-0158 06-0159
06-0160 06-0161
06-0162 06-0163
06-0164 06-0165
06-0571 06-0613
06-0624 07-0090
07-0166 07-0167
07-0169 07-0170
07-0171 07-0172
07-0173 07-0174
07-0176 07-0177
07-0178 07-0179
07-0409 08-0132
08-0133 08-0135
08-0136 08-0137
08-0138 08-0139
08-0140 08-0177
08-0183 08-0490
08-0510 08-0516
09-0141 09-0200
09-0201 09-0202
09-0203 09-0204
09-0205 09-0206
09-0207 09-0208
09-0418 09-0541
09-0646 10-0134
10-0135 10-0136
10-0137 10-0139
10-0140 10-0141
tumor 10-0142
10-0143 10-0306
10-0645 10-0652
10-0665 10-0668
11-0169 11-0170
11-0402 11-0560
11-0618 12-0057
12-0106 12-0118
12-0119 12-0120
12-0121 12-0122
12-0349 12-0350
12-0358 12-0537
12-0541
+tumor-marker
07-0090
+tumor-nekrose-fakt or 08-0416
+tupferprobe
07-0289
+tylodelphys podici pina 01-0114
+tylosin 01-0628
05-0629
+tylosinphosphat
06-0298
tympanie 04-0568
05-0237 07-0576
11-0542
typ 01-0044
01-0180 01-0407
01-0430 06-0193
06-0204 09-0371
10-0019 10-0312
11-0013 11-0236
11-0327
typisierung 01-0078
01-0361 02-0584
03-0336 04-0411
04-0429 04-0466
05-0168 06-0393
06-0394 06-0717
08-0198 09-0004
09-0579 10-0023
10-0397 11-0330
11-0366 11-0633
tyroglyphidae
11-0495
tyrosin 02-0666
02-0667
+t2-toxin 01-0593
02-0564
+ueberempfindlichk eit 04-0117
ueberlebensrate
01-0081 01-0339
02-0122 02-0267
03-0129 03-0149
03-0161 04-0156
05-0125 06-0108
06-0280 06-0347
06-0348 08-0084
08-0093 08-0115
08-0237 08-0433
08-0542 09-0151
09-0156 09-0161
09-0162 09-0218
10-0090 10-0158
10-0456 11-0126
11-0472 11-0614
12-0274 12-0305
12-0341
uebersicht 01-0138
01-0267 01-0563
01-0625 01-0644
01-0667 01-0674

uebersicht 02-0021
02-0342 02-0395
02-0482 02-0581
02-0623 02-0663
04-0680 06-0047
06-0079 06-0213
06-0436 06-0546
06-0577 07-0003
07-0182 08-0489
08-0532 09-0022
10-0004 10-0029
10-0120 10-0151
10-0620 10-0626
11-0044 11-0505
12-0522
uebertragung
01-0098 01-0103
01-0104 02-0146
02-0176 02-0420
02-0508 02-0663
03-0300 03-0336
03-0400 03-0456
04-0139 04-0140
04-0182 04-0371
04-0473 04-0502
04-0504 05-0101
05-0107 06-0105
06-0365 06-0484
06-0534 06-0658
07-0185 07-0285
07-0354 08-0400
08-0403 08-0419
08-0447 08-0481
09-0170 09-0364
10-0355 10-0393
11-0295 11-0484
12-0315 12-0363
12-0366 12-0391
12-0400 12-0413
12-0467 12-0562
ueberwinterung
04-0175 04-0176
04-0180 05-0133
07-0142 10-0113
11-0149 11-0161
12-0084 12-0111
+ulcus 02-0566
03-0292 09-0605
11-0542
+ultraduennschnitt
01-0415
+ultrafilter 08-0105
ultraschall 01-0074
01-0315 01-0321
01-0669 02-0328
02-0381 02-0543
03-0001 03-0450
03-0598 04-0299
05-0265 05-0309
05-0469 05-0694
06-0072 06-0287
06-0288 06-0566
06-0676 07-0168
07-0171 07-0445
07-0593 07-0600
07-0610 08-0249
09-0338 10-0288
10-0578 10-0661
12-0260 12-0485
ultraschallmethode
02-0002 02-0327
02-0329 02-0330
02-0332 02-0333
03-0277 04-0295
04-0296 04-0705
ultraschallmethode
09-0337 10-0287
10-0658
+ultrasonographie
02-0327 02-0329
02-0330 02-0332
08-0073 09-0069
ultrazentrifuge
05-0438
+umbilicalhernie
03-0500
umwelt 01-0049
01-0088 01-0291
01-0632 02-0353
03-0243 04-0306
05-0046 05-0089
05-0097 05-0142
05-0283 05-0319
05-0334 05-0501
06-0212 06-0225
06-0239 06-0250
07-0148 07-0291
08-0142 08-0204
09-0260 10-0060
10-0120 10-0569
10-0570 10-0571
11-0317 11-0624
12-0262 12-0287
12-0368 12-0491
12-0513
umwelteinfluss
01-0050 01-0129
02-0137 05-0119
05-0121 05-0123
05-0342 06-0111
06-0116 07-0303
09-0148 09-0283
09-0501 09-0545
10-0012 10-0103
10-0395 11-0057
12-0107 12-0265
12-0270
umweltfaktor
01-0141 02-0342
08-0529 10-0558
11-0199
umweltschutz
01-0092 03-0283
04-0265 04-0317
11-0139 11-0321
unterhaut 11-0002
+unterkiefer
06-0004 12-0117
untersuchungsmeth
ode 01-0063
01-0076 01-0091
01-0100 01-0238
01-0314 01-0498
01-0511 01-0660
01-0676 01-0689
02-0017 02-0377
02-0383 02-0449
02-0481 02-0483
02-0492 02-0509
02-0519 02-0538
02-0544 02-0619
02-0634 02-0643
02-0656 02-0665
03-0170 03-0321
03-0323 03-0392
03-0441 03-0457
03-0555 03-0556
03-0557 03-0588
03-0604 03-0611
03-0619 04-0009
untersuchungsmeth
ode 04-0065
04-0314 04-0321
04-0496 04-0581
04-0585 05-0078
05-0205 05-0426
05-0493 05-0609
06-0003 06-0036
06-0081 06-0082
06-0180 06-0198
06-0208 06-0318
06-0379 06-0539
06-0543 06-0616
06-0652 06-0704
06-0706 06-0707
06-0711 06-0712
06-0713 06-0720
07-0006 07-0007
07-0048 07-0172
07-0183 07-0190
07-0453 07-0520
07-0626 08-0045
08-0048 08-0096
08-0131 08-0164
08-0213 08-0332
08-0393 08-0397
08-0417 08-0431
08-0443 08-0451
08-0486 08-0487
08-0489 08-0528
08-0565 08-0568
08-0609 08-0616
08-0617 08-0619
08-0622 08-0626
09-0334 09-0335
09-0390 09-0579
09-0671 09-0673
09-0680 10-0004
10-0005 10-0006
10-0015 10-0016
10-0022 10-0051
10-0222 10-0309
10-0348 10-0410
10-0494 10-0495
10-0496 10-0497
10-0509 10-0574
10-0650 10-0657
10-0659 10-0661
10-0662 11-0018
11-0089 11-0102
11-0114 11-0126
11-0172 11-0282
11-0386 11-0485
11-0570 11-0631
12-0004 12-0010
12-0019 12-0028
12-0068 12-0075
12-0157 12-0163
12-0208 12-0221
12-0410 12-0450
12-0485 12-0487
12-0489 12-0492
12-0569 12-0646
+ureaplasma
01-0387 09-0396
11-0273
+ureterektomie
02-0170
urogenitalsystem
02-0003 03-0008
04-0299 05-0341
07-0169 09-0534
12-0504
+urolithiasis
04-0562 06-0575
+urolithiasis
09-0534 12-0504
+uroperitoneum
02-0567
+uterindruese
10-0245
uterus 01-0064
01-0073 01-0154
01-0201 01-0271
01-0274 01-0285
01-0289 01-0301
01-0307 01-0565
02-0001 02-0018
02-0052 02-0104
02-0110 02-0286
02-0289 02-0299
02-0319 02-0330
02-0607 03-0104
03-0105 03-0244
03-0247 03-0258
03-0259 03-0539
04-0028 04-0036
04-0049 04-0085
04-0088 04-0092
04-0283 04-0676
05-0001 05-0007
05-0027 05-0065
05-0068 05-0073
05-0075 05-0156
05-0248 05-0252
05-0265 05-0266
05-0267 05-0268
05-0269 05-0271
05-0274 05-0279
05-0406 05-0407
05-0632 06-0017
06-0029 06-0051
06-0053 06-0068
06-0096 06-0207
06-0229 06-0232
06-0240 06-0250
06-0288 06-0290
06-0673 06-0674
06-0675 07-0078
07-0085 07-0222
07-0255 07-0260
07-0264 07-0265
07-0534 07-0535
07-0536 08-0076
08-0134 08-0208
08-0217 09-0024
09-0065 09-0071
09-0074 09-0075
09-0076 09-0092
09-0093 09-0097
09-0241 09-0274
09-0278 09-0281
09-0284 09-0286
09-0287 09-0291
09-0296 09-0297
09-0325 09-0335
09-0622 10-0072
10-0078 10-0079
10-0230 10-0232
10-0234 10-0240
10-0241 10-0245
10-0262 10-0271
10-0278 10-0280
10-0664 11-0094
11-0111 11-0262
11-0571 11-0616
12-0031 12-0049
12-0062 12-0223
12-0224 12-0258
12-0587
uterusbesamung
10-0091 12-0237
+uterusstab 01-0650
uv-strahlen
01-0328 01-0335
05-0188 05-0189
09-0262 10-0162
+uveitis 04-0577
vagina 03-0101
03-0550 04-0354
05-0077 05-0258
05-0271 05-0272
05-0338 05-0671
06-0235 07-0222
10-0243 12-0223
12-0260
+vagotomie 07-0030
+vagus 02-0035
11-0080
vakuumverpackung
09-0675
vakzinevirus
03-0382 09-0593
09-0595
+valinomycin
01-0223
+valipora campylanc
ristrota 11-0143
+vancomyzin
05-0366
variabilitaet 01-0512
01-0518 02-0601
03-0321 03-0349
03-0355 03-0393
03-0548 06-0101
06-0104 06-0393
07-0004 10-0005
12-0490
+variante 05-0349
varianzanalyse
12-0114
+varicorhinus caroet
a sevangi 01-0088
+varize 10-0249
varroa-milbe
01-0137 01-0143
02-0161 03-0160
03-0161 04-0170
04-0178 04-0179
05-0136 05-0137
05-0139 06-0135
06-0142 06-0144
08-0122 08-0125
09-0168 09-0169
09-0171 09-0174
10-0112 10-0113
10-0114 10-0115
10-0117 11-0150
11-0156 11-0157
12-0108
varroatose 01-0139
01-0141 01-0145
01-0146 02-0154
02-0155 02-0156
02-0157 02-0158
03-0157 03-0159
03-0162 03-0163
03-0164 03-0165
03-0166 03-0167
03-0168 04-0172
04-0173 04-0174
04-0176 04-0177
04-0180 04-0182
04-0184 06-0139
06-0140 06-0141

varroatose 06-0143
06-0146 06-0147
07-0142 07-0147
07-0149 09-0170
09-0172 09-0173
09-0176 09-0177
09-0179 10-0110
10-0111 10-0116
10-0118 11-0149
11-0153 11-0154
11-0155 11-0158
11-0159 11-0160
11-0161 11-0162
12-0111 12-0112
+vasektomie
05-0677
+vasokonstriktion
03-0035 11-0068
vasopressin
01-0574 03-0063
03-0091 03-0106
04-0067 04-0092
04-0654 06-0028
06-0041 09-0108
11-0044 11-0114
11-0606 12-0042
vd/md-virus
01-0422 01-0445
01-0446 01-0447
02-0437 02-0438
02-0439 02-0440
03-0343 03-0368
04-0449 04-0450
04-0451 04-0452
04-0453 05-0434
05-0436 06-0434
06-0452 06-0453
06-0454 07-0380
07-0381 08-0350
10-0382 11-0399
11-0400
vektor 01-0419
01-0548 02-0480
06-0369 07-0377
07-0444 09-0427
09-0510 09-0511
09-0516 10-0362
10-0441 10-0482
10-0483
vene 02-0227
03-0044 03-0086
03-0247 04-0076
05-0030 06-0052
07-0064 08-0006
08-0024 09-0028
09-0487 09-0542
10-0194 10-0491
10-0508 11-0589
12-0486 12-0629
+ventilationsfrequenz 11-0147
+ventrikel quotient
09-0688
+ventrikularraum
11-0200
+veraenderung
05-0094
+verband 06-0664
verbinden 06-0687
+verbrauch 01-0630
+verbreitung
01-0137 07-0113
10-0101 12-0082
12-0480
verbrennen
03-0566 11-0612
+verbrennung
11-0612
verdaulichkeit
05-0016 09-0497
verdauung 01-0672
02-0059 02-0523
02-0573 04-0659
06-0595 08-0121
08-0123 10-0548
verdauungsfluessigkeit 06-0033
07-0024
verdauungsstoerung
01-0345 02-0573
05-0581 05-0582
07-0156 07-0489
07-0497 07-0504
09-0559 10-0552
11-0538 11-0600
12-0277
verdauungssystem
01-0043 01-0207
01-0524 01-0550
01-0672 02-0220
02-0516 03-0048
03-0202 03-0580
04-0219 04-0384
04-0515 04-0568
04-0607 04-0704
05-0004 05-0051
05-0167 05-0191
05-0547 06-0006
06-0042 06-0514
06-0529 07-0039
07-0123 07-0164
07-0318 08-0136
08-0140 08-0172
08-0429 09-0387
09-0549 09-0599
09-0605 10-0013
10-0310 10-0457
10-0550 10-0642
11-0197 11-0451
11-0464 12-0510
12-0543 12-0551
verderb 02-0666
03-0607
verduennen
02-0122 03-0125
04-0102 06-0085
06-0268 06-0511
07-0102 08-0093
09-0118 11-0132
verduennung
06-0098
vererbung 01-0083
02-0081 02-0118
02-0120 02-0260
02-0292 02-0530
02-0540 03-0060
03-0342 03-0406
04-0281 05-0150
05-0161 05-0589
05-0597 07-0154
07-0180 07-0185
07-0228 07-0230
07-0233 07-0407
07-0462 08-0099
09-0120 09-0121
09-0270 09-0570
10-0129 10-0144
10-0145 10-0146
10-0255 10-0256
vererbung 10-0520
11-0172 12-0124
12-0127 12-0540
verfuegbarkeit
12-0617
vergleich 01-0047
01-0183 01-0195
01-0240 01-0268
01-0287 01-0321
01-0424 01-0522
01-0544 01-0612
01-0624 01-0657
02-0412 02-0492
02-0585 02-0637
03-0371 03-0481
03-0551 03-0552
04-0094 04-0327
04-0414 04-0537
05-0086 05-0251
05-0252 05-0281
05-0304 05-0356
05-0366 05-0493
05-0618 05-0638
05-0641 05-0651
06-0001 06-0004
06-0208 06-0338
06-0390 06-0520
06-0547 06-0666
07-0010 07-0014
07-0183 07-0200
07-0342 07-0346
08-0022 08-0164
08-0303 08-0335
08-0336 08-0570
08-0579 09-0005
09-0007 09-0037
09-0334 09-0381
09-0401 09-0425
09-0436 09-0521
09-0640 09-0656
10-0005 10-0008
10-0222 10-0284
10-0348 10-0385
10-0398 10-0413
10-0607 10-0612
10-0623 10-0644
11-0185 11-0189
11-0310 11-0371
11-0430 11-0485
11-0572 11-0605
12-0001 12-0005
12-0019 12-0129
12-0139 12-0154
12-0327 12-0338
12-0357 12-0365
12-0402 12-0442
12-0512 12-0538
12-0574 12-0583
12-0616 12-0646
verhaeltnis 02-0331
08-0085
verhalten 01-0055
01-0060 01-0147
01-0148 01-0247
01-0258 01-0293
02-0039 02-0070
02-0120 02-0340
02-0568 02-0576
03-0082 03-0119
03-0151 03-0237
03-0238 03-0318
03-0535 04-0066
04-0075 04-0108
04-0153 04-0170
04-0178 04-0293
verhalten 04-0676
05-0091 05-0142
05-0540 05-0553
06-0621 09-0049
09-0053 09-0058
09-0123 09-0192
09-0342 09-0343
09-0344 09-0345
10-0112 10-0121
10-0283 10-0519
11-0055 11-0128
11-0157 11-0158
11-0497 12-0111
12-0476 12-0513
verhaltensforschung
01-0147 04-0303
04-0567 05-0143
05-0235 07-0154
08-0126 09-0341
12-0598
verkehrswesen
04-0264
verladeeinrichtung
03-0286
verletzung 02-0634
02-0641 03-0566
03-0581 04-0313
04-0695 05-0648
06-0601 06-0665
07-0255 07-0567
07-0568 07-0569
07-0572 07-0580
07-0592 07-0596
07-0599 07-0605
08-0525 08-0594
09-0125 09-0653
10-0654 11-0375
11-0603 12-0434
12-0484 12-0507
12-0563 12-0635
verlust 01-0097
01-0106 02-0136
02-0137 02-0150
02-0162 02-0582
03-0135 03-0136
03-0137 03-0141
03-0227 03-0228
03-0266 03-0286
03-0407 04-0100
04-0139 04-0166
04-0569 05-0100
05-0124 05-0310
05-0311 05-0332
05-0449 05-0480
05-0585 05-0588
05-0590 06-0072
06-0113 06-0133
06-0601 07-0008
07-0112 07-0131
07-0146 07-0308
07-0317 08-0405
08-0420 09-0159
09-0160 09-0166
09-0265 09-0383
09-0468 09-0686
10-0429 10-0515
10-0632 11-0141
11-0446 11-0557
12-0080 12-0088
12-0096 12-0100
12-0588
vermarkten 10-0202
10-0203
vermehren 01-0436
01-0477 03-0365
vermehren 03-0393
06-0434 06-0441
06-0458 06-0469
06-0470 06-0481
06-0518 06-0695
07-0374 08-0330
08-0368 11-0151
verpackungsmaterial
05-0344
verschluss 06-0043
08-0439
versorgung
02-0003 12-0002
12-0006
versuch 01-0021
01-0030 01-0031
01-0038 01-0185
01-0228 01-0233
01-0382 01-0395
01-0529 01-0535
01-0539 01-0540
01-0577 01-0634
01-0682 02-0179
02-0189 02-0420
03-0193 04-0043
05-0142 05-0227
05-0253 05-0335
06-0083 06-0508
06-0597 07-0114
07-0279 07-0322
07-0324 07-0329
07-0331 07-0519
08-0057 08-0245
08-0487 08-0569
09-0020 09-0301
09-0310 09-0339
09-0344 09-0462
09-0475 09-0490
10-0111 10-0339
10-0460 10-0467
10-0512 10-0546
10-0577 11-0035
11-0076 11-0178
11-0282 11-0313
11-0389 11-0426
12-0230
versuchstier
01-0050 01-0210
01-0691 02-0012
02-0628 03-0209
03-0238 04-0378
04-0576 04-0688
05-0314 06-0522
06-0581 07-0484
08-0066 08-0487
09-0109 09-0256
09-0260 09-0409
10-0191 10-0293
10-0319 10-0456
10-0615 10-0623
11-0089 11-0238
11-0524 12-0122
12-0159 12-0537
vertebrata 08-0447
09-0001
verwandtschaft
01-0440 03-0368
04-0472 05-0365
08-0364
verwerten 03-0620
04-0314 04-0315
vesicular stomatitis
virus 01-0454
08-0185 08-0352
08-0366 08-0578

vesicular stomatitis virus 12-0392
+vesikulaere schweinekrankheit 06-0439
vespidae 05-0134
+vestibularsyndrom 02-0551
+vestibularsystem 03-0009
vet med einrichtung 01-0336 02-0280 02-0281 03-0172 03-0242 03-0243 04-0264 05-0238 05-0244 05-0294 07-0236 07-0574 08-0207 08-0596 09-0265 10-0214 10-0218 10-0223 10-0224 10-0225 11-0164 11-0552
vet med verf 01-0466 01-0675 02-0165 02-0329 02-0657 03-0569 03-0594 03-0595 04-0148 04-0546 04-0631 04-0703 05-0304 05-0478 05-0693 05-0695 06-0105 06-0158 06-0294 06-0514 07-0048 07-0054 07-0491 07-0568 07-0569 07-0585 07-0586 07-0601 07-0607 07-0613 07-0616 07-0618 08-0243 08-0244 08-0308 08-0556 08-0588 08-0614 08-0617 08-0619 09-0069 09-0261 09-0521 09-0564 09-0645 09-0652 09-0654 10-0055 10-0168 10-0217 10-0288 10-0299 10-0374 10-0375 10-0632 10-0633 10-0634 10-0635 10-0637 10-0639 10-0642 10-0643 10-0645 10-0646 10-0666 11-0103 11-0498 11-0521 11-0622 12-0044 12-0087 12-0336 12-0516 12-0627 12-0642
+vetasept g 05-0325
veterinaer 01-0147 01-0324 02-0277 02-0279 02-0280 02-0591 03-0172 04-0265 05-0242 06-0148 06-0548 07-0246 07-0247 07-0248 07-0249 07-0250 07-0574 08-0206 09-0185 09-0186 09-0190
veterinaer 10-0216 10-0224 10-0225 10-0587 11-0163 11-0250 11-0251 11-0253 12-0206 12-0207 12-0209 12-0210 12-0212 12-0214 12-0568
+veterinaeranaesthesiologie 10-0626
+veterinaerdienst 02-0280
+veterinaergeschichte 06-0148 09-0183
veterinaerhygiene 01-0335 01-0336 01-0337 01-0413 02-0281 03-0375 04-0312 04-0381 04-0437 05-0233 05-0314 05-0322 05-0324 06-0310 06-0311 06-0313 06-0322 06-0327 06-0361 06-0442 06-0457 06-0474 07-0296 07-0297 07-0298 07-0306 07-0307 08-0259 08-0409 10-0204 10-0205 10-0209 10-0210 10-0213 10-0215 10-0300 10-0553 12-0205 12-0215 12-0354 12-0408
+veterinaerinstitut 06-0290
veterinaerinstrument 01-0159 02-0542 02-0588 02-0659 03-0572 05-0678 06-0294 06-0691 07-0437 07-0616 08-0460 08-0609 09-0566 10-0240 10-0243 10-0497 10-0624 10-0625 10-0658 11-0163 12-0072 12-0487
+veterinaerkardiologie 05-0245
veterinaermedizin 01-0149 01-0246 02-0162 02-0165 02-0167 02-0271 02-0276 03-0533 04-0002 04-0186 04-0187 04-0207 04-0265 05-0141 05-0144 05-0145 05-0233 05-0234 05-0239 05-0244 05-0245 05-0246 05-0616 06-0148 06-0149 06-0166 06-0225 06-0317 06-0538 06-0651 07-0153 07-0207 07-0234 07-0238 07-0239 07-0240 07-0241 07-0242 07-0243 07-0244
veterinaermedizin 07-0246 07-0449 07-0565 07-0607 08-0022 08-0152 08-0206 08-0269 09-0181 09-0183 09-0184 09-0186 09-0187 09-0188 09-0190 09-0269 09-0546 09-0645 09-0664 10-0001 10-0002 10-0122 10-0167 10-0170 10-0205 10-0221 10-0226 10-0294 10-0295 10-0351 10-0621 10-0668 11-0163 11-0164 11-0247 11-0248 11-0249 11-0250 11-0251 11-0252 11-0255 11-0256 11-0257 11-0417 11-0549 11-0552 12-0207 12-0210 12-0212 12-0215 12-0233 12-0628
veterinaertechnik 01-0321 01-0679 04-0098 10-0283 10-0288 12-0633
+veterinaerwesen 02-0281 04-0185 07-0250 10-0225 11-0164 12-0212
+vhs 12-0080
+vhsv 12-0089
vibrio 04-0121 04-0130 04-0131 04-0132 05-0106 05-0107 05-0410 06-0112 08-0151 09-0128 09-0129 09-0130 09-0131 09-0132 09-0385 10-0094 10-0096 11-0328
+vibrio anguillarum 09-0129 09-0132
+vibrio salmonicida 05-0097
+vibrio vulnificus 09-0130
+videodensitometrie 10-0657
+videokamera 02-0070
+villonodulaere synovitis 07-0457
+virion 04-0475
+viroimmunassay 09-0258
+virologie 10-0177 11-0383 11-0384
virose 01-0407
+virostatikum 04-0461
virus 01-0105 01-0157 01-0158 01-0322 01-0407 01-0408 01-0419 01-0421 01-0476 01-0606 02-0142 02-0193 02-0195 02-0257 02-0405
virus 02-0406 03-0178 03-0208 03-0223 03-0328 03-0499 04-0171 04-0244 04-0247 04-0408 04-0409 04-0410 04-0415 04-0416 04-0478 04-0680 05-0012 05-0099 05-0100 05-0207 05-0334 06-0399 06-0424 07-0117 07-0509 08-0179 08-0258 08-0314 08-0317 08-0381 08-0384 09-0258 09-0667 10-0110 10-0134 10-0175 10-0351 10-0481 11-0295 11-0381 11-0382 11-0383 12-0121 12-0171 12-0347 12-0351 12-0358 12-0368 12-0392
virus afrik pferdesterbe 02-0431 06-0442 08-0341
virus inf anaemie einhufer 02-0420 02-0421 02-0448 03-0349 04-0709 08-0328 08-0329 09-0427 12-0366
+virus inf bronchitis 04-0440
virus inf bursitis huhn 02-0434 02-0622 04-0445 05-0432 06-0445 06-0446 06-0608 09-0434 10-0379 11-0396 12-0286 12-0383 12-0384 12-0386 12-0387
virusfrei 04-0447
virusisolierung 01-0467 01-0481 02-0432 02-0442 02-0464 02-0470 03-0373 03-0377 04-0430 04-0450 04-0474 05-0431 05-0439 05-0466 06-0435 06-0436 06-0439 06-0443 06-0449 06-0450 06-0468 06-0480 06-0483 07-0285 07-0364 07-0367 07-0398 07-0409 07-0499 07-0510 08-0192 08-0318 08-0319 08-0331 08-0340 08-0347 08-0350 08-0365 08-0372 08-0538 09-0252 09-0420 09-0569 10-0404 10-0408 11-0380 11-0396 12-0370 12-0383 12-0385 12-0386
viruskrankheit 01-0406 01-0409
viruskrankheit 01-0410 01-0411 01-0412 01-0413 01-0448 01-0478 01-0646 02-0141 02-0195 02-0392 02-0407 02-0444 02-0449 02-0469 02-0471 02-0572 03-0135 03-0140 03-0141 03-0170 03-0335 03-0336 03-0344 03-0345 03-0380 03-0384 03-0385 03-0498 03-0502 04-0109 04-0133 04-0134 04-0136 04-0138 04-0139 04-0140 04-0141 04-0224 04-0263 04-0316 04-0428 04-0443 04-0447 04-0448 04-0454 04-0465 04-0480 04-0484 04-0486 05-0102 05-0174 05-0413 05-0414 05-0465 05-0466 05-0612 06-0398 06-0408 06-0409 06-0426 06-0430 06-0436 06-0454 06-0468 06-0478 06-0482 06-0597 07-0109 07-0110 07-0111 07-0235 07-0362 07-0368 07-0370 07-0378 07-0384 07-0396 07-0399 07-0400 07-0403 07-0404 07-0408 07-0505 07-0517 07-0518 08-0173 08-0268 08-0315 08-0316 08-0322 08-0340 08-0347 08-0349 08-0360 08-0365 08-0375 08-0383 08-0587 09-0138 09-0139 09-0140 09-0141 09-0251 09-0413 09-0417 09-0420 09-0428 09-0434 09-0455 09-0456 09-0457 09-0560 09-0646 10-0304 10-0350 10-0353 10-0362 10-0377 10-0393 10-0394 10-0396 10-0406 10-0407 10-0408 10-0410 11-0381 11-0385 11-0387 11-0408 12-0080 12-0083 12-0089 12-0092 12-0093 12-0347 12-0348 12-0355 12-0367 12-0380 12-0385 12-0390 12-0420 12-0421 12-0609
virusnachweis 02-0193 02-0435

virusnachweis
03-0333 03-0362
03-0373 03-0380
04-0410 04-0425
04-0440 05-0429
05-0455 06-0428
06-0429 06-0434
07-0500 07-0503
08-0320 08-0321
08-0337 08-0362
08-0367 08-0385
09-0250 09-0453
10-0554 11-0384
11-0385 11-0396
11-0403 12-0369
12-0389 12-0391
+virusreplikation
07-0405
+virustraeger
02-0406
+virusvermehrung
12-0377 12-0418
viskositaet 04-0634
visnavirus 02-0419
04-0479 05-0608
07-0405 08-0327
09-0417 10-0353
+vitagrin 06-0298
vitalitaet 07-0093
vitamin 03-0225
03-0257 03-0261
04-0382 04-0536
04-0603 05-0261
05-0521 06-0551
06-0587 07-0226
07-0266 07-0446
07-0452 07-0590
09-0216 09-0293
09-0538 11-0028
11-0317 12-0107
12-0531 12-0561
vitamin a 01-0041
01-0435 01-0573
02-0023 02-0086
02-0097 03-0492
04-0052 04-0062
04-0275 04-0277
05-0526 05-0546
07-0026 07-0267
08-0074 09-0029
09-0528 10-0250
10-0499 10-0539
11-0090 11-0230
12-0050 12-0225
12-0505
vitamin b 02-0600
07-0523 09-0620
10-0610 11-0088
vitamin b1 05-0531
vitamin b12
01-0570 02-0348
05-0538 09-0608
vitamin b2 06-0550
vitamin c 01-0054
01-0129 01-0196
02-0044 02-0520
05-0127 05-0129
07-0037 08-0117
vitamin d 01-0577
02-0528 03-0093
04-0548 04-0553
04-0660 05-0538
05-0541 06-0023
07-0039 07-0453
12-0173 12-0596
vitamin e 01-0042
01-0196 01-0198
01-0566 01-0568
02-0086 02-0212
02-0520 02-0598
04-0555 04-0557
05-0014 05-0019
05-0533 05-0534
07-0026 07-0205
07-0531 08-0030
08-0497 11-0036
11-0503 11-0509
12-0050
vitamin k 04-0559
06-0583 08-0202
vitamin-b-komplex
07-0037 08-0490
+vitronektin
12-0143
vollmilch 09-0682
volumen 02-0025
05-0052 06-0036
10-0051 10-0249
+volvulus 02-0544
03-0578 05-0525
vormagensystem
01-0581 02-0004
04-0692 05-0582
06-0493 07-0053
08-0023 10-0008
wabe 06-0140
wachs 04-0173
wachstum 01-0075
01-0169 01-0196
01-0198 01-0352
01-0359 01-0510
01-0606 01-0636
01-0661 01-0688
02-0018 02-0055
02-0150 02-0180
02-0258 02-0318
02-0334 02-0527
02-0541 02-0592
02-0608 03-0032
03-0033 03-0049
03-0069 03-0139
03-0166 03-0183
03-0276 03-0280
03-0290 03-0297
03-0336 03-0494
03-0534 03-0568
03-0609 04-0014
04-0077 04-0159
04-0183 04-0202
04-0363 04-0552
04-0554 04-0594
04-0644 04-0645
04-0646 04-0655
05-0003 05-0010
05-0094 05-0096
05-0137 05-0169
05-0230 05-0274
05-0290 05-0298
05-0315 05-0364
05-0368 05-0449
05-0494 05-0546
05-0691 06-0004
06-0012 06-0051
06-0074 06-0165
06-0215 06-0554
06-0659 07-0020
07-0038 07-0119
07-0122 07-0295
07-0310 07-0312
07-0615 07-0621
wachstum 08-0001
08-0010 08-0029
08-0133 08-0225
08-0251 08-0305
08-0415 08-0416
08-0444 09-0003
09-0006 09-0012
09-0021 09-0043
09-0105 09-0124
09-0151 09-0158
09-0204 09-0218
09-0246 09-0280
09-0281 09-0340
09-0348 09-0468
09-0479 10-0011
10-0012 10-0013
10-0056 10-0069
10-0081 10-0095
10-0111 10-0117
10-0125 10-0129
10-0164 10-0199
10-0540 10-0560
10-0580 11-0030
11-0042 11-0061
11-0119 11-0147
11-0158 11-0174
11-0176 11-0213
11-0285 11-0345
11-0355 11-0415
11-0429 11-0468
11-0490 11-0559
11-0623 12-0022
12-0090 12-0103
12-0140 12-0312
12-0502 12-0545
12-0559
+wachstumsfaktor
06-0014 06-0015
06-0023 06-0025
07-0020
wachstumsregulatio
n 01-0064
01-0313
wachtel 04-0033
05-0047 07-0081
09-0017 09-0462
10-0077 10-0281
12-0022
waermebehandlung
01-0145 01-0146
01-0687 06-0706
08-0062 09-0390
09-0680
waermedaemmung
05-0321
waermehaushalt
01-0057 02-0046
02-0053 02-0071
04-0308 06-0039
10-0060
waggon 01-0696
wald 05-0318
+waldmaus 03-0418
warfarin 04-0307
+warmblut 02-0024
wartung 05-0592
wasser 01-0100
02-0663 03-0086
03-0138 03-0156
04-0376 05-0048
06-0125 06-0131
06-0132 06-0352
07-0008 07-0115
07-0120 07-0131
07-0139 07-0151
wasser 07-0321
08-0059 09-0139
10-0103 10-0158
12-0152
wasseraufnahme
02-0033
wassergefluegel
08-0385
wassergehalt
12-0493
wasserhaushalt (tier
) 02-0025
02-0033 03-0476
10-0030 10-0600
+wassermaul
08-0509
wasserstoff 01-0023
02-0119
+wasserstoffperoxid
02-0669 03-0176
+wasserstoffsuperoxi
d 07-0136
+wassersucht
05-0103
+wasservogel
08-0111
+watery mouth
11-0577
+wattengebiet
07-0141
wee-virus 12-0187
weide 01-0250
01-0530 01-0570
02-0502 03-0451
03-0453 04-0535
04-0542 04-0588
05-0512 05-0514
05-0536 05-0537
05-0538 05-0594
07-0297 08-0448
09-0611 10-0451
10-0534 11-0449
12-0461 12-0466
weidefuetterung
04-0534 05-0487
weidehaltung
02-0339 02-0497
03-0434 03-0437
04-0058 04-0277
04-0297 04-0498
04-0516 04-0544
04-0586 04-0591
04-0592 05-0483
05-0601 06-0299
06-0406 06-0524
06-0531 07-0430
07-0431 08-0230
08-0409 08-0442
08-0521 09-0499
11-0130 11-0448
11-0450 11-0503
12-0268 12-0400
12-0460 12-0464
12-0525 12-0526
+weidetetanie
03-0462
weidewirtschaft
12-0451
weisel 06-0137
weiselfuttersaft
07-0143
weisses leghorn
06-0098 11-0132
weiterbildung
02-0280 02-0281
weiterbildung
07-0248 08-0206
11-0247 11-0253
weizen 05-0139
+wellensittich
02-0535
welpe 02-0594
05-0142 05-0508
05-0560 07-0159
08-0063 08-0424
09-0441 11-0033
11-0599
weltwirtschaft
01-0542 02-0623
03-0242
+wespe 09-0170
+western blot
01-0192 01-0501
01-0522 02-0418
03-0221 03-0403
03-0446 04-0228
04-0344 04-0446
04-0537 05-0475
06-0476 07-0369
07-0386 07-0394
08-0418 09-0483
10-0336 10-0423
10-0446 11-0185
11-0194 11-0388
11-0427 11-0431
11-0478 12-0162
12-0326 12-0355
12-0379
wettbewerb
01-0260
wetter 03-0282
04-0533 05-0283
widerstand 11-0066
wiederkaeuer
01-0070 01-0197
01-0267 01-0533
01-0581 01-0642
02-0070 02-0216
03-0097 03-0542
04-0012 04-0016
04-0017 04-0029
04-0405 04-0433
05-0006 05-0352
05-0444 05-0463
05-0470 05-0471
05-0491 05-0518
05-0527 05-0530
05-0531 05-0619
06-0002 06-0012
06-0356 06-0455
06-0491 06-0496
06-0672 08-0016
08-0302 08-0317
08-0372 08-0613
09-0228 09-0410
09-0435 10-0019
10-0456 11-0369
11-0399
wiederkauen
11-0573
wild 01-0053
01-0259 01-0261
01-0264 01-0533
01-0622 02-0070
03-0004 04-0458
05-0238 05-0401
05-0471 06-0225
06-0697 07-0310
07-0368 08-0563
09-0435 10-0219

wild 10-0387
10-0389 11-0119
11-0483 12-0203
12-0319 12-0453
12-0568
wildpflanze 02-0555
+wildschwein
01-0381 04-0086
04-0087
wildtier 01-0327
01-0452 01-0487
01-0511 01-0532
01-0544 02-0394
02-0487 02-0587
03-0082 03-0429
04-0317 04-0405
04-0531 04-0617
05-0074 05-0456
06-0297 06-0316
06-0396 06-0484
07-0066 08-0003
08-0013 08-0325
08-0358 09-0005
09-0102 10-0468
11-0005 11-0012
11-0013 11-0032
11-0369 11-0373
11-0488 11-0490
12-0273 12-0324
12-0650
winter 04-0549
+winterbiene
08-0121
wirbel 05-0155
07-0587 09-0658
10-0521
wirbelsaeule
05-0127 05-0128
05-0129 07-0161
07-0491 08-0119
10-0509 10-0631
12-0038
wirkstoff 01-0625
02-0526 02-0592
02-0594 03-0048
04-0507 04-0627
04-0641 04-0651
04-0662 05-0007
05-0010 05-0036
05-0047 05-0568
05-0648 05-0655
06-0078 06-0220
06-0623 06-0630
06-0632 06-0634
06-0636 06-0641
06-0658 08-0029
08-0323 08-0366
08-0564 08-0565
08-0568 08-0578
09-0478 09-0636
10-0608 11-0063
11-0079 11-0302
11-0591 12-0171
wirkung 01-0014
01-0025 01-0032
01-0044 01-0048
01-0052 01-0059
01-0060 01-0081
01-0173 01-0193
01-0230 01-0232
01-0328 01-0339
01-0360 01-0364
01-0399 01-0414
01-0452 01-0489
01-0490 01-0527
wirkung 01-0540
01-0624 01-0626
01-0631 01-0633
01-0635 01-0637
01-0642 01-0643
01-0644 01-0645
01-0647 02-0010
02-0056 02-0087
02-0154 02-0208
02-0290 02-0296
02-0310 02-0359
02-0366 02-0378
02-0396 02-0500
02-0550 02-0562
02-0592 02-0593
02-0595 02-0602
02-0603 02-0604
02-0605 02-0607
02-0609 02-0610
02-0611 02-0613
02-0614 02-0619
03-0017 03-0029
03-0183 03-0188
03-0290 03-0292
03-0422 03-0472
03-0479 03-0506
03-0521 03-0526
03-0527 03-0529
03-0534 03-0537
03-0541 03-0543
03-0544 03-0545
03-0546 03-0548
03-0549 03-0551
03-0552 03-0599
03-0603 04-0038
04-0053 04-0055
04-0066 04-0082
04-0202 04-0209
04-0215 04-0404
04-0520 04-0523
04-0525 04-0530
04-0536 04-0620
04-0649 04-0651
04-0652 04-0656
04-0685 04-0687
05-0025 05-0040
05-0141 05-0153
05-0167 05-0208
05-0209 05-0229
05-0366 05-0483
05-0486 05-0521
05-0543 05-0546
05-0567 05-0569
05-0619 05-0620
05-0621 05-0623
05-0624 05-0636
05-0641 05-0651
05-0654 05-0655
05-0656 05-0657
05-0666 06-0010
06-0022 06-0026
06-0059 06-0060
06-0063 06-0066
06-0145 06-0165
06-0170 06-0175
06-0177 06-0201
06-0210 06-0242
06-0525 06-0527
06-0532 06-0533
06-0576 06-0578
06-0622 06-0623
06-0628 06-0630
06-0631 06-0635
06-0640 06-0646
06-0647 06-0649
wirkung 06-0662
06-0669 07-0013
07-0078 07-0081
07-0149 07-0312
07-0324 07-0426
07-0432 07-0521
07-0522 07-0529
07-0534 07-0535
07-0537 07-0539
07-0540 07-0542
07-0550 07-0551
07-0553 07-0557
07-0608 07-0617
08-0018 08-0036
08-0039 08-0058
08-0081 08-0087
08-0184 08-0194
08-0201 08-0258
08-0306 08-0322
08-0334 08-0404
08-0411 08-0430
08-0432 08-0433
08-0449 08-0467
08-0477 08-0482
08-0490 08-0563
08-0564 08-0569
08-0571 08-0573
08-0574 08-0575
08-0576 08-0577
08-0578 08-0585
08-0586 08-0588
08-0590 08-0607
08-0624 08-0627
09-0023 09-0063
09-0064 09-0076
09-0086 09-0097
09-0109 09-0213
09-0233 09-0238
09-0240 09-0259
09-0329 09-0348
09-0362 09-0368
09-0410 09-0424
09-0466 09-0469
09-0471 09-0478
09-0480 09-0485
09-0498 09-0518
09-0521 09-0530
09-0568 09-0584
09-0585 09-0590
09-0596 09-0597
09-0598 09-0599
09-0600 09-0601
09-0607 09-0609
09-0611 09-0614
09-0616 09-0617
09-0618 09-0631
09-0638 09-0640
09-0643 09-0656
10-0028 10-0038
10-0039 10-0040
10-0045 10-0062
10-0064 10-0076
10-0082 10-0149
10-0246 10-0287
10-0289 10-0293
10-0328 10-0346
10-0372 10-0427
10-0454 10-0460
10-0477 10-0478
10-0528 10-0542
10-0543 10-0544
10-0576 10-0583
10-0592 10-0593
10-0596 10-0598
10-0602 10-0605
wirkung 10-0612
10-0613 10-0623
11-0015 11-0016
11-0040 11-0042
11-0048 11-0054
11-0064 11-0079
11-0098 11-0181
11-0207 11-0208
11-0246 11-0344
11-0346 11-0357
11-0414 11-0418
11-0430 11-0439
11-0451 11-0454
11-0466 11-0480
11-0481 11-0494
11-0508 11-0538
11-0553 11-0554
11-0558 11-0561
11-0562 11-0563
11-0564 11-0566
11-0567 11-0568
11-0569 11-0578
11-0581 11-0590
11-0596 11-0600
11-0609 12-0030
12-0032 12-0048
12-0129 12-0190
12-0230 12-0433
12-0440 12-0462
12-0463 12-0528
12-0531 12-0534
12-0546 12-0548
12-0570 12-0578
12-0582 12-0583
12-0588 12-0595
12-0598 12-0599
12-0601 12-0612
12-0613 12-0614
12-0615 12-0617
wirt 01-0194
01-0524 01-0540
02-0406 02-0510
02-0621 03-0410
03-0442 04-0214
08-0401 08-0434
09-0424 09-0429
10-0112 11-0150
11-0362 11-0440
12-0108
wirt-parasit-verhaeltnis 01-0113
02-0145 02-0146
03-0146 03-0162
03-0389 05-0476
05-0491 08-0399
08-0400 08-0413
08-0416 08-0435
08-0447 08-0473
08-0558 09-0487
10-0437 10-0447
10-0448 10-0466
10-0484 11-0440
11-0458 11-0467
11-0477 12-0459
12-0465
+wirtsspektrum
09-0429
wissenschaft
08-0269 09-0181
11-0417 12-0235
wissenschaftler
01-0149
wissenschaftsdisziplin 10-0626
wissenschaftsorganisation 08-0205
+wohlfahrtia magnifica 09-0517
wolle 03-0454
wolleistung 11-0355
12-0462
wundheilung
01-0667 02-0631
02-0645 06-0664
08-0589 09-0165
11-0603 12-0627
12-0632
wurf 08-0238
wurfgroesse
01-0323 02-0302
04-0300 06-0281
06-0605 09-0324
12-0227 12-0270
12-0595
wurfmasse 03-0261
wurstware 01-0689
01-0690
+xanthin 08-0498
+xanthinoxidase
04-0620
+xeroradiographie
06-0677
+xiphophorus variatus 04-0143
+xq-deletion
01-0153
yersinia 01-0132
01-0187 01-0371
01-0372 01-0373
01-0684 02-0376
03-0141 03-0612
04-0119 04-0125
04-0126 04-0127
04-0128 04-0363
04-0364 05-0104
05-0105 05-0371
06-0349 06-0350
06-0353 06-0354
08-0629 10-0158
10-0329 10-0330
11-0142 11-0185
12-0148 12-0149
12-0318 12-0319
12-0320 12-0666
+yersinia enterocolitica 01-0373
02-0376 03-0612
+yersinia pestis
12-0320
yersinia pseudotuberculosis 04-0214
06-0351 06-0352
10-0331 11-0358
zahn 01-0623
02-0638 03-0478
03-0571 03-0572
03-0573 04-0551
05-0613 07-0174
07-0574 07-0575
08-0595 08-0596
08-0597 08-0598
08-0599 08-0600
08-0618 10-0632
11-0007 11-0079
12-0016 12-0517
+zahnheilkunde
03-0571
ze-virus 05-0557
+zebra 06-0442

+zebra 08-0341
09-0273
+zebu 07-0280
09-0476
zecke 01-0405
01-0547 01-0548
01-0549 01-0551
01-0552 02-0511
03-0365 03-0397
03-0450 04-0406
04-0509 05-0396
05-0482 05-0514
05-0515 05-0516
05-0517 06-0380
07-0439 08-0348
08-0425 08-0474
09-0384 09-0476
09-0512 09-0513
09-0625 10-0344
10-0441 10-0483
10-0484 11-0373
11-0489
zeit 01-0058
01-0139 03-0417
06-0093 07-0084
10-0090 10-0267
10-0566 12-0037
+zell-markierungste
chnik 10-0281
zellbestandteil
01-0182 02-0597
03-0033 03-0116
04-0016 04-0212
04-0357 06-0180
08-0168 08-0282
08-0413 10-0026
10-0442 12-0524
+zelldifferenzierung
03-0069
zelle 01-0012
01-0014 01-0016
01-0020 01-0023
01-0054 01-0062
01-0078 01-0079
01-0082 01-0182
01-0184 01-0213
01-0288 01-0385
01-0415 01-0419
01-0421 01-0517
01-0549 01-0580
01-0635 02-0004
02-0005 02-0007
02-0011 02-0016
02-0080 02-0103
02-0176 02-0194
02-0200 02-0243
02-0264 02-0405
02-0417 02-0486
02-0508 02-0565
03-0010 03-0012
03-0015 03-0025
03-0028 03-0032
03-0034 03-0045
03-0097 03-0102
03-0108 03-0183
03-0188 03-0204
03-0205 03-0209
03-0210 03-0230
03-0308 03-0321
04-0023 04-0025
04-0027 04-0028
04-0031 04-0035
04-0039 04-0040
04-0077 04-0196
04-0215 04-0323
zelle 05-0004
05-0009 05-0013
05-0014 05-0015
05-0039 05-0060
05-0061 05-0072
05-0079 05-0202
05-0354 05-0364
05-0394 05-0410
05-0598 05-0659
06-0016 06-0024
06-0042 06-0049
06-0051 06-0144
06-0184 06-0186
06-0189 06-0195
06-0196 06-0199
06-0209 06-0211
06-0215 07-0010
07-0012 07-0020
07-0059 07-0157
07-0217 07-0286
07-0341 08-0011
08-0015 08-0019
08-0021 08-0029
08-0034 08-0176
08-0177 08-0504
09-0032 09-0039
09-0065 09-0087
09-0108 09-0209
09-0214 09-0226
09-0238 09-0241
09-0248 09-0254
09-0257 09-0504
09-0636 10-0026
10-0036 10-0041
10-0057 10-0108
10-0124 10-0125
10-0126 10-0134
10-0181 10-0199
10-0200 10-0309
10-0402 10-0415
10-0431 10-0458
10-0582 11-0016
11-0022 11-0037
11-0042 11-0043
11-0093 11-0117
11-0173 11-0182
11-0204 11-0212
11-0217 11-0219
11-0227 11-0236
11-0239 11-0349
11-0362 11-0585
12-0009 12-0016
12-0017 12-0022
12-0034 12-0036
12-0043 12-0119
12-0135 12-0140
12-0148 12-0150
12-0157 12-0161
12-0169 12-0317
+zellfermenter
10-0176
zellgehalt 03-0512
03-0513 03-0516
03-0519 05-0597
06-0053 06-0056
06-0714 09-0576
12-0599
zellinhaltsstoff
04-0027 04-0039
08-0035
+zellinie 04-0356
zellkern 01-0304
01-0507 03-0109
04-0025 04-0039
05-0067 08-0082
zellkern 08-0104
08-0564 11-0012
11-0027 11-0196
12-0253
zellkultur 01-0019
01-0061 01-0062
01-0063 01-0064
01-0176 01-0191
01-0225 01-0230
01-0232 01-0418
01-0434 01-0436
01-0441 01-0454
01-0457 01-0458
01-0472 01-0477
01-0481 01-0499
01-0628 02-0007
02-0051 02-0082
02-0083 02-0094
02-0097 02-0098
02-0099 02-0100
02-0188 02-0199
02-0200 02-0206
02-0240 02-0241
02-0247 02-0253
02-0264 02-0358
02-0371 02-0430
02-0432 02-0435
02-0436 02-0443
02-0450 02-0455
02-0470 02-0472
02-0475 02-0476
03-0022 03-0032
03-0049 03-0110
03-0197 03-0199
03-0224 03-0226
03-0336 03-0355
03-0360 03-0362
03-0366 03-0367
03-0371 03-0372
03-0374 03-0379
03-0382 04-0020
04-0036 04-0038
04-0089 04-0199
04-0204 04-0213
04-0266 04-0345
04-0356 04-0365
04-0407 04-0415
04-0419 04-0432
04-0442 04-0457
04-0459 04-0467
04-0481 04-0494
04-0648 05-0007
05-0009 05-0010
05-0036 05-0060
05-0067 05-0070
05-0178 05-0205
05-0206 05-0231
05-0394 05-0425
05-0429 05-0438
05-0448 05-0453
05-0456 05-0640
06-0012 06-0025
06-0041 06-0049
06-0191 06-0206
06-0214 06-0215
06-0216 06-0338
06-0370 06-0373
06-0403 06-0413
06-0434 06-0458
06-0465 06-0469
06-0470 06-0475
06-0478 06-0479
06-0481 07-0025
07-0060 07-0070
07-0080 07-0192
zellkultur 07-0194
07-0196 07-0253
07-0359 07-0366
07-0374 07-0376
07-0379 07-0402
07-0419 07-0424
07-0505 08-0032
08-0069 08-0070
08-0074 08-0162
08-0175 08-0185
08-0227 08-0295
08-0319 08-0324
08-0330 08-0345
08-0354 08-0362
08-0366 08-0367
08-0368 08-0371
08-0372 08-0413
08-0538 08-0587
09-0016 09-0026
09-0065 09-0067
09-0074 09-0075
09-0078 09-0099
09-0203 09-0250
09-0251 09-0253
09-0260 09-0416
09-0424 09-0434
09-0437 09-0444
09-0569 10-0049
10-0066 10-0070
10-0157 10-0174
10-0176 10-0188
10-0358 10-0378
10-0404 10-0439
10-0546 10-0547
10-0611 11-0003
11-0043 11-0048
11-0093 11-0104
11-0111 11-0175
11-0180 11-0204
11-0224 11-0342
11-0371 11-0380
11-0381 11-0382
11-0386 11-0402
11-0427 12-0036
12-0059 12-0141
12-0171 12-0176
12-0201 12-0348
12-0353 12-0357
12-0377 12-0380
12-0392 12-0402
12-0414 12-0596
zellmembran
07-0019 12-0392
zellplasma 02-0417
03-0033 03-0220
04-0357 05-0231
08-0116 10-0058
10-0329 10-0466
11-0008 11-0103
11-0173 12-0057
12-0162 12-0183
+zellstoffwechsel
12-0392
+zellstruktur
01-0385
zellteilung 02-0082
02-0111 02-0475
03-0118 03-0262
04-0261 05-0147
05-0630 07-0288
08-0072 08-0227
09-0104 09-0444
zellulose 07-0299
+zellzahl 12-0564
zement 03-0592
+zentralnervensyste
m 07-0392
zentrifuge 08-0166
+zeranol 02-0258
zerkleinern 01-0309
01-0310 07-0283
+zervix 02-0660
03-0244
ziege 01-0003
01-0024 01-0291
01-0309 01-0389
01-0494 01-0581
01-0594 02-0193
02-0335 02-0439
02-0466 02-0610
03-0008 03-0070
03-0100 03-0176
03-0277 03-0304
03-0316 03-0546
03-0550 04-0018
04-0046 04-0067
04-0267 04-0288
04-0318 04-0358
04-0370 04-0447
04-0486 04-0506
05-0001 05-0071
05-0161 05-0278
05-0330 05-0362
05-0370 05-0515
05-0539 05-0590
05-0609 05-0642
06-0003 06-0039
06-0061 06-0082
06-0091 06-0278
06-0376 06-0484
06-0523 07-0002
07-0014 07-0034
07-0057 07-0058
07-0078 07-0162
07-0288 07-0325
07-0403 07-0404
07-0420 07-0516
07-0517 08-0091
08-0266 08-0277
08-0303 08-0322
08-0337 08-0365
08-0384 08-0448
08-0472 08-0479
08-0556 08-0606
09-0084 09-0122
09-0364 09-0398
09-0417 09-0418
09-0465 09-0466
09-0496 09-0498
09-0548 10-0008
10-0009 10-0010
10-0020 10-0026
10-0034 10-0090
10-0286 10-0331
10-0344 10-0353
10-0400 10-0455
10-0535 10-0536
10-0537 11-0023
11-0024 11-0059
11-0304 11-0307
11-0344 11-0347
11-0379 11-0442
11-0488 12-0008
12-0139 12-0418
12-0420 12-0478
12-0557
ziegenpockenvirus
02-0466
zierpflanze 07-0481
ziervogel 01-0681

ziervogel 04-0375
07-0366 07-0367
+zilie 03-0010
zineb 10-0532
zink 01-0197
01-0573 01-0588
02-0008 02-0049
02-0304 03-0096
03-0215 03-0225
03-0471 04-0223
04-0489 05-0029
06-0092 06-0549
06-0579 08-0087
08-0113 10-0540
11-0019 11-0172
11-0530 12-0538
+zink-methionin-komplex 09-0522
zinn 12-0077
+ziphophorus helleri 07-0123
zirbeldruese
03-0063 05-0315
06-0057 06-0058
06-0061 06-0070
07-0269 11-0005
11-0006 11-0027
+zirkumventrikular-organ 12-0033
+zirkus 01-0263
08-0207
+zirrhose 01-0036
08-0263 08-0512
zitze 02-0578
04-0059 04-0310
04-0620 05-0150
05-0590 05-0594
07-0580 09-0574
11-0546 12-0040
12-0269 12-0563
+zitzentauchen
03-0518
+zns 07-0420
08-0176 11-0409
+zona pellucida
01-0026 01-0065
01-0266 02-0109
02-0112 02-0113
05-0215 07-0381
09-0094 09-0245
10-0084 12-0023
12-0248
+zooanthroponose
05-0329
zoologie 04-0002
12-0568
zoonose 01-0349
01-0395 02-0501
02-0510 02-0586
02-0587 03-0311
04-0318 04-0326
04-0376 04-0456
04-0459 04-0462
04-0499 04-0628
04-0708 05-0329
05-0362 05-0380
05-0401 06-0311
06-0365 06-0381
06-0384 06-0486
06-0513 06-0521
06-0618 07-0343
07-0349 08-0314
08-0445 08-0558
09-0511 10-0208
10-0479 11-0321
11-0624
12-0437 12-0566
12-0567
+zooplankton
07-0129
zootier 01-0532
01-0623 02-0171
02-0337 02-0544
03-0044 03-0259
04-0398 04-0530
04-0563 04-0629
04-0630 05-0444
05-0458 05-0612
05-0613 05-0614
06-0084 06-0150
06-0151 06-0396
06-0476 08-0341
08-0476 10-0389
10-0571 11-0393
12-0291 12-0376
12-0568
+zotte 08-0536
zuchtbock 06-0091
10-0089
zuchtbulle 02-0125
02-0133 03-0119
06-0089 08-0095
08-0096 09-0318
zuchtfortschritt
05-0295 05-0301
09-0121 10-0254
11-0274 12-0234
zuchthygiene
04-0296 06-0286
06-0291 10-0236
11-0311 11-0312
zuchtmaterial
07-0150 08-0398
zuchtprogramm
01-0310 02-0315
02-0316 06-0292
07-0276 11-0286
11-0297 12-0234
zuchttier 01-0332
01-0398 02-0181
06-0337 06-0680
09-0093 10-0212
11-0292
zuchtverf 01-0311
01-0476 08-0097
11-0159
zuchtwert 01-0087
07-0295
zuchtziel 05-0078
zucker 01-0144
02-0152 06-0003
07-0145
zuechtung (allgemein) 01-0572
02-0315 06-0239
09-0246 11-0001
11-0133
zuechtungsmethodik
01-0312 01-0617
11-0305
zunahme 01-0297
01-0330 01-0334
01-0557 01-0603
01-0605 03-0270
03-0399 05-0311
06-0300 06-0315
zunge 03-0019
03-0027 04-0008
06-0001 06-0004
08-0016 08-0503
zunge 09-0003
09-0648 10-0011
10-0012
zusatzfuttermittel
03-0038
zuverlaessigkeit
11-0199
zuwachs 01-0130
02-0258 04-0606
05-0570
+zwerchfell 03-0089
03-0551
zwergschwein
02-0287 03-0071
04-0007 06-0004
07-0461 08-0056
09-0003 09-0004
09-0280 09-0296
10-0011 10-0012
11-0004 11-0005
11-0007 11-0026
zwergwuchs
08-0513 10-0129
10-0539
+zwergziege
10-0010
zwischentragezeit
05-0308 05-0310
zwischenwirt
01-0121 01-0512
02-0497 05-0121
05-0491 08-0447
10-0101 10-0463
10-0473 10-0475
12-0103
zwitter 01-0154
07-0162
zygomycetes
09-0461
zygote 08-0233
09-0313 10-0252
10-0255 10-0256
10-0257
+zyklopiazonsaeure
02-0668
+zyprofloxazin
09-0623
zyste 01-0279
01-0286 01-0290
01-0292 02-0301
02-0305 03-0257
04-0271 05-0270
06-0113 06-0160
06-0248 06-0513
06-0613 07-0072
07-0262 08-0214
09-0294 09-0296
09-0648 10-0237
10-0245 10-0627
10-0649 11-0527
12-0222 12-0228
12-0541 12-0644
+zystitis 10-0605
+zystizerkose
08-0441
zytogenetik 09-0318
10-0257 10-0263
11-0290 12-0255
zytologie 01-0199
01-0217 01-0223
01-0226 01-0241
02-0253 03-0033
03-0034 04-0190
04-0243 04-0648
05-0102
05-0147 05-0200
05-0216 05-0248
05-0634 05-0652
06-0025 07-0165
07-0442 08-0104
08-0193 08-0315
08-0504 09-0010
10-0135 10-0147
10-0175 12-0051
12-0066 12-0321
+zytolyse 01-0415
02-0192
zytomegalievirus
02-0453 04-0472
05-0454 05-0455
08-0379 09-0449
10-0405
zytostatikum
03-0182 10-0605
+zytostatikum
07-0537
+zytotoxin 01-0231
+zytotoxizitaet
02-0202 02-0494
03-0226 04-0345
05-0204 11-0342
+zytotoxizitaetstest
03-0337 05-0599